ウツ戦記

青木智恵子 *Chieko Aoki* ――著
蟻塚亮二――監修

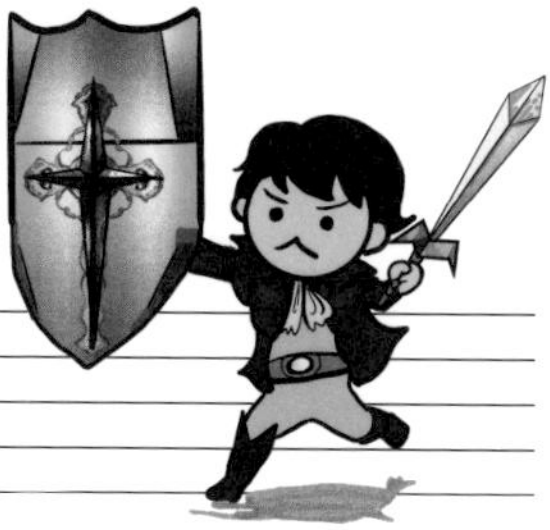

Ψ
金剛出版

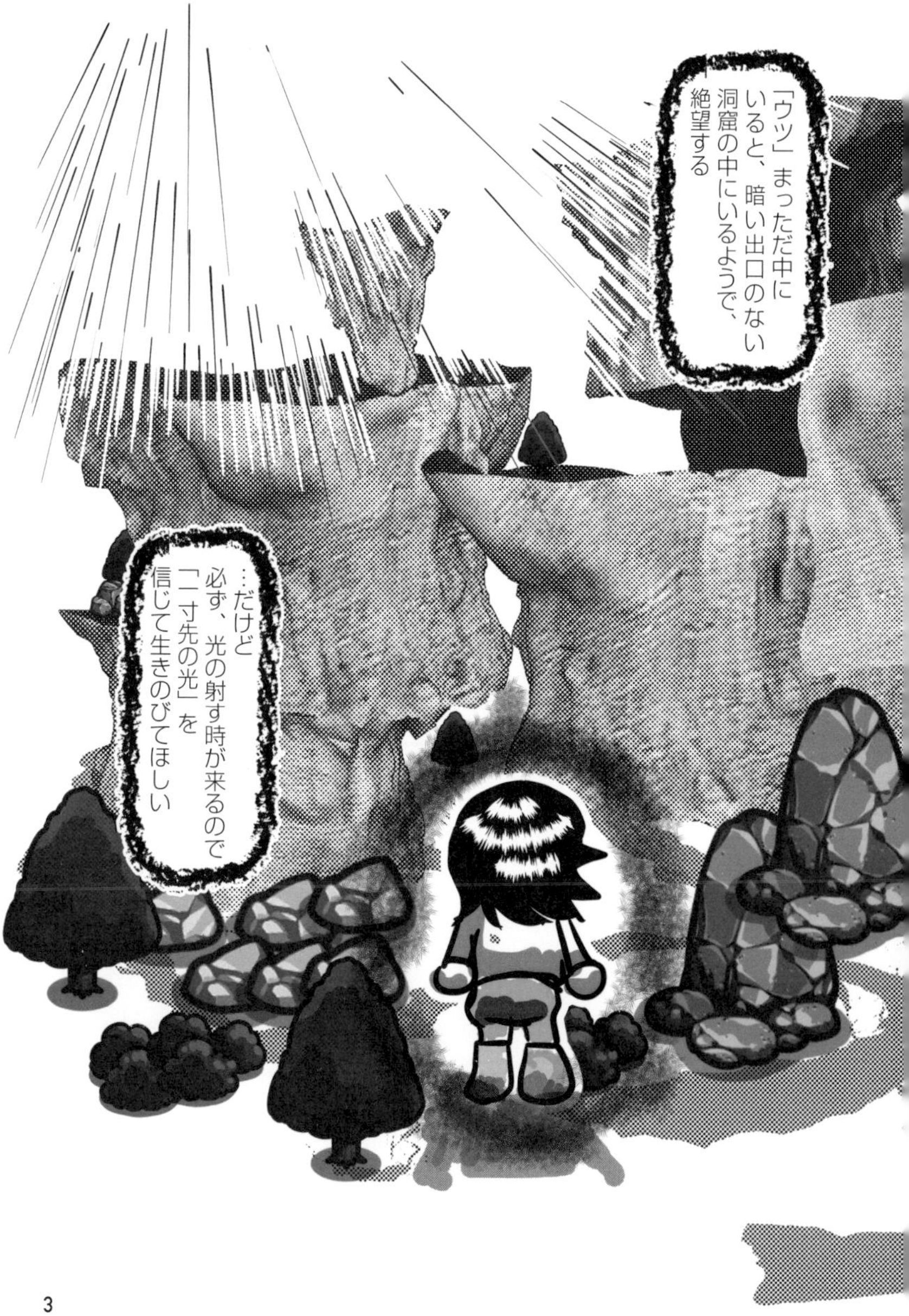
「ウツ」まっただ中にいると、暗い出口のない洞窟の中にいるようで、絶望する
…だけど必ず、光の射す時が来るので「一寸先の光」を信じて生きのびてほしい

はじめに

本書は、重いウツ（自殺念慮や入院経験もアリ）である私が患者と医療者の視点を交えて、多くの人にウツについて知っていただきたいという思いをこめて書きました。

さまざまな対処方法や乗り切るコツを、失敗談も含め紹介しておりますが、「ウツ」のみならず、「病気や障害」は、**百人いれば百通りの回復の道のり**があります。

また、書かれてある医療情報は、執筆時のものであり、日々更新されていくことをご理解ください。さらに詳しく知りたい部分がある場合は、巻末の参考文献・論文をご参照ください。

私は、いま症状も安定し、再発予防とつきあいながら自分流回復《リカバリー》の道を一進一退、歩んでおります。寛解の状態であるとはいえ、医療従事者が自身の「ウツ歴」をカミングアウトすることは、相当な勇気が必要でした。もし現場で勤務するならば、ウツの理解や知識があっても、同僚や上司にも気を遣わせてしまうかもしれません。また、私も甘っちょろいことは言えません。住民の方々や患者さんを支援する立場で、勤務シフトが決まっているのに、体調不良のドタキャンや時短勤務は、あってはならないことだと思います。

私は、地獄ウツ時代は「字を見ること」「テレビの音を聞くこと」すらもできませんでした。妹が、携帯を貸してくれて、「何か必要なものがあったらメールちょうだい」と言ってくれたのですが、「メールを打つ」という気力すらない状態でした。

したがって、本書を読まれる方々は「まだ『読む気力がある』」ので、地獄までは行っていないと思います。

しかし、注意点があります。過去につらくて重いウツを経験した人の中には、せっかく立ち直ったのに、同じようなつらいエピソードを読んでしまうと、その時のつらくて重い出来事を思い出し、気分が落ち込んでしまう場合があります。

なので、ちらっと読んで、「ヤバいな！」と思ったら、そこは飛ばし、読みたいところだけ読むようにしてくださいね。

ウツは手強い「ウツ野郎」です。引きずられないようにご注意ください。

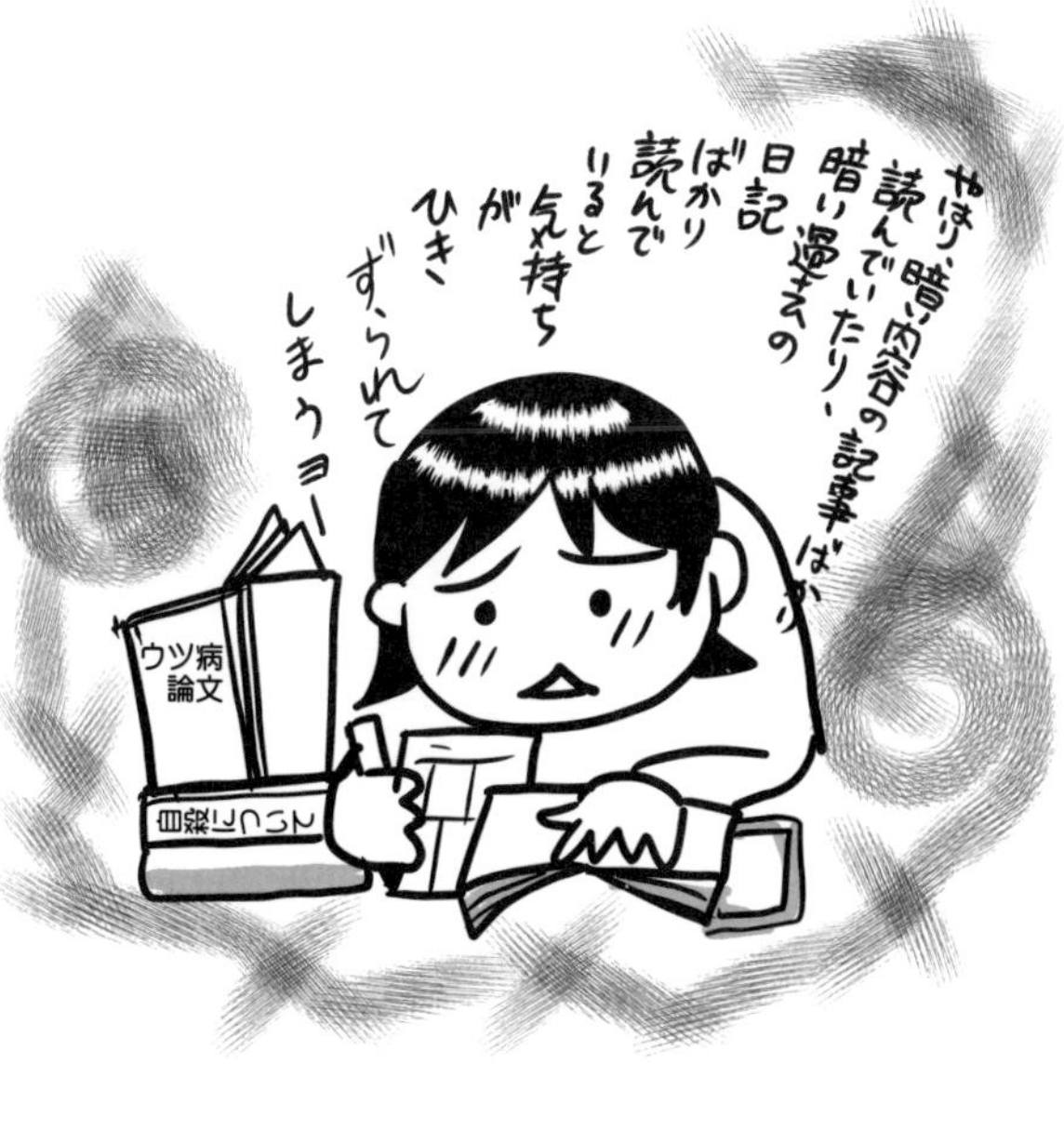
やはり、暗い内容の記事ばかり読んでいたり、暗い過去の日記ばかり読んでいると気持ちがひきずられてしまうヨー
ウツ病論文

目次

登場人物

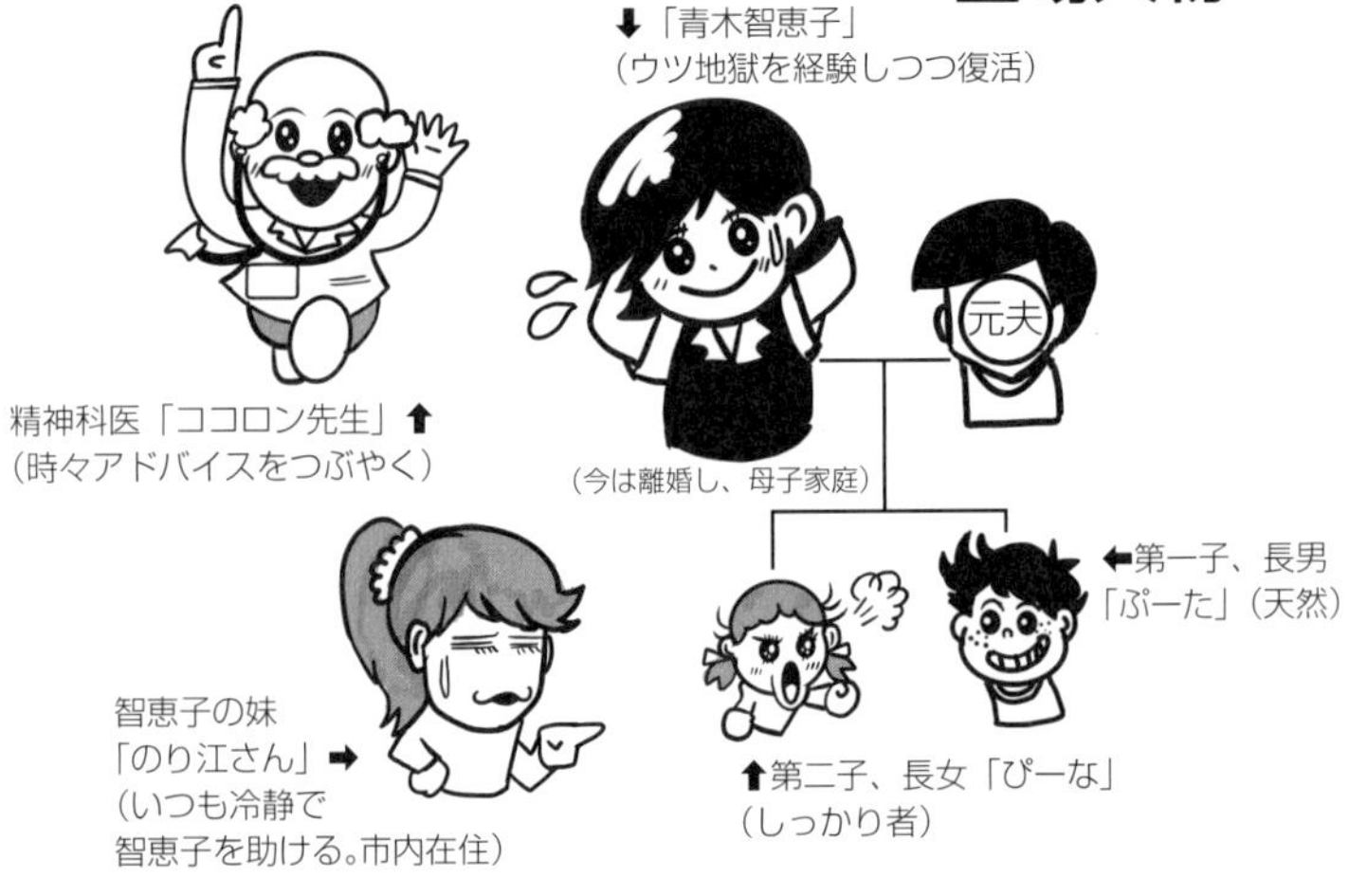
↓「青木智恵子」
(ウツ地獄を経験しつつ復活)
元夫
(今は離婚し、母子家庭)
精神科医「ココロン先生」↑
(時々アドバイスをつぶやく)
←第一子、長男
「ぷーた」(天然)
智恵子の妹
「のり江さん」→
(いつも冷静で
智恵子を助ける。市内在住)
↑第二子、長女「ぴーな」
(しっかり者)

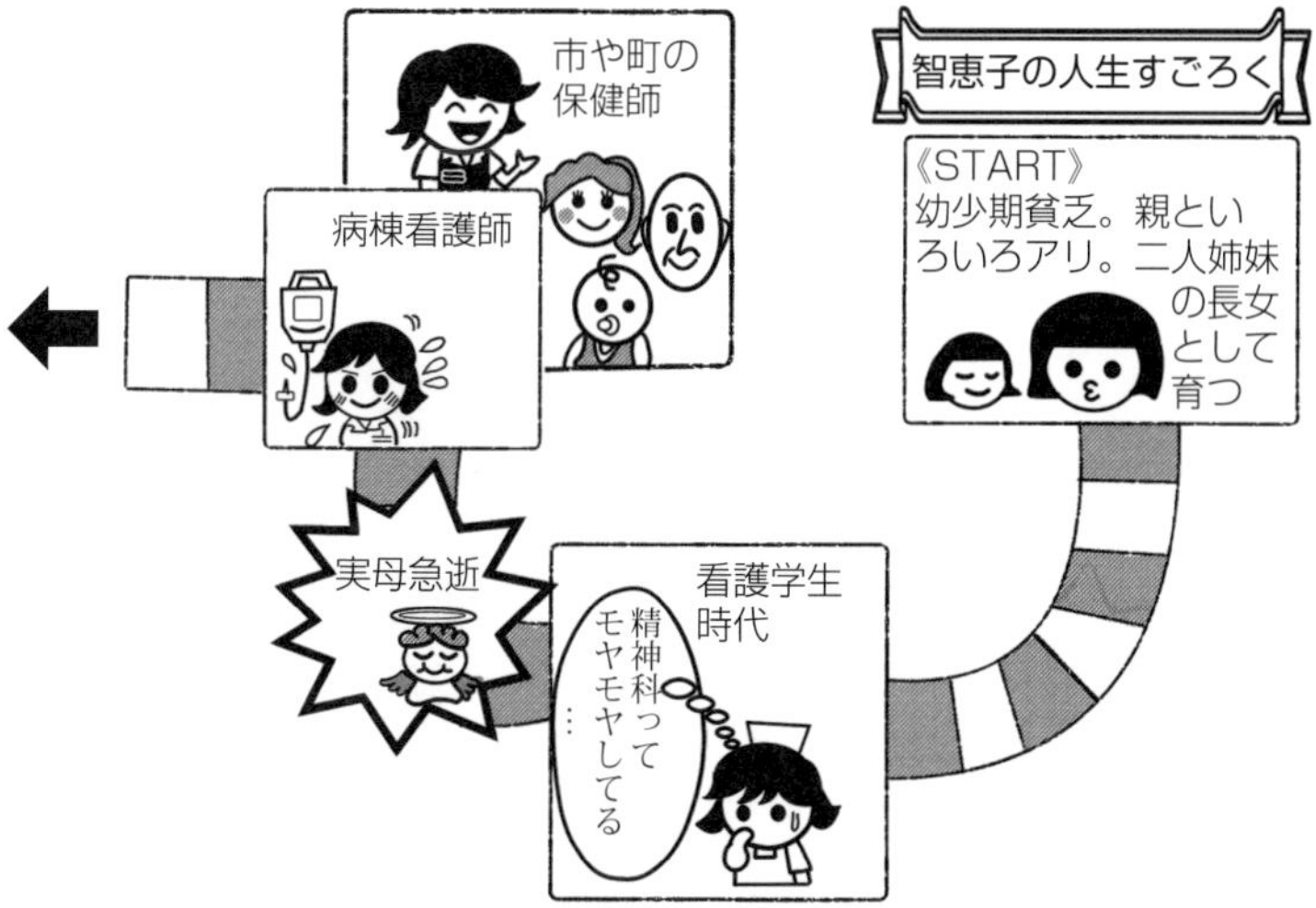
智恵子の人生すごろく
《START》
幼少期貧乏。親といろいろアリ。二人姉妹の長女として育つ
看護学生時代
精神科ってモヤモヤしてる…
実母急逝
病棟看護師
市や町の保健師

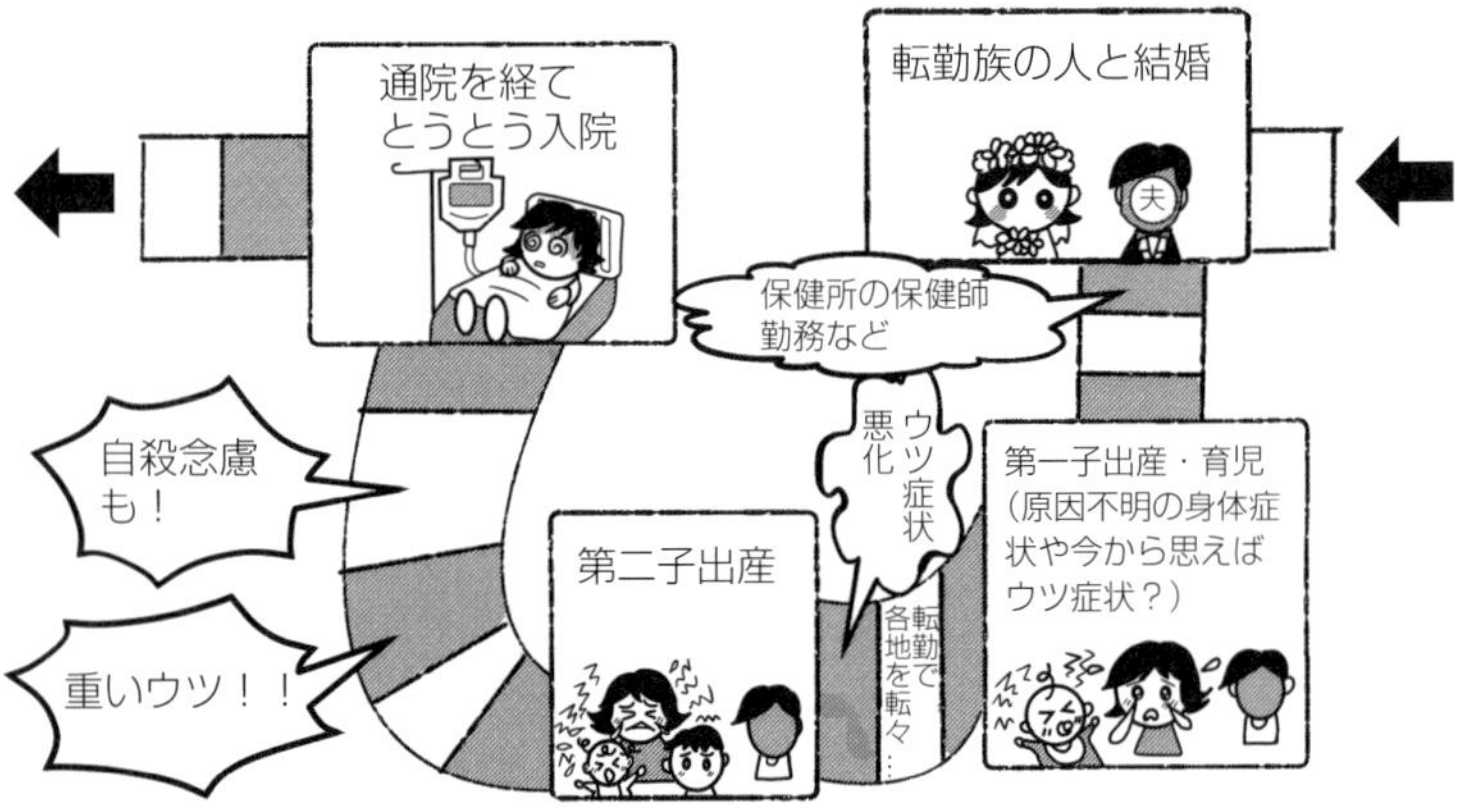

転勤族の人と結婚
夫
保健所の保健師勤務など
第一子出産・育児（原因不明の身体症状や今から思えばウツ症状？）
転勤で各地を転々…
ウツ症状悪化
第二子出産
通院を経てとうとう入院
自殺念慮も！
重いウツ！！

第6章 回復力《レジリエンス》を磨こう！

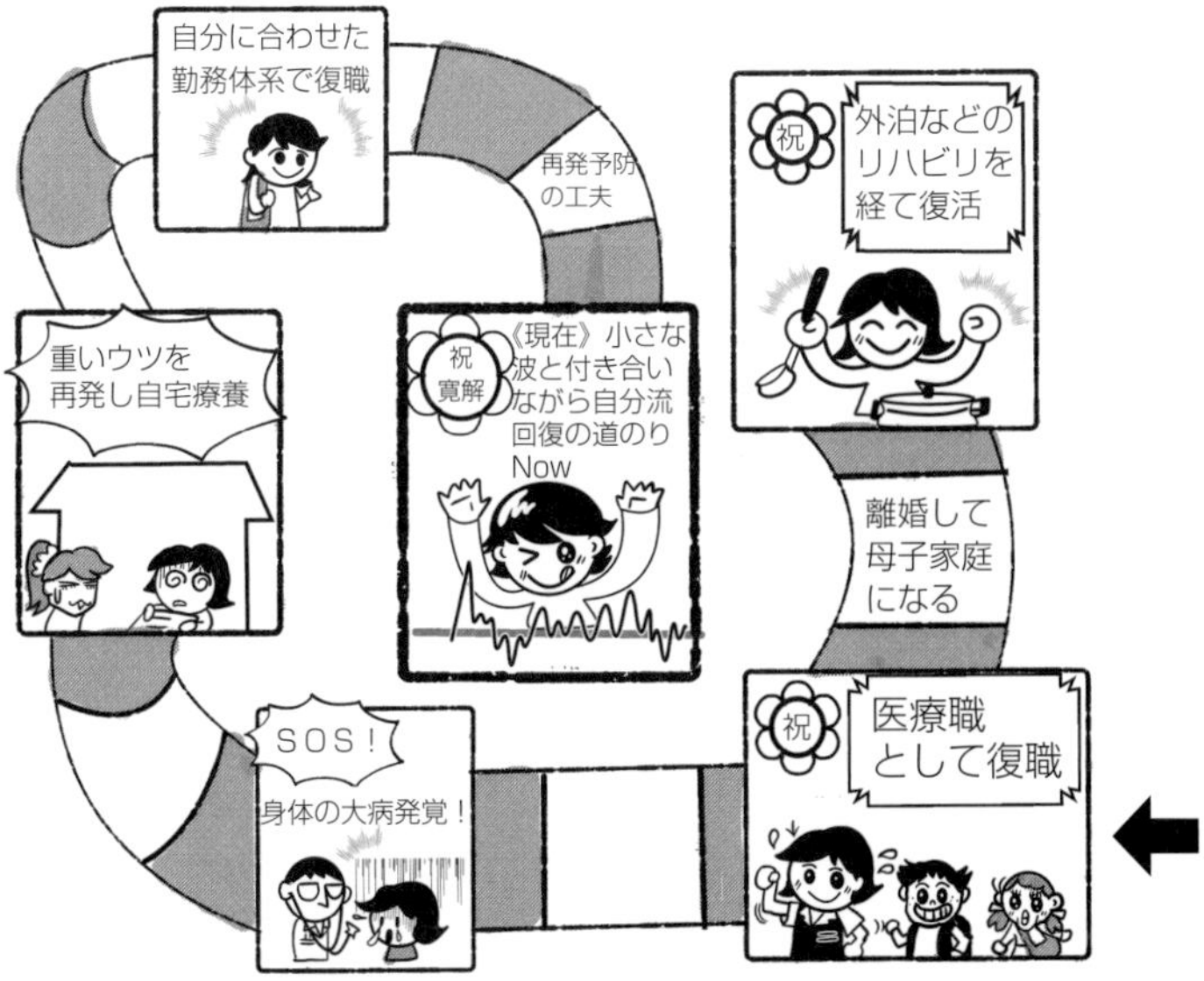

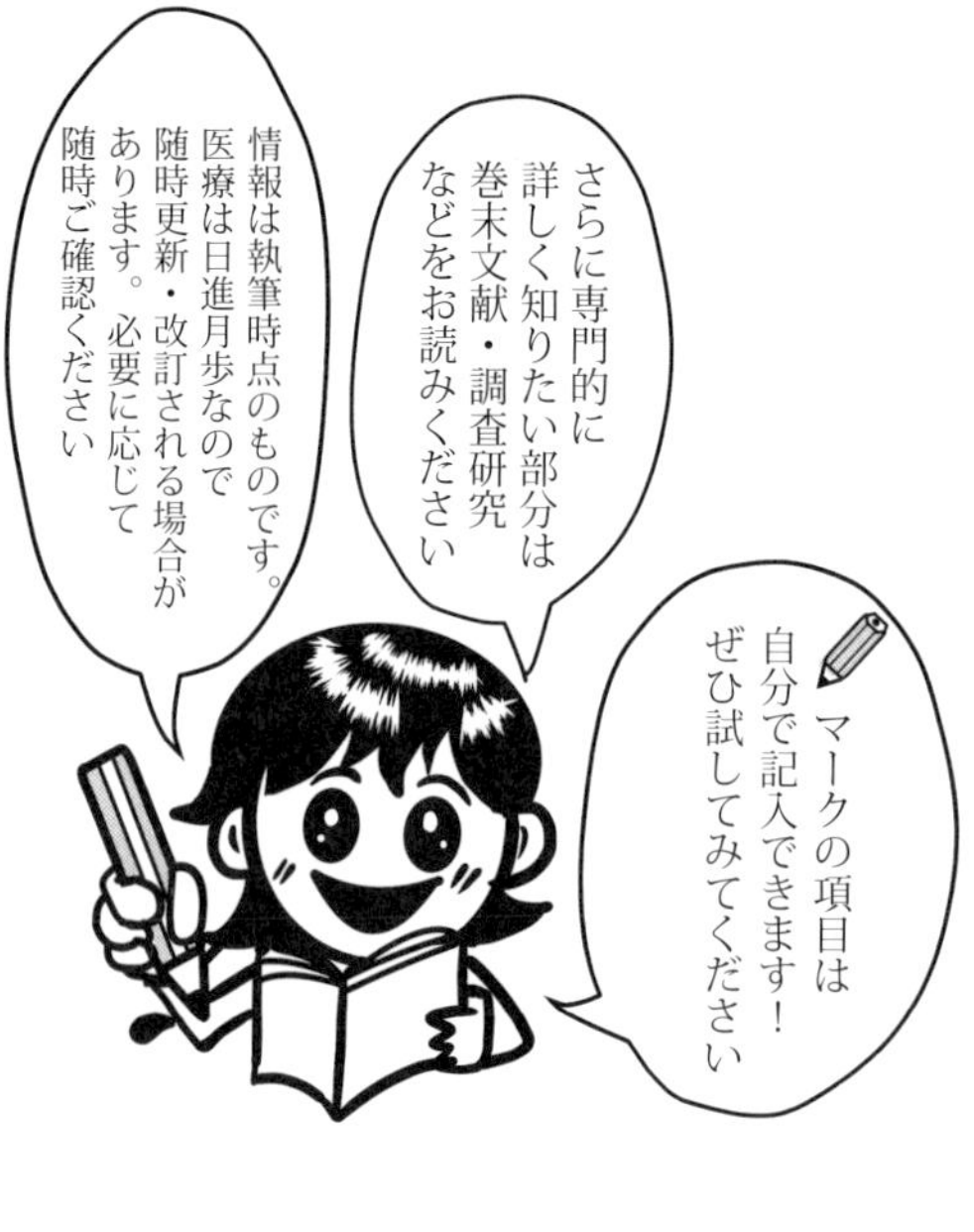
✎マークの項目は自分で記入できます！ぜひ試してみてください
さらに専門的に詳しく知りたい部分は巻末文献・調査研究などをお読みください
情報は執筆時点のものです。医療は日進月歩なので随時更新・改訂される場合があります。必要に応じて随時ご確認ください

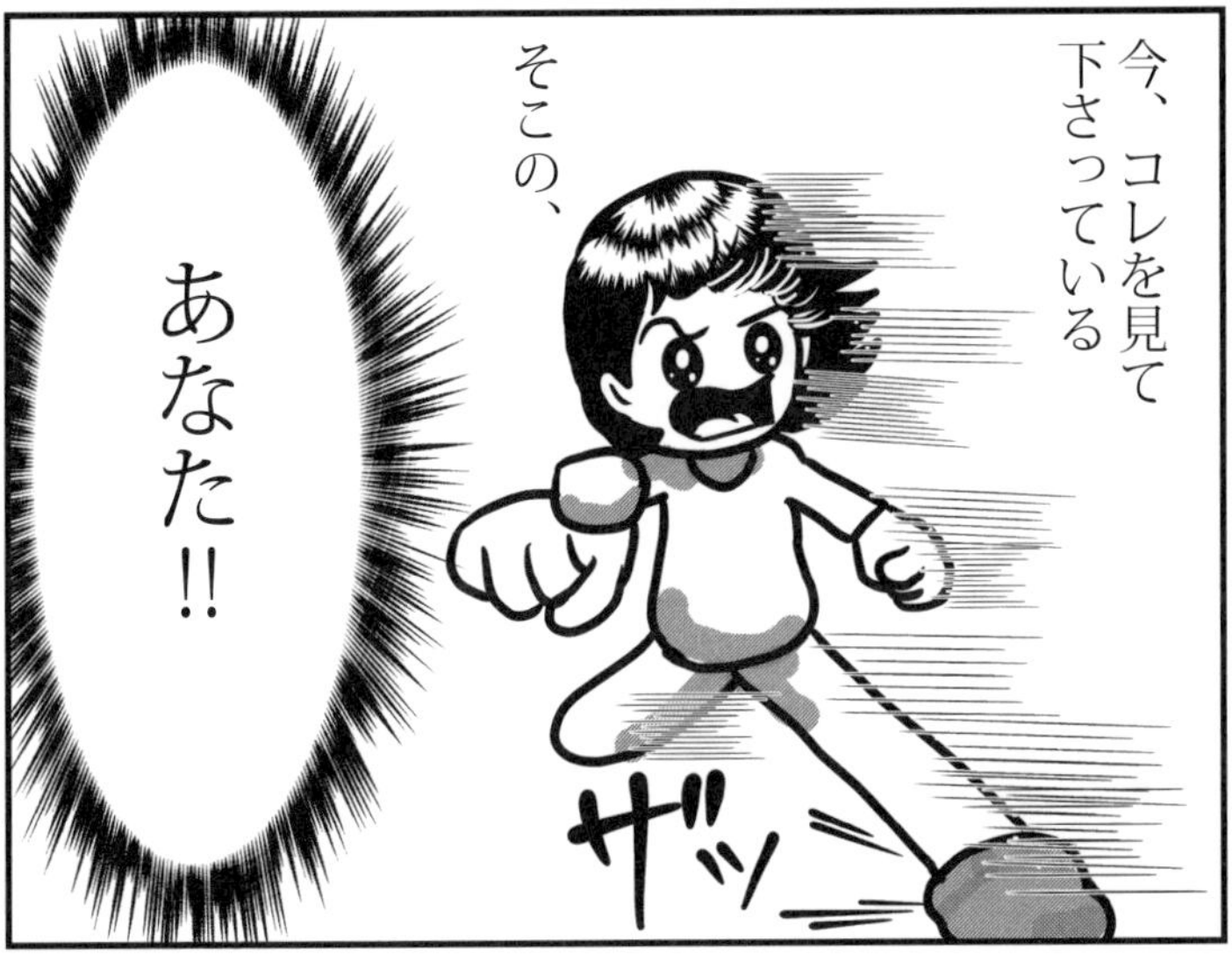
今、コレを見て下さっている
そこの、
あなた!!
ザッ

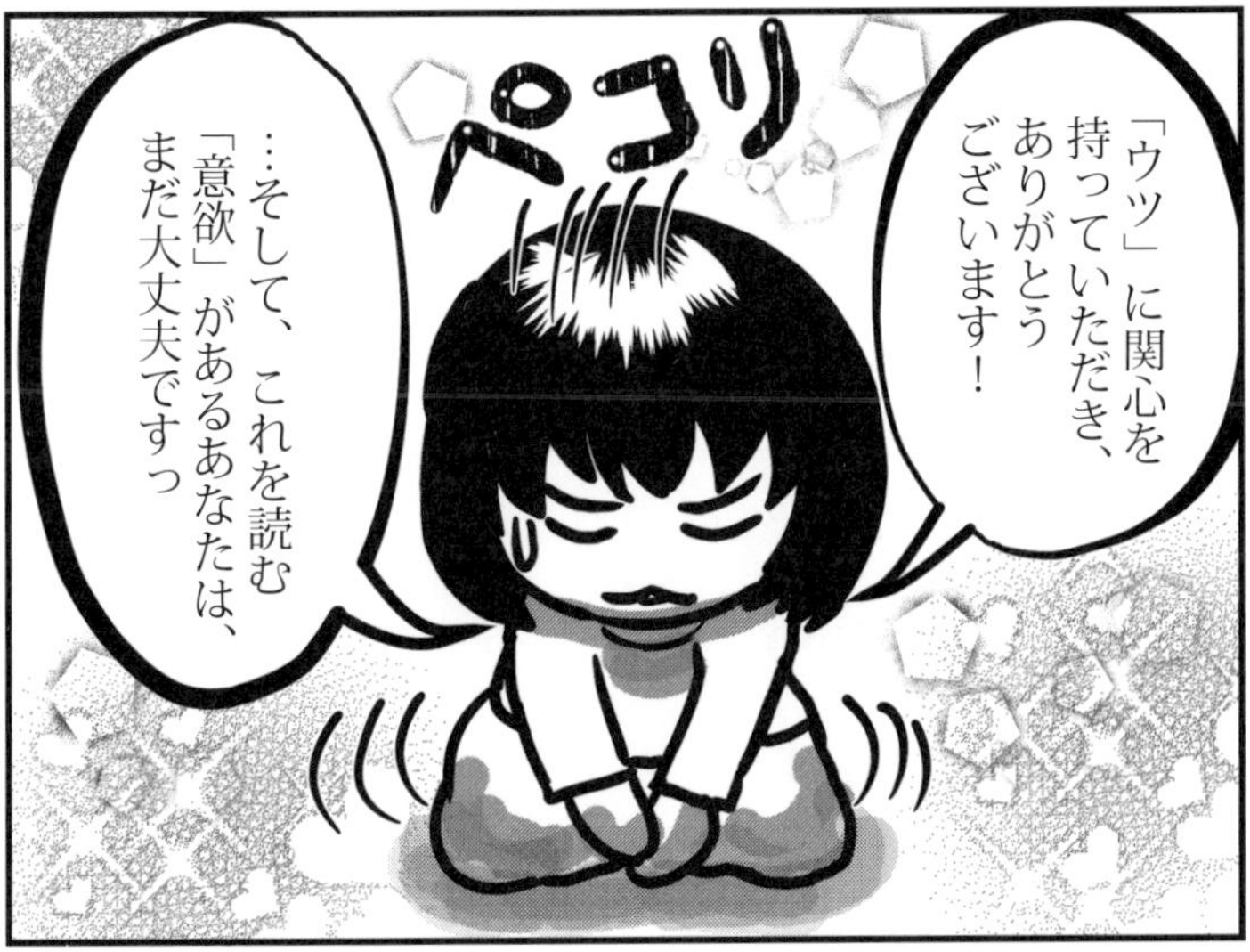
「ウツ」に関心を持っていただき、ありがとうございます！
ペコリ
…そして、これを読む「意欲」があるあなたは、まだ大丈夫ですっ

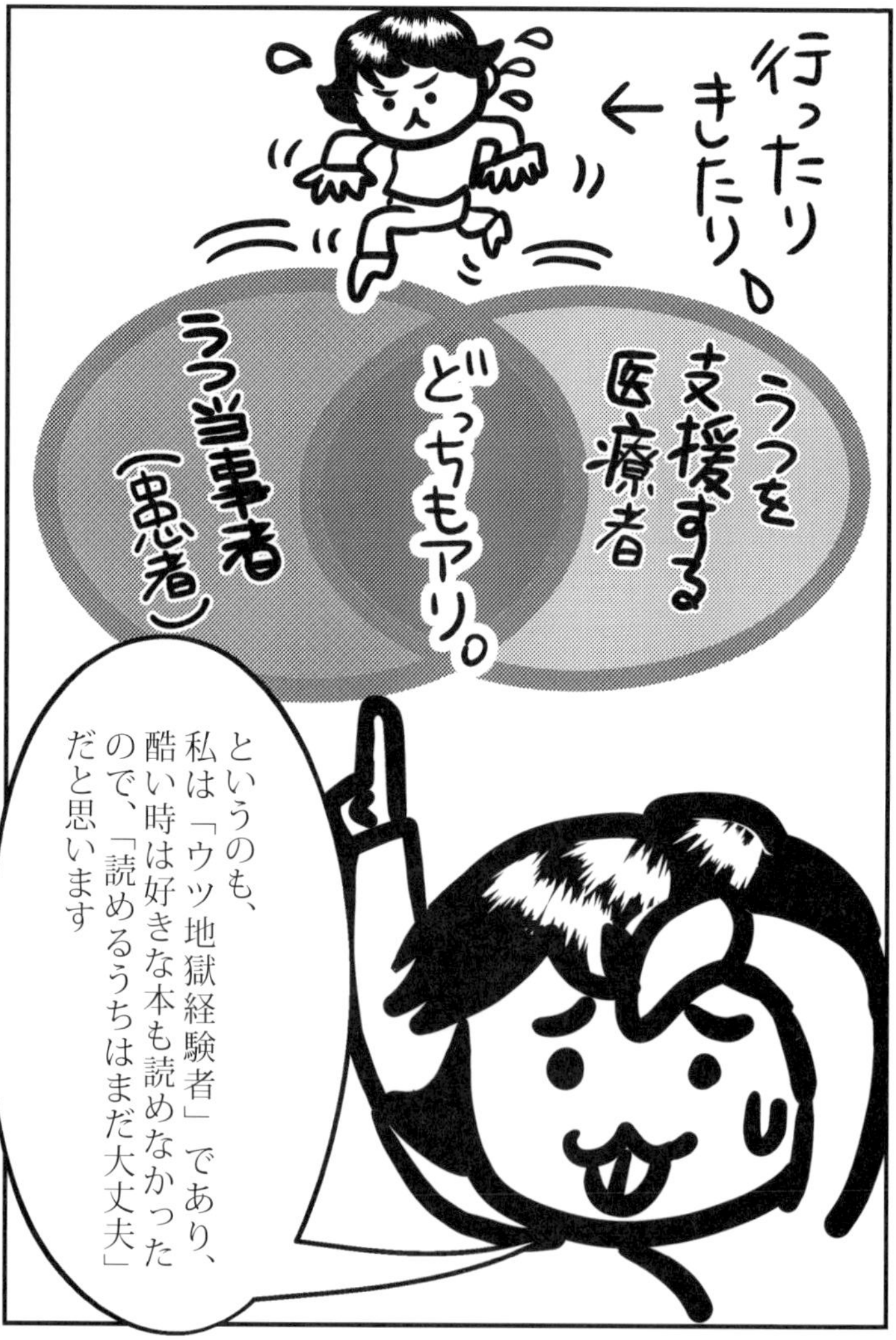
行ったりきたり。
うつを支援する医療者
どっちもアリ。
うつ当事者（患者）
というのも、私は「ウツ地獄経験者」であり、酷い時は好きな本も読めなかったので、「読めるうちはまだ大丈夫」だと思います

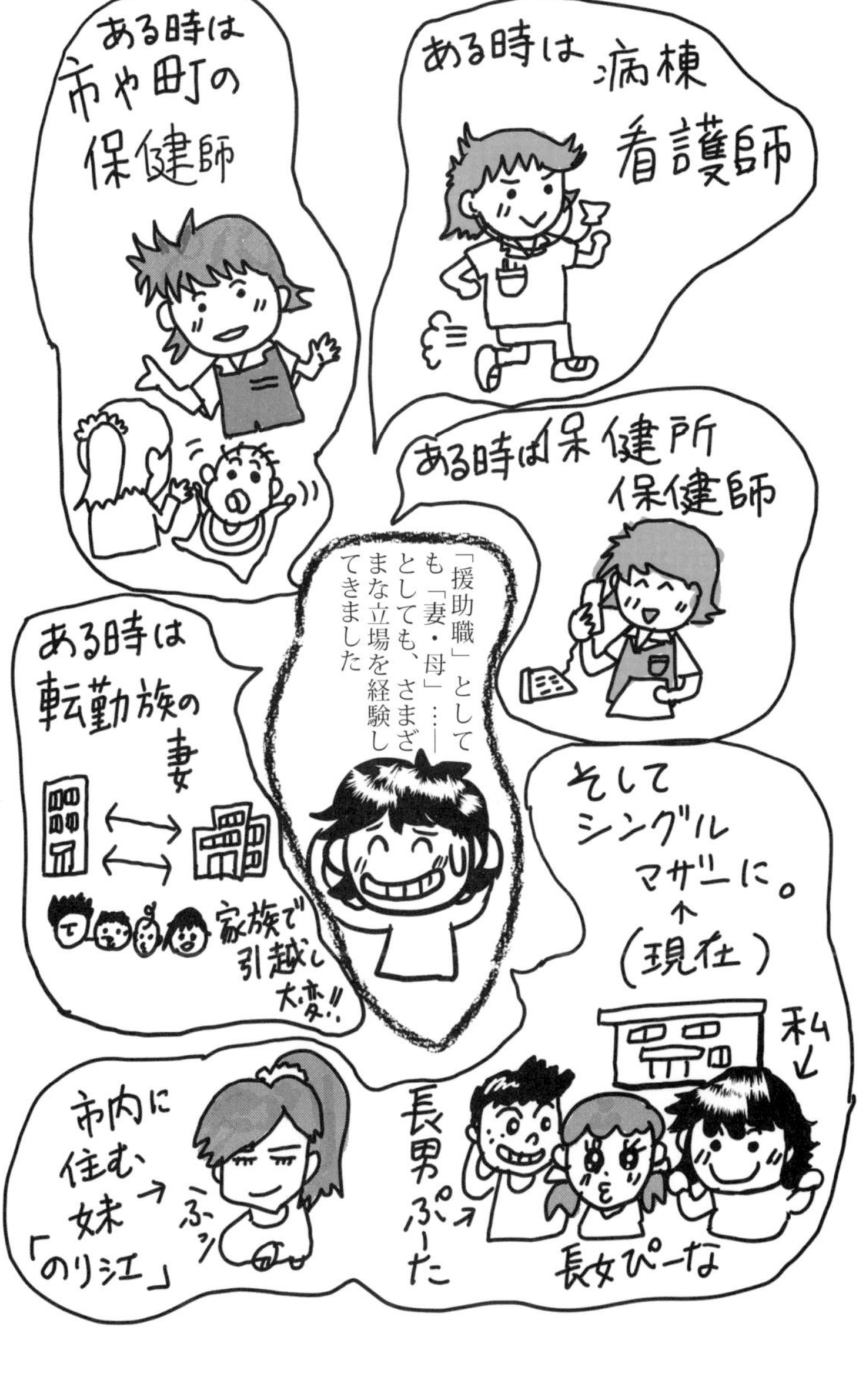
ある時は
市や町の
保健師
ある時は 病棟
看護師
ある時は保健所
保健師
「援助職」としても「妻・母」……としても、さまざまな立場を経験してきました
ある時は
転勤族の
妻
家族で
引越し
大変!!
そして
シングル
マザーに。
(現在)
私
市内に
住む
妹
「のりえ」
ふっ
長男ぷーた
長女ぴーな

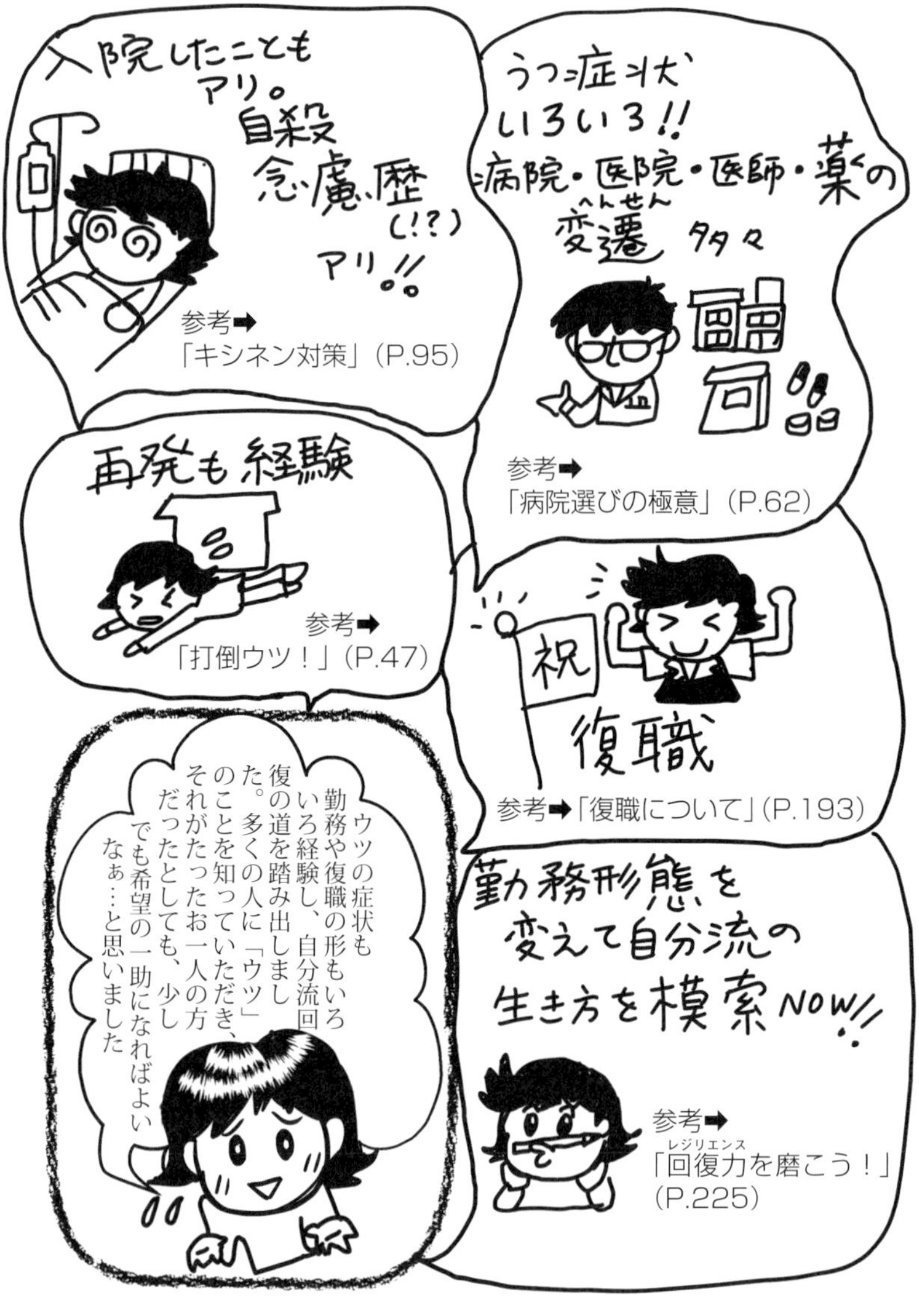

入院したこともアリ。
自殺念慮歴(!?)アリ!!
参考➡「キシネン対策」(P.95)
うつ症状いろいろ!!
病院・医院・医師・薬の変遷《へんせん》多々
参考➡「病院選びの極意」(P.62)
再発も経験
参考➡「打倒ウツ!」(P.47)
祝
復職
参考➡「復職について」(P.193)
勤務形態を変えて自分流の生き方を模索NOW!!
参考➡「回復力《レジリエンス》を磨こう!」(P.225)
ウツの症状も勤務や復職の形もいろいろ経験し、自分流回復の道を踏み出しました。多くの人に「ウツ」のことを知っていただき、それがたったお一人の方だったとしても、少しでも希望の一助になればよいなぁ…と思いました

第Ⅰ部

ウツの解説

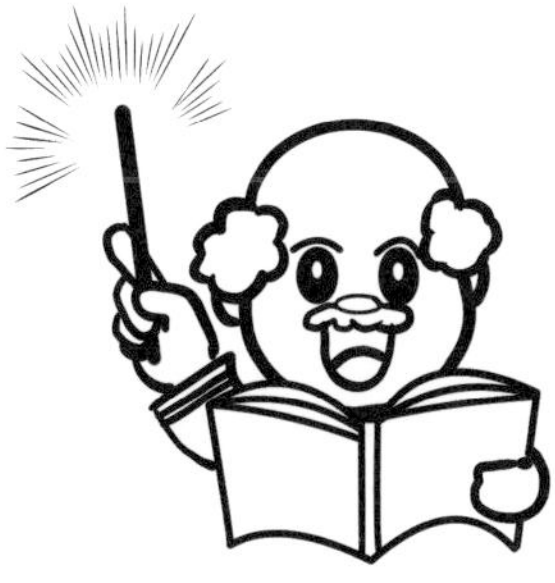

第1章　なぜ人はウツになるのだろう？

ウツ病の原因は「コレ！」と明確には解明されていません。人によっても違いますし、さまざまな複数の要因が絡み合っています。しかし、生活上のストレスで悪化することは明らかになっています。また、ウツ病の原因には「生物学的要因」「心理的要因」「社会的要因」があると言われています（Engel, 1980）。

Point
ウツ病になる要因はさまざまで、複数重なっていることも多い

18ページでウツ発症の要因（図1）をあげてみました。□のチェックボックスにチェックが多くつくと、なんとなく「ウツ発症」の危険因子が多いような気がして、心配になってしまうかも……。

しかし、**「オソレルルナカレ！」**

ウツにつながる「リスク要因」があるということは、反対に「防御要因」もあるのです。リスク

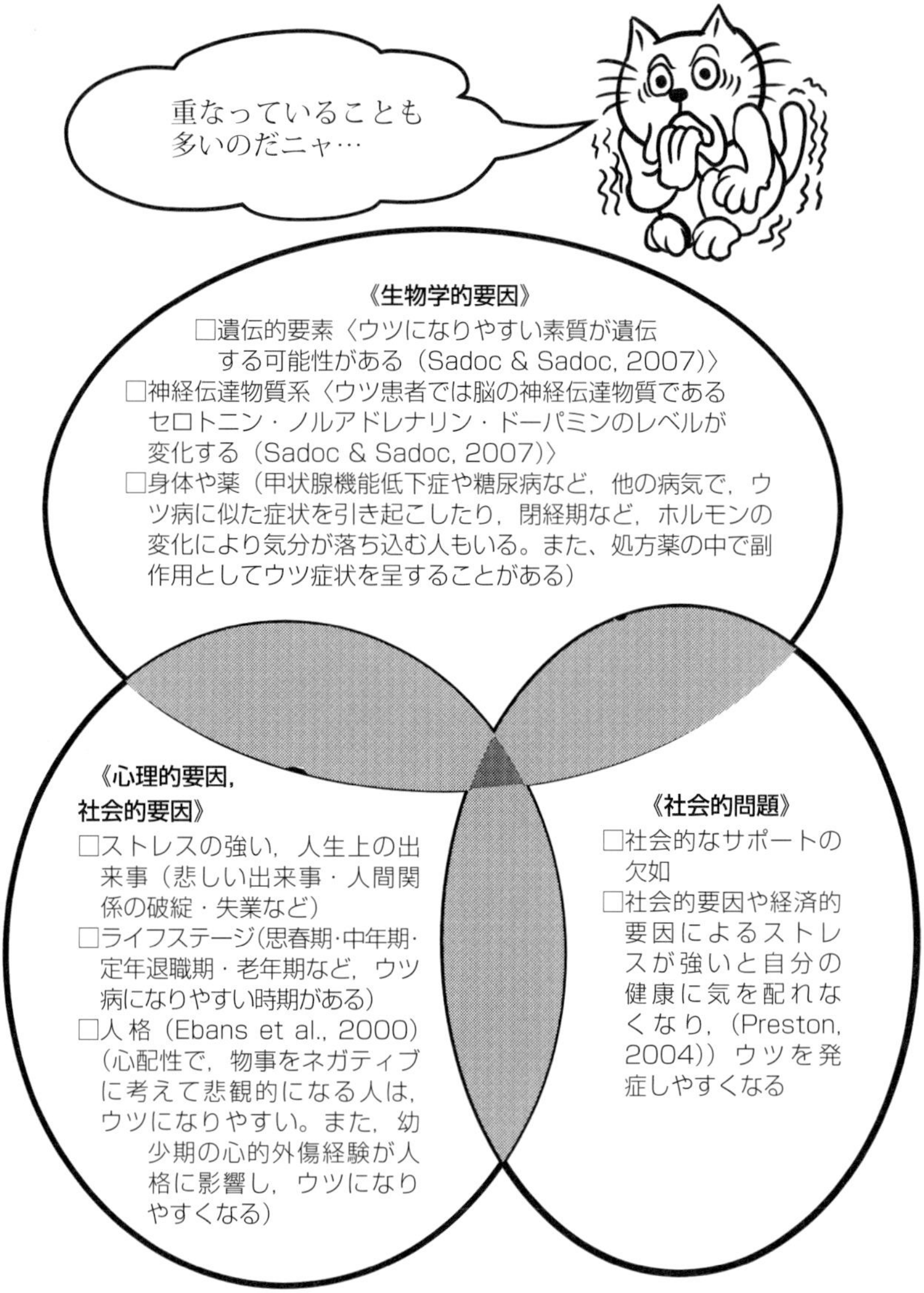
重なっていることも
多いのだニャ…
《生物学的要因》
□遺伝的要素〈ウツになりやすい素質が遺伝する可能性がある（Sadoc & Sadoc, 2007)〉
□神経伝達物質系〈ウツ患者では脳の神経伝達物質であるセロトニン・ノルアドレナリン・ドーパミンのレベルが変化する（Sadoc & Sadoc, 2007)〉
□身体や薬（甲状腺機能低下症や糖尿病など，他の病気で，ウツ病に似た症状を引き起こしたり，閉経期など，ホルモンの変化により気分が落ち込む人もいる。また、処方薬の中で副作用としてウツ症状を呈することがある）
《心理的要因，社会的要因》
□ストレスの強い，人生上の出来事（悲しい出来事・人間関係の破綻・失業など）
□ライフステージ(思春期･中年期･定年退職期・老年期など，ウツ病になりやすい時期がある)
□人格（Ebans et al., 2000)（心配性で，物事をネガティブに考えて悲観的になる人は，ウツになりやすい。また，幼少期の心的外傷経験が人格に影響し，ウツになりやすくなる）
《社会的問題》
□社会的なサポートの欠如
□社会的要因や経済的要因によるストレスが強いと自分の健康に気を配れなくなり，（Preston, 2004)）ウツを発症しやすくなる

図１　ウツの要因

要因の中には、自分ではどうしようもないものもあるでしょう。例えば肉親の死や離婚、失業などは自分の力で変えられる出来事ではありません。また、幼少期の心的外傷経験が今の人格に影響を及ぼしていても、過去の経験（事実）を変えることはできません。ですが、ウツ発症を妨げる「防御要因（図2参照）」があります。

Point

□ウツ発症につながる「リスク要因」と ウツ発症を抑える「防御要因」がある
□ウツ発症を抑えるには「リスク要因」を減らし、「防御要因」を高めればよい

このように、ウツの要因は複雑に絡み合っており「これ一つ」というわけではありません。

近年「大人の発達障害」が根本にあり、日常生活での「生きづらさ」がもとでウツ症状を呈する方も増えてきました。このことは、「発達障害」[注1]に関する知識が急速に広まってきたため、子どものみならず大学生や大人が「自分もそうではないか」と受診するケースの増加にも関係します。

職場での言外の意味がよくわからず、対人関係で悩み、ウツ状態になるというケースもあります。

注1）本書では「発達障がい」ではなく「発達障害」という表記に統一した。

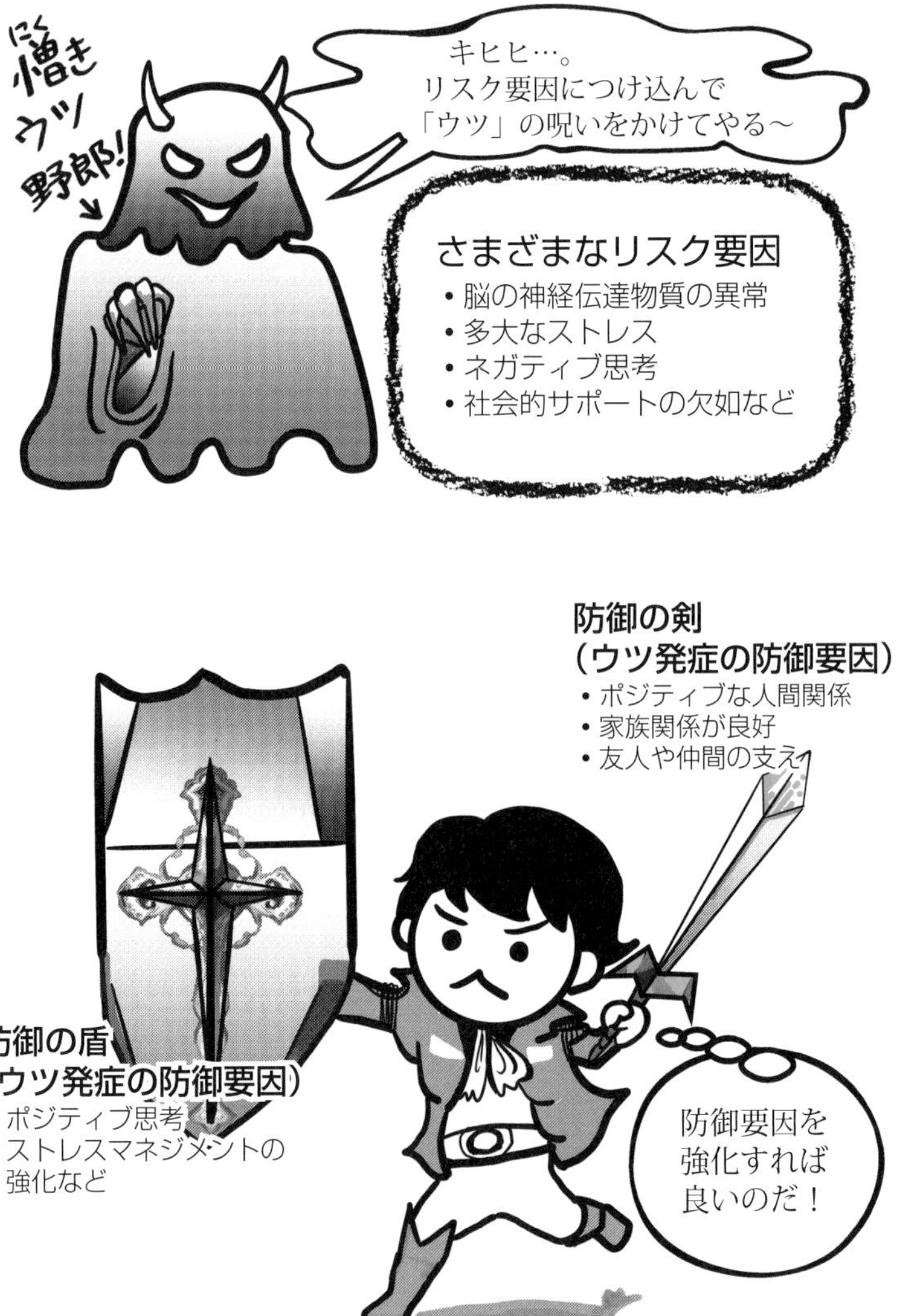
憎《にく》きウツ野郎!
キヒヒ…。
リスク要因につけ込んで
「ウツ」の呪いをかけてやる～
さまざまなリスク要因
・脳の神経伝達物質の異常
・多大なストレス
・ネガティブ思考
・社会的サポートの欠如など
防御の剣
（ウツ発症の防御要因）
・ポジティブな人間関係
・家族関係が良好
・友人や仲間の支え
防御の盾
（ウツ発症の防御要因）
・ポジティブ思考
・ストレスマネジメントの
強化など
防御要因を
強化すれば
良いのだ！

図 2　ウツ発症のリスク要因を減らしてウツ防御要因を Up しよう

（Preston, 2004 を参考に改変）

例えば事務職で、上司から「去年度のひな形データがあるから、その通りに（今年度のものも）適当に作っておいて」という指示があったとします。上司は表や数字を今年度のものに変えてほしいという依頼のつもりでしたが、その事務職の方は新しい数字に変えずデータを作成しました。本人は「だって、○○さん（上司）が『その通りに作って』と言ったから」という言い分なのです。そのようなことが続くと、職場で自分ではミスしたという自覚がなくても周囲から注意されたり叱責され、ウツ状態になっていったりします。

また、お客様対応の仕事だったりすると、顧客に対しての物言いがきつすぎてクレームにつながることもあります。一度に沢山のことを言われるとパニックになる方もいます。

実は筆者も長いウツ歴の中で「自分も発達障害ではないか」と主治医に尋ねたことがあります。その時は主治医が検査をしてくれたのですが、発達障害の検査は紙面であり、知識があれば「この選択肢の中ではこの記号を選んだら発達障害だから、この答えが普通なんだろうな」とわかることもあるのであてにならないな、と思いました。

「発達障害」をもつ大人は、日本の企業では生きづらさを感じたり、仕事の協調性を保つのに苦労することがあると思いますが、今後は普通の個性として今よりも生きやすい環境になると思います。発達の「凸凹《でこぼこ》」という優しい言葉が知られるようになりましたが、「まったく凸凹のない人」などいません。原因はどうであれ、「ウツ症状は大変つらい」――このことだけは真実です。

では第2章で、どのような症状が「ウツ」なのかを解説していきます。

第２章　ウツの症状

「ウツの症状」と聞くと、たいていの人は「疲れやすい」だとか「意欲がわかない」という状態を思い浮かべるかもしれません。また、ウツ未体験で、ニュースなどでしか知らない人は、「ウツ」と聞いたら「自殺のおそれ」を想像してしまうのではないでしょうか。

しかしそればかりではありません。ウツになったからと言って、突然「自殺念慮」が降って出てくるのではなく、必ず、その「兆候」や「前段階」があります。

まず、図３のウツの症状チェックリストを試してください。いかがでしたか？　うつはメンタルの症状ばかりではなく、図４にあるように、一見、身体の不調にしか思えない症状の出現率がとても多いのです。

例えば「頭痛・頭重感」は48％~89％、睡眠障害は８割以上の方に現れるという調査もあります(Nakano et al., 2001))。

5つ以上チェックがつき、
2週間以上症状が続いている人は
ウツヤバレベル、  です！

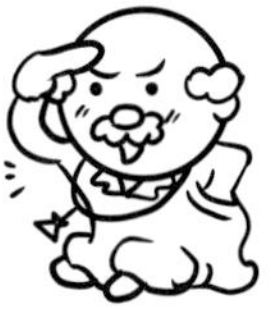

□1	1日中，ほとんど毎日うつうつとしている	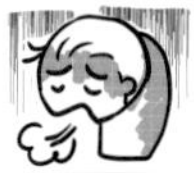
□2	1日中，ほぼ毎日、日常生活の中で，物事への「興味・関心・喜び」などが著しく減った	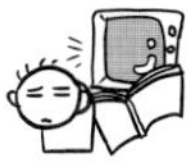
□3	特別な食事療法もしていないのに，明らかに（自分としては異常に）食欲がなくなったり過食するようになった等	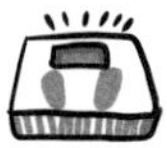
□4	不眠，もしくは過眠	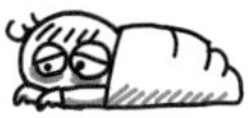
□5	焦燥感（いてもたってもいられないような感じ），または感情の動きが制止	
□6	疲労感や気力の減退	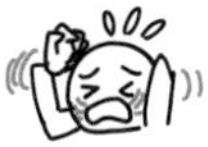
□7	自分には価値がないと過剰に思ったり自責の念・罪責感にとらわれるようになった	
□8	思考力・集中力の減退や，決断力の低下	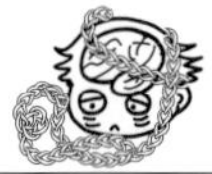
□9	死について繰り返し考えるようになったり，自殺について考えたり，具体的な計画も思い描くようになった	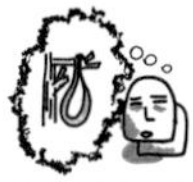

図3　ウツの症状自己チェックリスト

（高橋・大野監訳，2014 を参考に，一部わかりやすい言葉に改変）

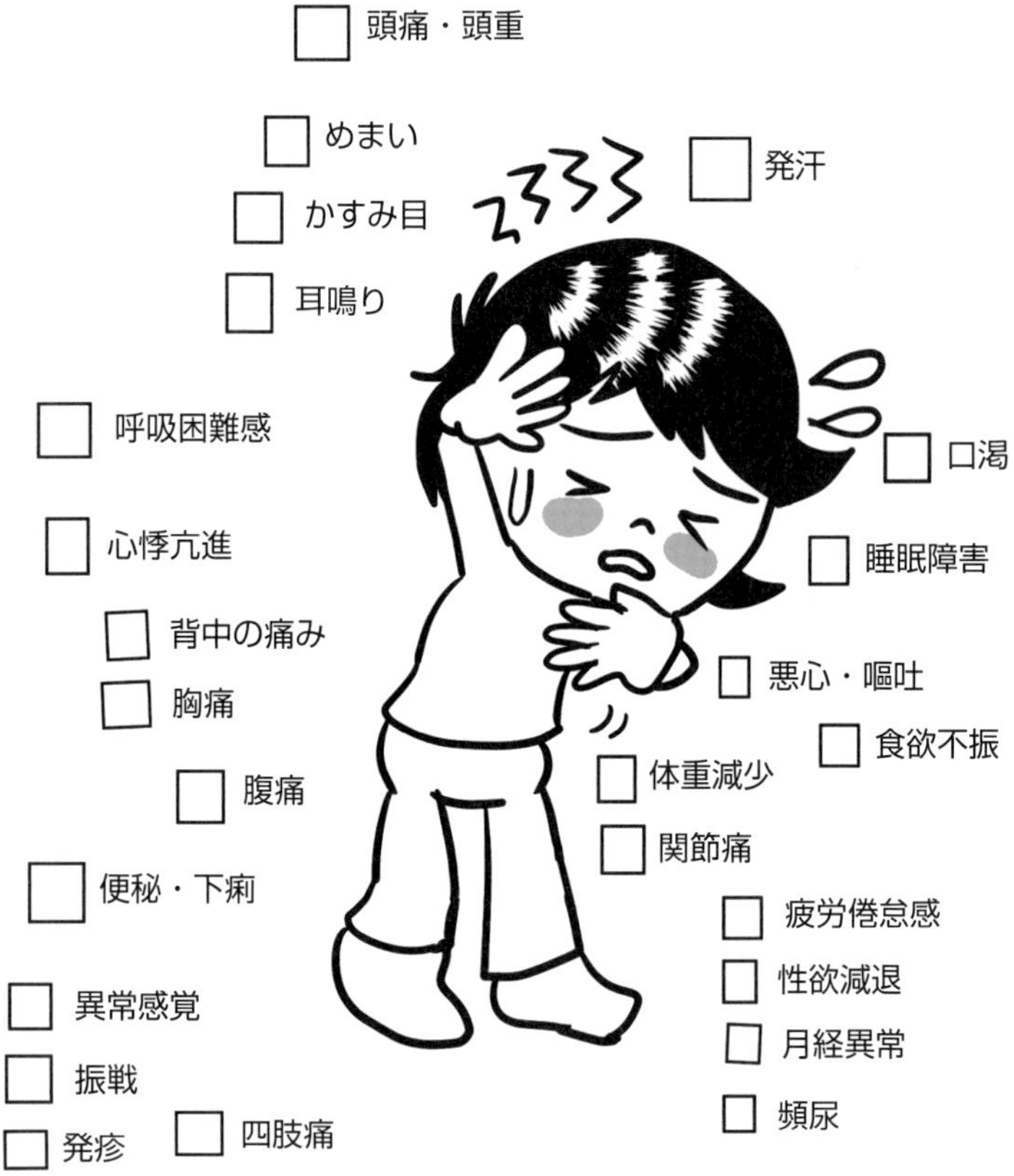

頭痛・頭重
めまい
かすみ目
耳鳴り
発汗
呼吸困難感
口渇
心悸亢進
睡眠障害
背中の痛み
悪心・嘔吐
胸痛
食欲不振
体重減少
腹痛
関節痛
便秘・下痢
疲労倦怠感
性欲減退
異常感覚
月経異常
振戦
頻尿
発疹
四肢痛

図４　ウツ病でよくみられる身体症状

（更井，1990；Kidman, 2006）

1 経験者は語る①――私は最初、「内科」に行った！

私は、頭痛や異常な肩こり・背部痛、吐き気が酷くなったため、総合病院の受付で、「どの科を受診したらよいでしょう」と聞いたところ、あっさり「内科と整形ですね」と言われ、いろいろな検査をしました。ですが、異常なしで痛みに対しては頭痛薬が処方されました。また原因不明（頸椎などには異常なし）の異常な肩こりについては整形外科で「デパス（エチゾラム）」が処方されました。今は、「デパス」＝「抗不安薬」の代表というイメージですが、当時、整形外科では原因不明の慢性疼痛・慢性頭痛・慢性肩こりにおける「デパス」処方は、「筋弛緩作用（筋肉の緊張を緩める）」という意味もあり、普通のことでした。医療関係者の友人（外科系）にも聞きましたが、（整形では）慢性の頭痛や肩こりがひどい患者さんに「デパス」が処方されることはよくあると教えてもらい安心した記憶があります。

また、私は転勤族の妻、いわゆる「転妻」の洗礼を受け、大変な僻地に引っ越し、そこで慣れない初めての育児に奮闘しました。

夜泣き・睡眠不足が続きました。夫は仕事が忙しく、帰宅するのはいつも夜中で、まさに孤軍奮闘の日々。夜中、泣き止まない赤ちゃんをだっこし、揺らしながら暗い居間の中をぐるぐると回り続け、理由のわからない涙がぽろぽろと出ました。

そのうち、不整脈や動悸・息切れ・胸が苦しい感じが出てきました。症状だけみると、明らかに「循環器」という感じですが、僻地すぎて大きな総合病院が近くになく、また、自分が病院へ行くのに赤ちゃんを預かってくれる友人や身内も周りにいませんでした。

ある朝、胸が苦しくて四つん這いになり「もうだめだ」という恐怖に襲われました。そして、肩や関節がごりごりに堅くなる感覚があり、四つん這いのまま後ろを振り向けないという事態になり、受診しようと思いました。そこで、土曜日の午前中に診察している遠くの総合病院を探し、夫に赤ちゃんを託して、自分で車を運転してその病院へ行き、循環器を受診しました。そこで、いろいろな検査をしましたが、心疾患・循環器系統の異常は見られませんでした。異常はなかったのですが、ベテランの医師は、育児疲労や睡眠状態を丁寧に聞いて下さり、

「まず、ぐっすり寝ること。とにかく睡眠をとり、できれば、育児から一時的に離れて休養をとる。例えば、①赤ちゃんを一時的に誰かに預けて休む時間を作る、②預けられる人がいなければせめて、夜だけでも、旦那さんに赤ちゃんをみてもらい、自分は別の部屋でゆっくり寝る」

……という説明がされました。

そして、処方されたのは心臓や循環器の薬ではなく、睡眠薬でした。

帰宅し、夫にそのことを説明し、1日か2日ほど、夜の授乳は絞った母乳や粉ミルクで夫にお任

せし、数カ月ぶりに7時間から8時間、睡眠薬を飲んで寝ました。

すると！

朝起きた時の爽快感とともに、症状が軽減していたのです。

「『寝る』って大事だなあ……」

と、痛感しました。

しかし、折角、身体症状が軽減したと喜ぶのもつかのま、残念ながら、夫もまた土日出勤や残業が続くようになり、私の身体症状、不定愁訴も戻ってしまいました。

私は、精神科の病棟看護師として勤務したこともありましたし、自治体の保健師も経験していましたが、心のどこかで「育児は大変なのが当たり前」であり、まさかこのような症状が、ウツになりうる危険な兆候だとは思っていませんでした。

Point

- ウツ症状は（DSM-5の診断基準に記載はないが）、身体症状を伴うことが多い
- ウツ症状を呈する患者の6割以上が最初に内科を受診するという報告もある（Nakano et al., 2001；三木、2002）

ゴミ出しがデキナイ

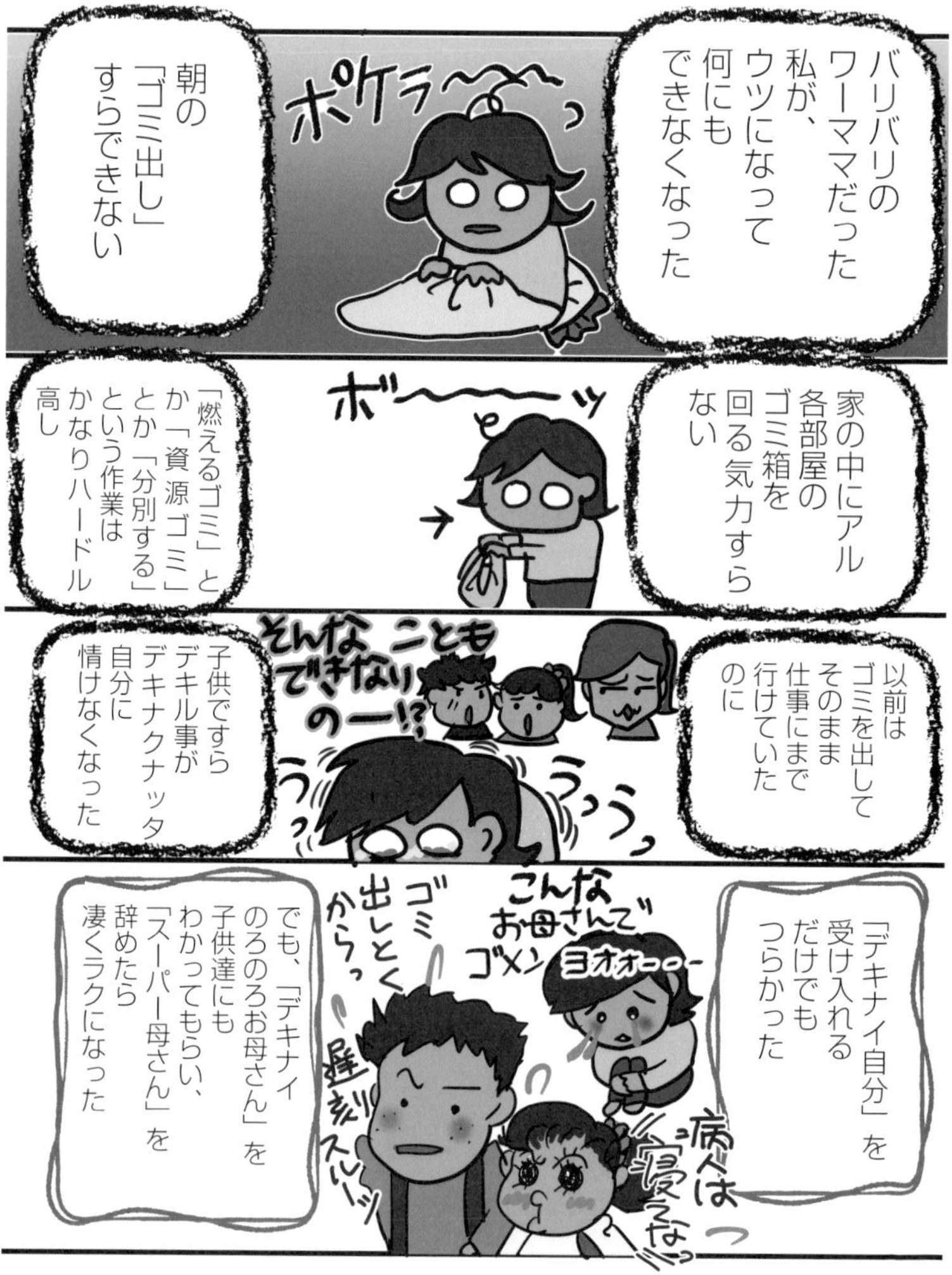

バリバリのワーママだった私が、ウツになって何にもできなくなった
ポケラ〜〜〜っ
朝の「ゴミ出し」すらできない
家の中にアル各部屋のゴミ箱を回る気力すらない
ボ〜〜〜〜ッ
「燃えるゴミ」とか「資源ゴミ」とか「分別する」という作業はかなりハードル高し
以前はゴミを出してそのまま仕事にまで行けていたのに
そんなこともできないの一!?
うっ
うっうっ
子供ですらデキル事がデキナクナッタ自分に情けなくなった
「デキナイ自分」を受け入れるだけでもつらかった
こんなお母さんでゴメン
ヨオオーーー
病人は寝てな〜
ゴミ出しとくからっ
遅刻スルーッ
でも、「デキナイのろのろお母さん」を子供達にもわかってもらい、「スーパー母さん」を辞めたら凄くラクになった

図5　ウツ状態の例：ゴミ出し

過食や過眠のウツも多い

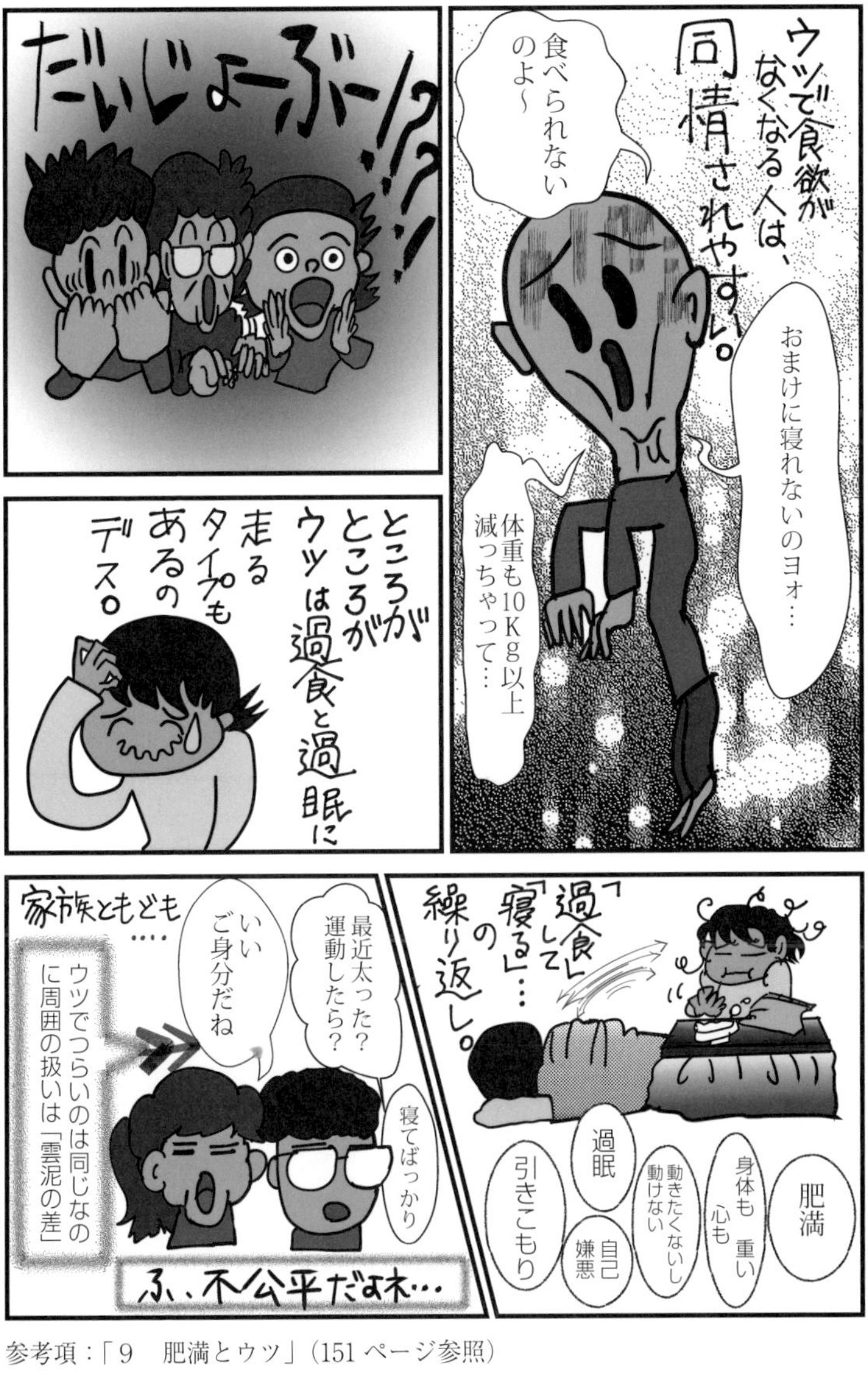

ウツで食欲がなくなる人は、同情されやすい。
食べられないのよ～
おまけに寝れないのヨォ…
体重も10Kg以上減っちゃって…
だいじょーぶー!!??
ところがところがウツは過食と過眠に走るタイプもあるのデス。
「過食」して「寝る」…の繰り返し。
肥満
身体も心も重い
動きたくないし動けない
過眠
自己嫌悪
引きこもり
家族ともども…
最近太った？運動したら？
いいご身分だね
寝てばっかり
ウツでつらいのは同じなのに周囲の扱いは「雲泥の差」
ふ、不公平だよネ…

参考項：「9　肥満とウツ」（151 ページ参照）

2 経験者は語る②――私は大好きな○○さえ見なくなり……

「物事への『興味・関心・喜び』などが著しく減る」ということについては、普段、その人が個人的にどんなことに興味・関心があるかという背景が大事だと思います。

つまり基準値は人それぞれで、興味のあることやその度合いも、元々人によって違います。

例えば、普段は「手芸や編み物が大好きで、何時間も没頭できるし、糸やヒモや布のこだわりも人一倍」という人が、それらにまったく興味を示さなくなったり、

「アイドルの○○グループの大ファンで、コンサートはもちろん、番組もかかさず観ているのよ！」という人が、それらに無関心・無感動になったりするとか「自分の大好きなコト」に、無関心・無感動になってくると要注意です。実際、私は当時、大ファンの俳優さんがいて、ドラマをチェックしたり、DVDを観たりしていたのですが、ドラマどころか、TV番組や雑誌・本を眺める意欲もなくなりました。また、はまっていた有名ゲームのドラクエや、FFにも、ゲームをする気力がなくなりました。字やイラストや絵を描くことも大好きですし、お笑い番組やバラエティー番組も元来好きなのですが、まったく関心が向かず、「心が動かなくなってきた」という感じでした。

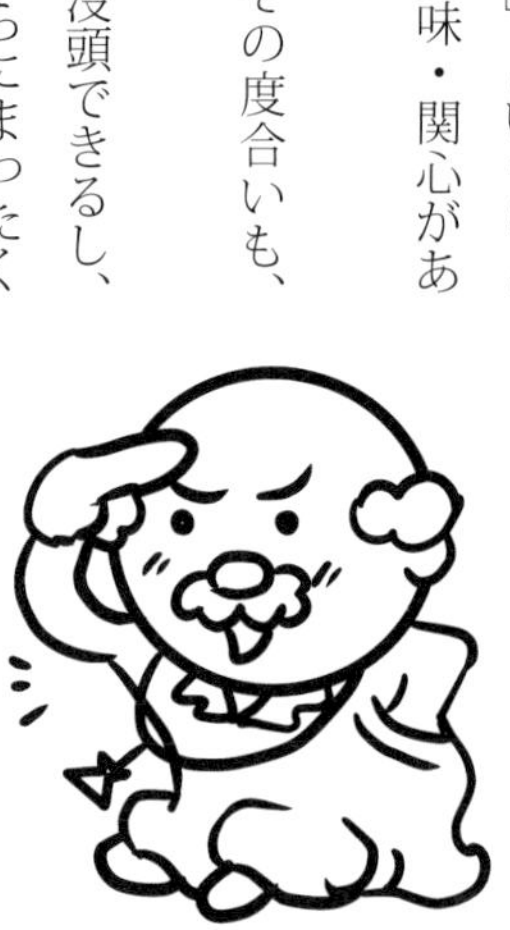

Point 普段自分が「大好きなコト」にも無関心になってきたら要注意!

①焦燥感《しょうそうかん》とは?

私は看護学生の時、精神科病棟へ看護実習に行きましたが、カルテや看護記録に患者さんの訴えの表現で「いてもたってもいられない感じ」という言葉がとても多く出てきました。また「焦燥感」という表現も、精神科方面の書籍や記録や表現によく出てきます。しかし、正直、私は実際自分が経験するまで、いまいち、「どんな感じなんだろう」と、もやもやしていました。

ところが、実際ウツに陥った時に腑に落ちました。

「これが、アノ、焦燥感か!!」

……という感じでした。

「焦り」には、「時間に間に合いそうになく焦りました」というような(急いでいる)イメージがありますが、実際はまったく違い、「胸の奥から、ザワザワするような得体の知れない、いてもたってもいられない」ような感じがしました。

絵にするとこんな感じです(32ページ)。

他者から見ると、それほど大げさには見えないかもしれませんが、本人は胸や脳の中がぐるぐる、ざわざわして、それこそ「いてもたってもいられない」気持ちです。「パニック」の症状とも違います。症状は突然やってくることもありますし、夕方になると不安とともに段々大きくなってくることもあり、症状が出ると「抗不安薬」を内服してしのぐことも多かったです。

ウツの精神症状として、未経験の方だと、「ウツは、なんにも意欲がなくなって、気持ちや感情のすべての動きがなくなるのだろう」とだけ思うかもしれません。しかし実際はそれに加え、本人は「得体の知れないザワザワした感じが押し寄せてきて苦しい・怖い・不安」という叫びたい気持ちになることがあります。

そんな時に、発作的に、頭に「自殺」がよぎると、非常に危険です。

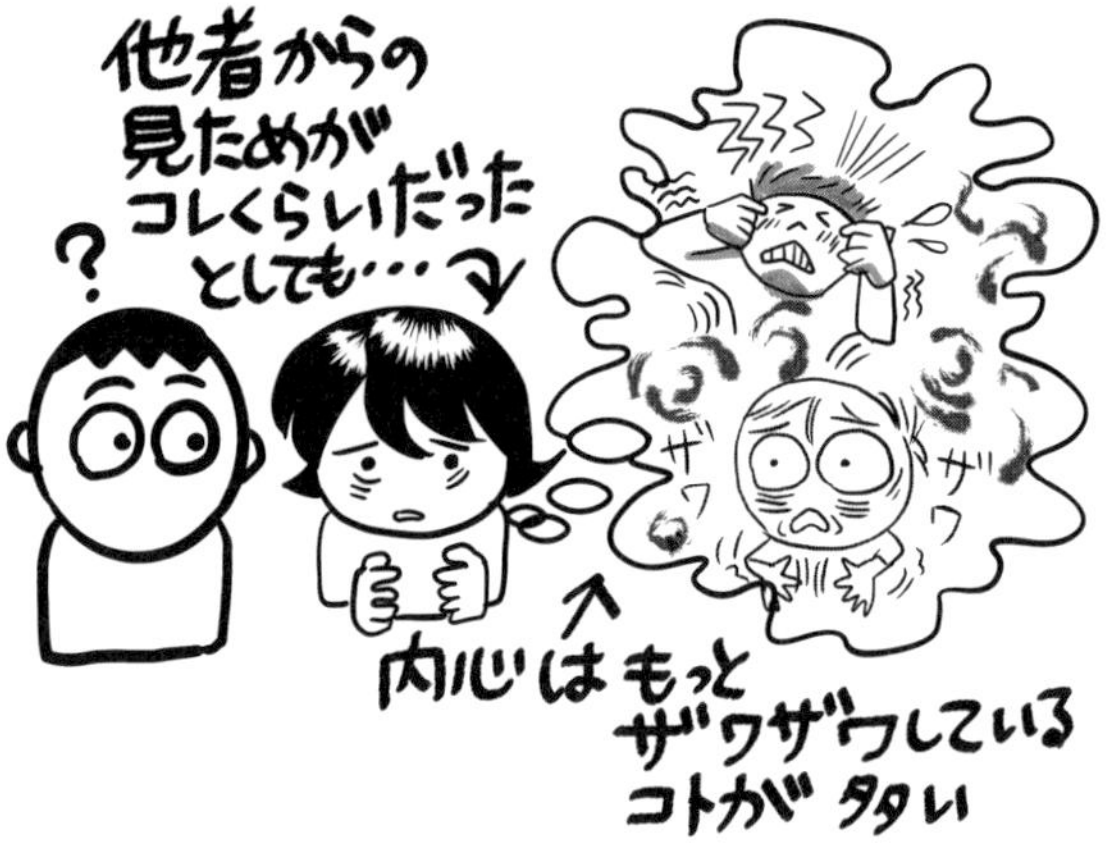
他者からの
見ためが
コレくらいだった
としても・・・
?
ザワ
ザワ
内心はもっと
ザワザワしている
コトが多い

Point

傍目ではたいしたことがないように見えても、本人はそこにじっとしていられないような「いてもたってもいられない苦痛」や、「胸がザワザワして叫びだしてしまいそうな苦痛」を感じていることがある

②極度の疲労感や気力の減退

ウツによる疲労感は、通常の「仕事で疲労困憊だ」というレベルではないです。私は、酷い時は「立つ気力」すらなくなりました。「筋力がなくて立てない」という状態とは違い、「起き上がる気力もない」という感じだったので、酷い時は家族に病院へ連れていってもらうようになり、入院に至ったこともあります。

ですから、私のような「ウツプロ」からすると、「自力で外来に行き受診できるうちはまだマシ」です。

他者から見て、家族や職場の部下や同僚が「ドタキャン」することが多くなったら、なにかしらメンタル方面のトラブルを心にとめてほしいと思います。仕事のドタキャンの他に、歯科や医院の予約受診の「ドタキャン」や、家族の行事や友人との約束の「ドタキャン」が多くなっても同様です。

Point

・家族や友人との約束のドタキャンや、仕事の急な欠勤・遅刻が多くなったら要注意
・自力で受診する気力があるうちに早めの受診を。または専門職による窓口相談、電話相談でもOK。先手先手に対策を！

③思考力・集中力・決断力の低下

ウツの未経験の人に説明するのは難しいかもしれませんが、酷い時は脳に鎖がかかったような、脳に黒い幕や霧や煙が蔓延しているような気持ちでした。

入院準備のために妹から「こっちとこっちのタオル、どっちがいいの？」と聞かれても、そんな小さなことさえ決められませんでした。シャワーを浴びようとしても、バスタオルを持ってボーッと突っ立っていることもありました。

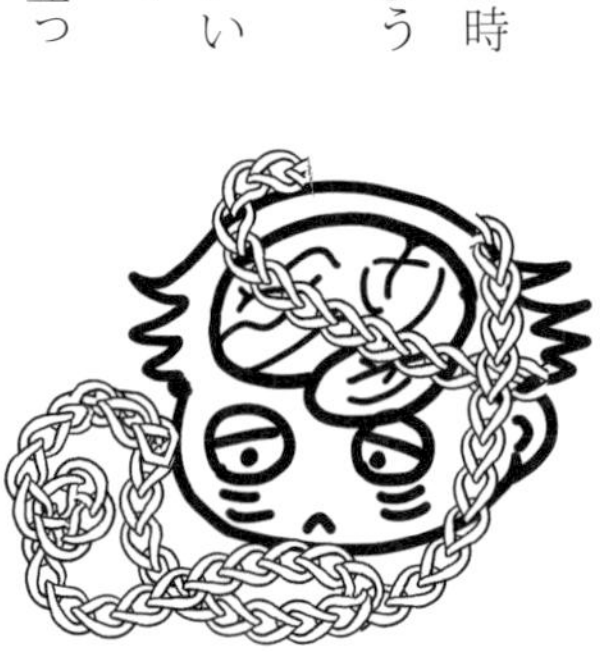

また、通常だったらなんということもない電話応対も、受話器を持ってボーッとし、「何を言ったらいいのかわからなくなる」という感じでした。

④自殺念慮

この症状が出現したら、他の項目にチェックがつかなかったとしても早急な対応が必要です。私の経験では、気持ちが不安定になり始めた頃に「自分が死んだらみんなどうなるかな」と考え、自分の葬儀や自殺を発見した家族のことを想像し涙が出るようになりました。また大きな河川の橋の上を通った時や、歩道橋を渡る時や、露天風呂の高いところに行った時などに、ボーッと下を見つめて、自分が飛び降りることを想像してしまうようなことも多くなりました。

傍目から見てもかなり「ヤバそう」だとわかるほどでした。というのも、橋の上でボーッとしてしまった時には、通りすがりの人に「アンタ、大丈夫かい?」と声をかけられてハッと我に返ったりしたことがあり、表情も暗くいかにも「ヤバく」見えていたのだと思います。「屋上の露天風呂」で、立ち入り禁止の柵の際《きわ》まで行ってボーッとしてしまった時は、偶然にも、歯の抜けたお婆さんに声をかけられ、助かりました。

「ウツ」の症状として、話しながら発作的に泣き出すような気分の不安定さ(Koukopoulos et al., 2014)が出現したり、そのような感情や表情さえなくなる(Mitchell et al., 2008)などが見られたりします。

診断基準(高橋・大野監訳、2014)や治療マニュアル(日本うつ病学会、2016)などもありますが、いずれも人それぞれの「環境」「性格」「普段の生活」を考える必要があります。

よく言われるのは、「普段は自分にとってはなんでもないようなことなのに、最近は涙もろくなった」という、気分の不安定さが「ウツ」の一つのサインですが、その「普段の自分流涙もろさ」というのは人それぞれですよね。自分の涙もろさの基準を知った上で、それと比べて「自分としては過剰に涙もろくなったな……」という状態が数週間続いているというのであれば、心が疲れているサインです。これは、家族や職場の他者が観察できる症状でもあります。

例えば同僚が、話しながら発作的に泣き出すことがあったら「心が疲れているのでは？」と思ってください。さらに進むと「泣く」という感情さえなくなります。涙も出ないし、表情もなくなります。思考回路も感情も鈍くなっている状態です。このような状態に陥ってしまうと、かなり危険な兆候と捉えてください。

3　自分流涙もろさを知る

まずは普段の自分の涙もろさを書いて（考えて）みましょう。

例えば私は、実は普段から「感激屋さん」です！（笑）

ＴＶ番組や動画などで「努力して頑張った子どもの話」や「オリンピック選手の頑張り」、「マラソンや芸をみがいて努力している著名人」などを見ると、思わず涙が出たり、ドラマの最終回を観ただけで号泣してしまいますが、それは私としては「普通の涙もろさ」です。

しかし、そんな感激屋さんの私ですが、育児で疲労し、仕事や人間関係のストレスがたまり、何でもないようなことでも突然涙が出るようになりました。

例えば、子どもの夜泣きやかんしゃくが続き、急に我が子をだっこしてあやしながら涙が止まらなくなったり、動物の出産シーンのＴＶで泣き出したり、ふと、夕暮れのカラスの鳴き声を聞いて涙が止まらなくなったりしました。またある時は、親しいおばちゃんからもらったトマトを自宅に持ち帰り、うっかり尻で踏んでつぶしてしまい大号泣でした。

さらに、買い物から帰宅し、アパートの鍵を開けようとしても、なかなか開かない、変だ変だと、ガチャガチャして、気付いたら車のキーで戸を開けようとしていました。その時、普段ならぺろりと舌を出して笑ってすませられるのに、自分の情けなさに涙が出てきて止まらなくなって、玄関でずっと泣いているようなこともありました。

最終段階になると私は、「涙が出る」という感情さえなくなりました。表情もなくなり、何を見ても感情がわかず、「喜怒哀楽」すべてが止まったような感じでした。

脳みそに、重い鎖がからまっているようでした。居間の家族の笑い声や、ＴＶの音、雑踏の喧騒を聞くのも苦痛で、いてもたってもいられない、苦しい気持ちでした。

図６（40ページ）の「涙でわかるウツヤバ尺度」を見てください。私の例を掲載しました。

これを参考に41ページの、尺度に書き入れてみてください。ウツを繰り返している人は、過去の

ことを思い出して、

「そういえば再発の前、こんなことで泣くようになっていたなー」など、エピソードを思い出してみると、今後、再発予防のヒントになると思います。

自分なりの普通の涙もろさのエピソード

- TVや本では泣かないが、感動的な映画では泣いてしまう
- 他人の出来事に共感して泣くことはほとんどないが、我が子の園や学校行事で涙がほろりと出ることがある
- 友人、親族の病気や、葬儀では泣く

少し涙腺がゆるくなった（なる）エピソード

- 勤務先のトイレで泣くことが多くなった
- 仕事帰りの車中や、帰宅しても、仕事の失敗を思い出し続けて泣くようになった
- 近所づきあいに疲れて自宅で涙が出るようになった

普段は何でもないようなことで号泣

- 料理や家事のちょっとしたことで号泣

・家族の何気ない言葉に過剰に傷つき、発作的に号泣

涙も出なくなったエピソード

・1日中、ボーッとし、三角座りしていた
・親しい人から声をかけられるのも苦痛で、話も耳にはいってこないし、何も思わない
・以前好きだったこと（映画、読書、趣味など）も考えられなくなった
・育児で我が子が泣いていても、何も思わなくなり、感情がとまったような感じになった

――いかがでしょうか。つらい出来事を思い出すのが苦痛な場合や、思いつかない時は無理せず、自分流普通の涙もろさ加減を考えてみるだけでもいいと思います。

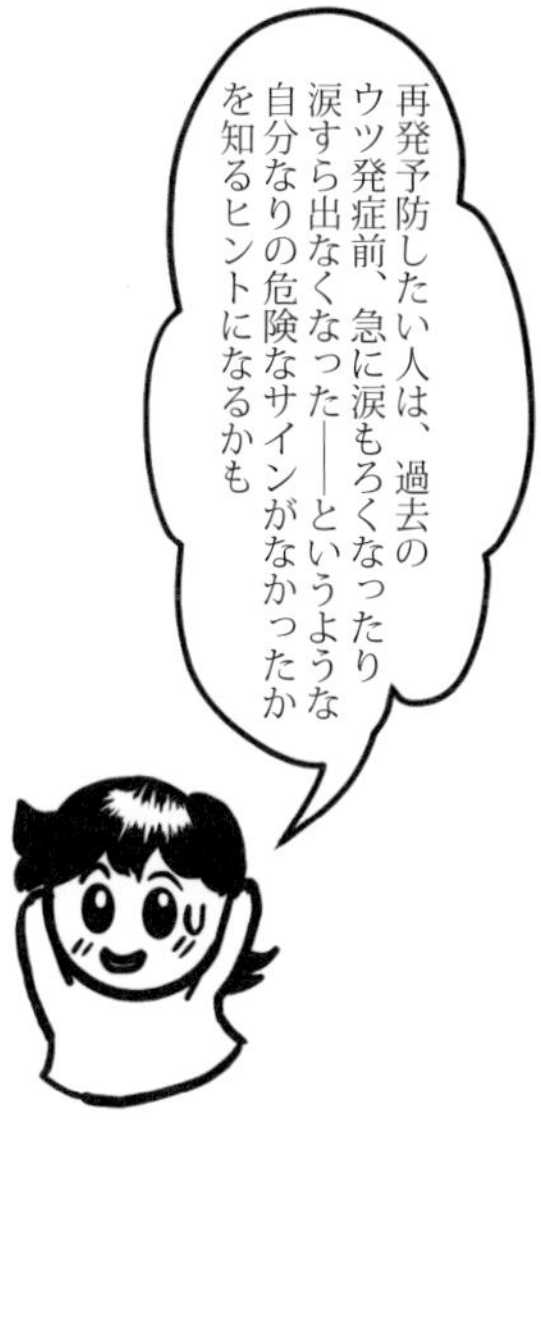
再発予防したい人は、過去のウツ発症前、急に涙もろくなったり涙すら出なくなった――というような自分なりの危険なサインがなかったかを知るヒントになるかも

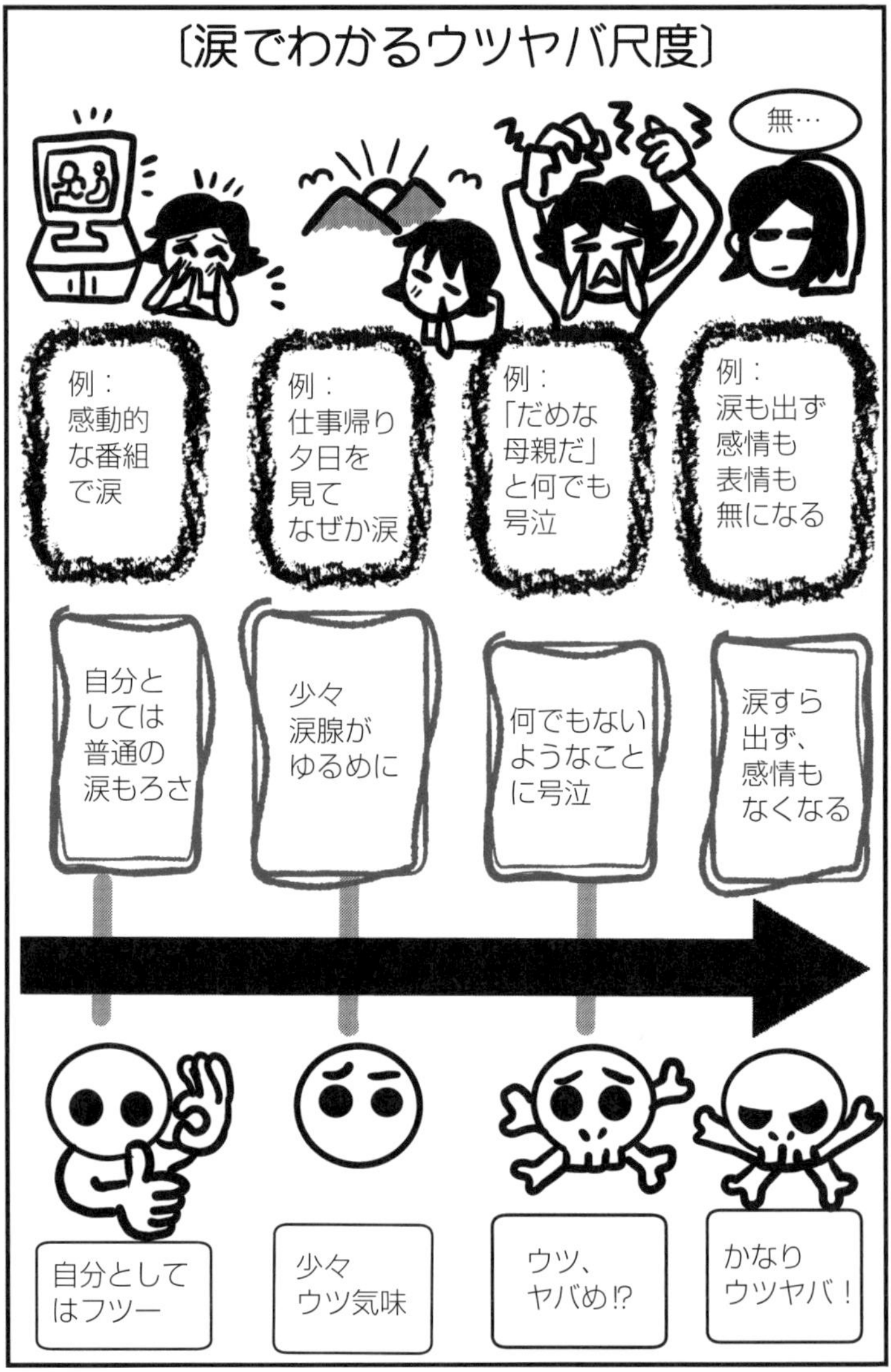

図6　涙でわかるウツヤバ尺度（筆者の書き込み例）

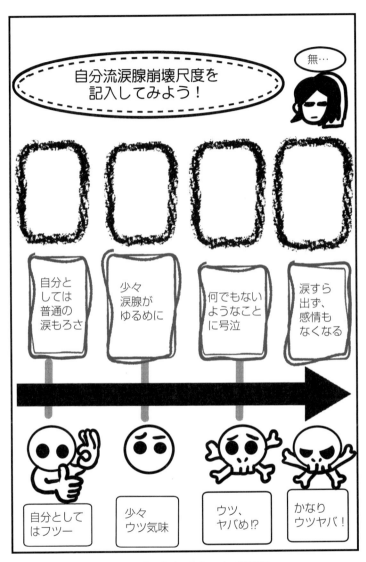

図7　涙でわかるウツヤバ尺度

4　ウツの悪循環

ウツを発症すると、「脳」と「環境」の負のループに陥ります。

例えば、「複数のストレス」が重なった時に「社会的なサポート」や「周囲の支え」がなかったとします。そして、十分な睡眠が得られないと脳のはたらきも低下します。脳のはたらきが低下すると、物事をネガティブに捉えたり、冷静に判断することもできなくなるので、結果、不安感が増したり、ますます「支えはない」と思い込んだり、睡眠障害を引き起こします。十分な睡眠が得られないと、更に、脳のはたらきも低下していく……という、悪循環に陥ります（図8参照）。

そこで、この悪循環の鎖のどこから断ち切っていけるかを考えねばなりません。

考える意欲や気力すらない場合は、この、悪循環の負のループのどこから介入するかを、医療者や援助者や家族、周囲の人が行っていくことになります。

具体的な例をあげてみます。

例えば、初めての育児で赤ちゃんの夜泣きや、授乳でまったく睡眠時間がとれない母親は多くいます。かくいう私も、保健師として多くの親御さんに育児のアドバイスをしたり、母子健康相談にのったり、果ては新生児訪問まで経験していたものの、いざ、自分が第一子を産み、公的育児支援サービスや友人も少ない中、孤独に子育て経験した時は、こんなに苦痛なものかと驚きました。私は育児の知識は仕事柄頭の中に豊富にあったものの、赤ちゃんは、夜も泣いてばかり、夫は仕事が多忙

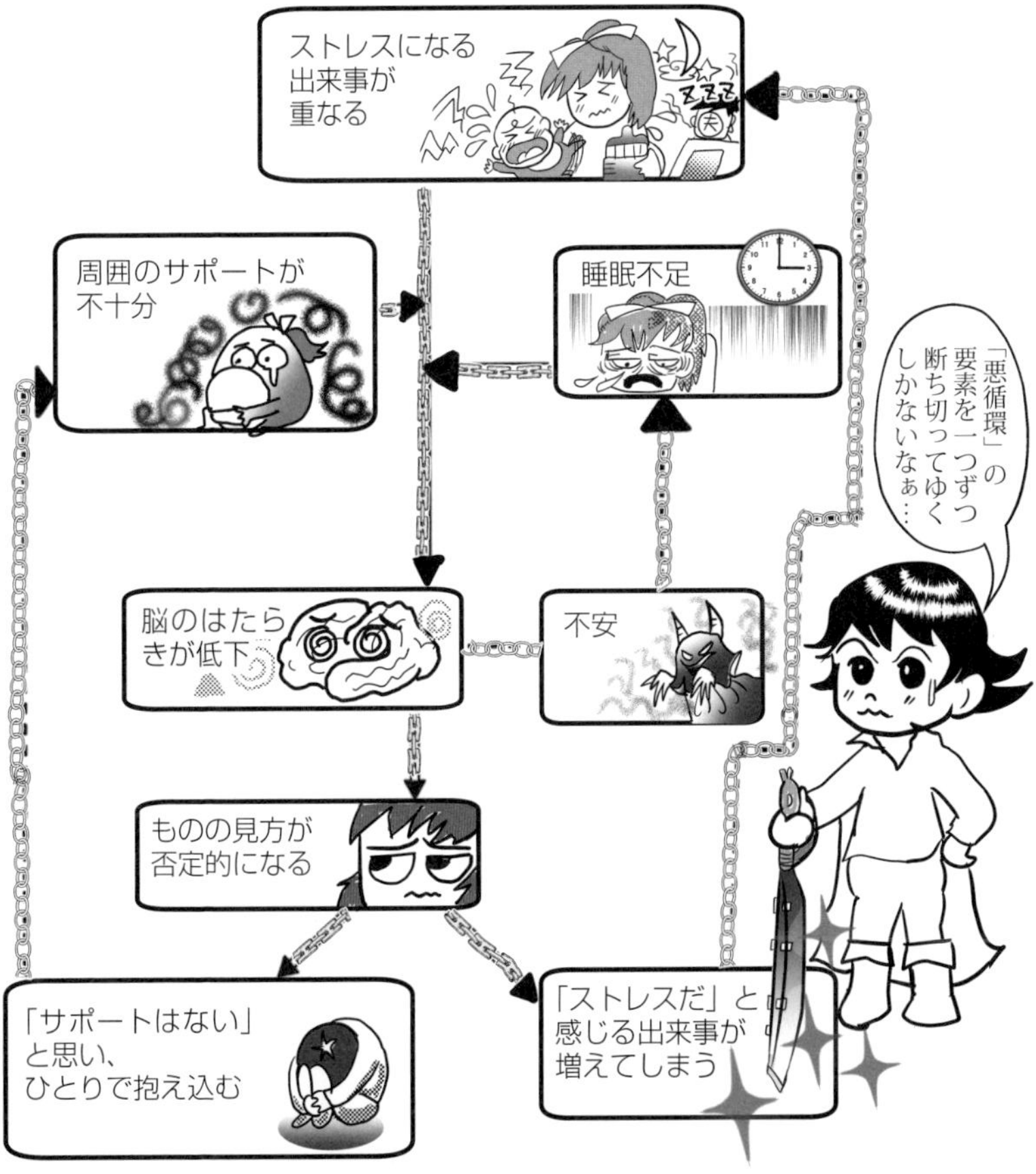

図８　「ウツ」発症に至る「脳」と「環境」の関係と悪循環

（日本うつ病学会，2016, p.22 を改変，補足）

で、風呂入れから授乳もすべて自分がやっていたため、24時間体勢の勤務についているようで休まることがありませんでした。産後退院してから、突然、すべてを担わされ、夜は、赤ちゃんを枕に置こうとすると泣き、だっこしてあやし、泣き止むのを待ちます。泣き止んで、赤ちゃんがうとうとしかけたところで布団に置こうとすると、また、赤ちゃんが号泣し出すという繰り返しでした。朝は、夫に朝ご飯を出し、赤ちゃんがうとうとしたからと言って、タイミングよく、自分も昼寝できるわけではなく、たまった洗濯物や、食器の洗い物や、掃除をします。最初の1週間くらいは、「初めての赤ちゃん」と「子育て」というイベントに、夜勤と日勤が続いていると思って頑張ろう！と意気揚々でいましたが、さすがに、これが1カ月以上続き、身体に大変な不調を生じていました。まずは尋常ではない頭痛や肩こりが始まり、肩から背部の痛みは、後ろや真横を向けないほどになりました。赤ちゃんが百日の時に記念写真を撮るというあたりでは、不整脈や動悸、息切れも酷くなり、たわいもないことで自分自身が号泣するようになり、朝、うとうとした仮眠のような状態から目覚めた時に、「ああ、自分は生きているのか。死んだかと思った……」と、毎朝、死を身近に感じるようにもなりました。

この例で言うと、

「初めての慣れない育児（ストレス）」➡「田舎で友人や社会的サポートもなく、夫も多忙で助けなし（周囲のサポートが不十分）」➡「睡眠不足」➡「脳のはたらきが低下」➡「不安助長」……というように、まさに、負のループに陥っていたように思います。

あらためて振り返ると、24ページにあるような身体症状や、精神的なウツ症状が出てきていますが、今から20年前の当時、渦中にある時ほど、まさか自分が「ウツの悪循環」に陥っているとは思いませんでした。

私は、悪循環の鎖を断ち切るために、

睡眠不足の解消・ストレス源から離れる
⬇脳のはたらきが回復
⬇ネガティブ思考からの脱却
⬇不安感の軽減

という介入を自分で行いました。

この時は、まさか自分が「ウツ症状」を呈していたとは考えにも及ばなかったため、数年後別のことで、本格的な「ウツ」に陥ってしまいました。「ウツ」の悪循環の鎖はなんとも手強く、「ウツ野郎」は人間の弱みにつけ込んで忍び寄る、とてもむかつく敵であると痛感します。

第Ⅱ部

打倒ウツ！

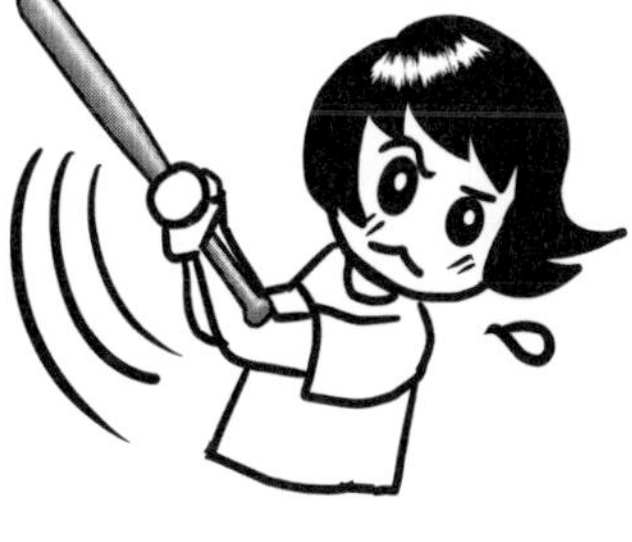

第３章　相　談

１　カミングアウトのコツ

「体調不良」は何かと便利な魔法の言葉――ただし使い方には注意が必要

職場の同僚・友人・ママ友・我が子などにウツであることを打ち明けるか否か？

――「カミングアウトの是非」については、結論から言うと、「コレ」という正解はありません。

私のような「医療者でもあり、ウツ経験者」であると、友達からもよく相談される内容です。医師でも看護師でも保健師も看護学生も、みな「人間」。誰だって、病む時は病みます。どの職種でもウツになり得ますが、援助職は日常で気を遣い、メンタルで病んでいる人をケアせねばならない職業柄、自分が病んだ時には、相談する相手が限られてしまうような気がします。

職場に言うまでもないかもしれない……
通院レベルで、日常生活に支障はない……
子どもにはなんて打ち明けよう……

「ウツの症状も極めて軽度」であったり、初めてウツ症状を経験した時などは迷うかもしれません。打ち明ける相手や、職業、ライフステージによっても、まったく状況が違います。

それを踏まえてですが、まず、迷った時には信頼関係のある主治医にそのまま「迷っている自分の気持ち」を伝えてみましょう。

私もそうでしたが、初めて「ウツ」を経験した時は、ウツ病に対する偏見が怖くて「自分がウツなんて」と、受け入れがたい時期もありましたし、親しい身内にも妹にも言えませんでした。また自己判断で「自分はまだ大丈夫」と思っていても、自分が思っている以上に、深刻な状況に陥っていた時期もありました。病状を客観的に診てくれている主治医に「カミングアウトのメリット・デメリットはどうか」を相談してみましょう。

その上で、主治医が、まだ「ウツである」と、職場や友人に言わなくてもよいのでは？　と様子を見る場合があります。そんな時の便利な言葉は、

「ちょっと体調不良で……」という言い回しです。

例えば、メンタルクリニックにちょっと受診する程度の時、まだ、さほど、勤務に支障ないレベルであれば、

「体調不良で受診のため午後から休みます」

「お母さんね、ちょっと体調が悪いから、食器、洗ってくれたら嬉しいなあ（子どもに）」

……という言い回しを使っていました。「嘘をついている」わけではないので、罪悪感もなく便利でした。「心療内科を受診しますので」とは、あえて話さず、様子を見ました。

ウツ、とは言っても、人生初めてなのか、再発なのか、どれくらい重い症状なのかというのは一人ひとり違うので、細かい状況を聞いてみないとやはり「言った方が良いのか良くないのか」ということはわかりません。また、同じ個人であっても、人生のライフステージや環境によっても変わります。

次からざっくりとした「コツ」を紹介するので、あとは、ご自身やご家族の状況によって主治医と相談し応用してください。おさえるポイントがいくつかあります。

2 カミングアウトした方がいい相手

①配偶者

夫、もしくは、妻を持つ人は、配偶者がウツについて理解があろうとなかろうと、とりあえず打ち明けておくべきです。もちろん、他者に言ってほしくない時はそのように「他の人には言わないでほしい」という気持ちや理由を伝えましょう。配偶者は、人生をともにせざるを得ない存在です。お子さんがいれば、家事や育児の役割配分を担ってもらわねばなりませんし、家計や仕事、保険、将来のこと、すべてが関わってきます。

妻が「ウツ」になった時、夫そのものが「ウツ」の原因の一つになっていることもありますが、それでも、打ち明けておいた方がいいと思います。

例えばいま、ようやく知れ渡ってきた「カサンドラ症候群（カサンドラ愛情剥奪症候群とも言われるが正式な診断名として確立されていない）」というものがあります。これは、配偶者が発達障害を持っていることで、家事・子育てすべてにおいて、感情のやりとりができず、長年進行し続ける「心の傷」が「ウツ」という症状で外在化する現象（西城、２０１５：ベントリー、２００８：アストン、２０１５）ですが、そのような配偶者であったとしても、配偶者とは自分の健康情報を共有しておくべきです。

②他科受診の際にはその医師

これは、内服薬にも関係しますが、他科から処方される薬の中には互いに影響があることもあります。これは「ウツ」に限らず、どの病気でもそうですが、内科・外科など、他の科を受診する際には、お薬手帳を持参し、心療内科や精神科の内服薬を伝えましょう。また、私もそうでしたが、循環器や内科、整形の症状だと思って受診し、どの科でも原因が不明な場合は28ページのように、ウツの「身体症状」である場合があります。ですから、他科受診の際には医師に伝えておくといいと思います。

③ウツの病状により、雇用形態に影響が及びそうな場合は「理解のある職場の上司」

ウツの症状によりますが、例えば、職種によっては仕事の内容・時間に配慮してほしい場合が出てくるかもしれません。「時短勤務」「長期療養」を必要とすることもあるでしょう。心療内科や精神科の主治医が「休職」や「長期療養」が必要であると判断した時には診断書（有料）を書いてもらい、「理解のある上司」に相談してもいいでしょう。企業によっては産業医・産業保健師に相談してもいいと思います。休職や長期療養が必要である時は、職場に打ち明けましょう。「ウツ」は必ず安定します。どんなに絶望的に思えても、段階を踏めば、必ず復活できます。というのも、長期療養や休職から復職する時、同じ条件で復帰すると無理をしてしまい、ウツ再発の悪循環になりかねません。そのような場合は、診断書とともに、職場に打ち明けて療養に入った方が、復職はうまくいくと思います。どうしても「ウツ病」という言葉が嫌な場合は、例えば「自律神経失調症」「疲労状態」という言葉を使ってもらうこともできますが、そのような気持ちも含めて、悩みを主治医に相談してみましょう。

3　カミングアウトしない方がいい相手

（1）興味本位・好奇心のみで話を聞きたがる人
（2）「ウツ」に対しあからさまに偏見を持っている人
（3）普段から、当人が居ない場所で、いない人の陰口をたたく人
（4）普段から他者をおとしめて自分の価値をあげようとする人
（5）「ウツ」は「精神面の弱い者がなる」という根性論を持ち出す人
（6）弱みにつけこんで宗教の勧誘をし出す人

これらの人々には、自分のつらい気持ちを打ち明けても「デメリット」のみで「メリット」が一つもありません。「言わなければよかった」という「後悔」しか残らないので、言わない方がよいでしょう。

例えば、私の実例ですが、重いウツで入院したのも随分過去の話となった時期、「医療者」の友

人にちょっとした会話の中で自分の過去の「ウツ歴」を話してみたところ、共感してくれているような口ぶりから、だんだん聞き方が変わってきて、

「入院病棟って、どんなふうなの？　精神科って、やっぱり、怖い感じの人ばかり入院してるの？自殺者とか出たら困るから鉄格子だらけって感じの所にいたの？　監視カメラばかりなの？　ヤク中の人もいた？」

と、好奇心爆発、根掘り葉掘りの状態になりました。

私は、医療関係の本を執筆したり、別の内容で市民講座の講師や大学の外部講師をしたり、保健所での保健師経験もあったので、そのようなアクティブで華やかで幸せに活動しているように見えた著者が「ウツ病患者」となったことがとても不思議であったようでした。

友人の気持ちもわかるのですが、順風満帆の著者にも不幸があるというのが嬉しくてたまらないという表情が見え見えで不快になりました。

——このように、医療者でもメンタル系の病気には偏見のある人もいます。ご注意ください。

また、医療者はウツ未体験でも机上の病気の知識が溢れんばかりにあるため、かえって、ウツをカミングアウトしたとたん、患者扱いとなり、急に「腫れ物に触る」ように扱う人もいました。

特に、いまや、ネットに情報が溢れていますので、「親身に見える近所のママ友」なども要注意です。本当に手助けしてくれる友人ももちろんいますが、見分けは難しく、ちょっとでも「ウツかも」と

言ってみたものなら、数日後にはご近所中に「青木さんは病んでいる」「精神科通いしているらしい」と吹聴されてしまうかもしれません。気をつけましょう。

ご近所さんや、ママ友でも、大変理解あるしっかりした友人であれば、子どものことや、ちょっとした家事や、園行事・学校行事などでも、影のように配慮して助けてくれる友人もいます。結局は「人」なのですが、見極めが必要です。

また、メンタル系の病気を打ち明けたとたんに、宗教勧誘や占いをすすめてくる人からはすぐに離れましょう！

次に、前述で「配偶者」には打ち明けるべきと書きましたが、必ずしも（身内であったとしても）「親」に話すべきかどうかはわかりません。「実の親」でもいわゆる「毒親」だと「オマエには根性がない」とののしられ、心が折れるだけで終わってしまうこともあります。百害あって一利無し、の場合は「実の親」でも言わなくていいでしょう。

つまり、カミングアウトすることで「自分にメリットがある人」に打ち明ければよいのです。例えば義父や義母であっても、大変理解ある人であれば、育児や家事を手伝ってくれたりして助かることもあります。

私の場合は、育児で疲労し、ウツ症状が出た際、電話で実父に少しだけ「ウツになりそうだ」と言ってみたら、「キ○ガイの仲間入りか？」「甘ったれるな。子どもを育てる母親がそんな根性でどうする？」と罵倒されました。実父とはいえ「言わなければよかった」経験です（孫にはいいお爺ちゃんだったのですが)。

ちなみに同性の姉妹・兄弟は頼りになることが多いようです。特に「姉妹」ですと、甥っ子、姪っ子の育児の手伝いをしてくれるなど、私にとっては頼れる存在であり、よき理解者でした。今でも感謝しています。

また、私の大学時代の友人の中にも頼れる人がいて、私のウツ状態が酷い時、幼い我が子の育児を1日手伝ってくれたり、牛乳や食料を買ってきてくれたり、とても助かりました。医療の知識のない友人でも、「つらい気持ちを聞くことしかできないかもしれないけど、つらくなったら遠慮しないでメールや電話ちょうだい」と申し出てくれた友人も有難かったです。また、元職場の上司が、「自分も産後、気が狂いそうになり、ウツにもなった」と電話で話してくれた時には、「ウツの気持ちをわかってくれる人がいる」と思っただけでも「言ってよかった」と思えました。

4 子どもにどう伝えるか

ウツの症状や子どもの理解度にもよりますが、無理してすべて我が子に即刻カミングアウトする必要はないかと思います。

例えば「お母さん、実はウツ病でね……」と子どもに打ち明けたとして、子ども自身はそのことで悪影響もなく、「ウツ」に対する偏見もなかったとしても、学校で何気なく友達に「うちのお母さんはウツ病！」と言ってしまうかもしれません。悪意ある友達だと自分の親や悪友に吹聴し、子どもが悪口を言われたり、自分がいざ回復した時に学校行事に出づらくなったり、果ては話が大げさになっていて、ママ友の間では「精神を病んでる危ない人」というレッテルを貼られてしまっていることがあります。ですから私は子どもには、はっきりと「ウツ」という言葉は使いませんでした。「体調不良で、ときおり寝たきりにもなるお母さん」という感じでモヤッと通していましたが支障はありませんでした。時期が来れば、なんとなく、言うべきタイミングがおとずれるような気がします。実際、長女のぴーなは、「お母さん、すぐ体調壊して寝ちゃうんだから！」と文句を言いながらも、食器を洗ってくれたり、洗濯物を手伝ってくれたりしていました。それでよかったと思います。

しかし、それでもやはり「ウツ」であることを子どもに伝えなくてはならない場面が出てきたとしても、伝え方の一つとして、子どもの理解度に合った病気についてのわかりやすい解説本や漫画を、居間のテーブルの上など目につく所にそれとなく置いておくという方法もいいと思います。

重要なことは「自分（親）が病んでしまった原因は決してあなた（子ども）のせいではないんだよ」ということです。

それだけはしっかり伝えていきましょう。

例えば癌になったとしたら、それは患者さんのせいでも子どものせいでもありません。自分が「早期に健診を受けていればなあ」とか「喫煙してたからかもなあ」という後悔や思い当たるふしがあったとしても、犯人捜しや責任のなすりつけあいをする必要はなく、もちろん、子どものせいでもありません。それと同じく、ウツになったのは、あなたのせいでも子どものせいでもないのです。振り返りは、再発予防や回復の一助になればそれでよいわけですから、子どもが「自分のせいでお母さんがウツになったのかな」と思わないようにしましょう。

このように、偉そうなことを書いている私ですが、成長した「ぴーな」は今でも時折、「育児が大変で、お母さんは体調悪くなったりしてたんだよね」と言うことがあります。そんな時は、私は「ぴーなやぷーたがいてくれたからこそ、死なないで、生きてこれたと思うよ。すごく助けてもらってるよ」と伝えています。

Point

ウツになったのは（自分の体調が悪いのは）
あなた自身のせいでも**子どものせいでもない**！
子どもにしっかり伝えよう！

〔チャート式〕この友だちはカミングアウト大丈夫？

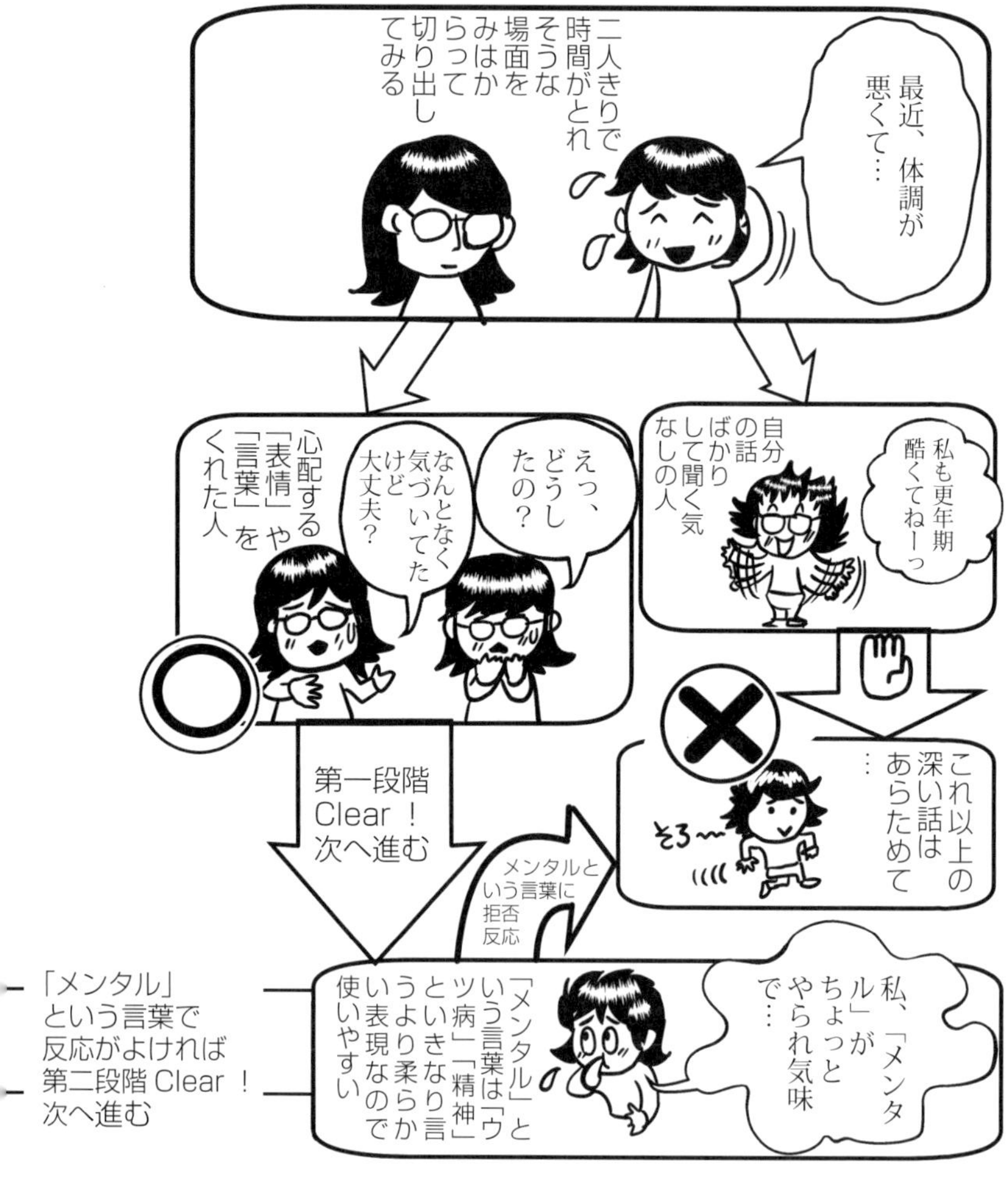
最近、体調が悪くて…
二人きりで時間がとれそうな場面をみはからって切り出してみる
えっ、どうしたの？
なんとなく気づいてたけど大丈夫？
心配する「表情」や「言葉」をくれた人
私も更年期酷くてねーっ
自分の話ばかりして聞く気なしの人
これ以上の深い話はあらためて…
そろ～
第一段階 Clear ！次へ進む
メンタルという言葉に拒否反応
私、「メンタル」がちょっとやられ気味で…
「メンタル」という言葉は「ウツ病」「精神」といきなり言うより柔らかい表現なので使いやすい
「メンタル」という言葉で反応がよければ第二段階 Clear ！次へ進む

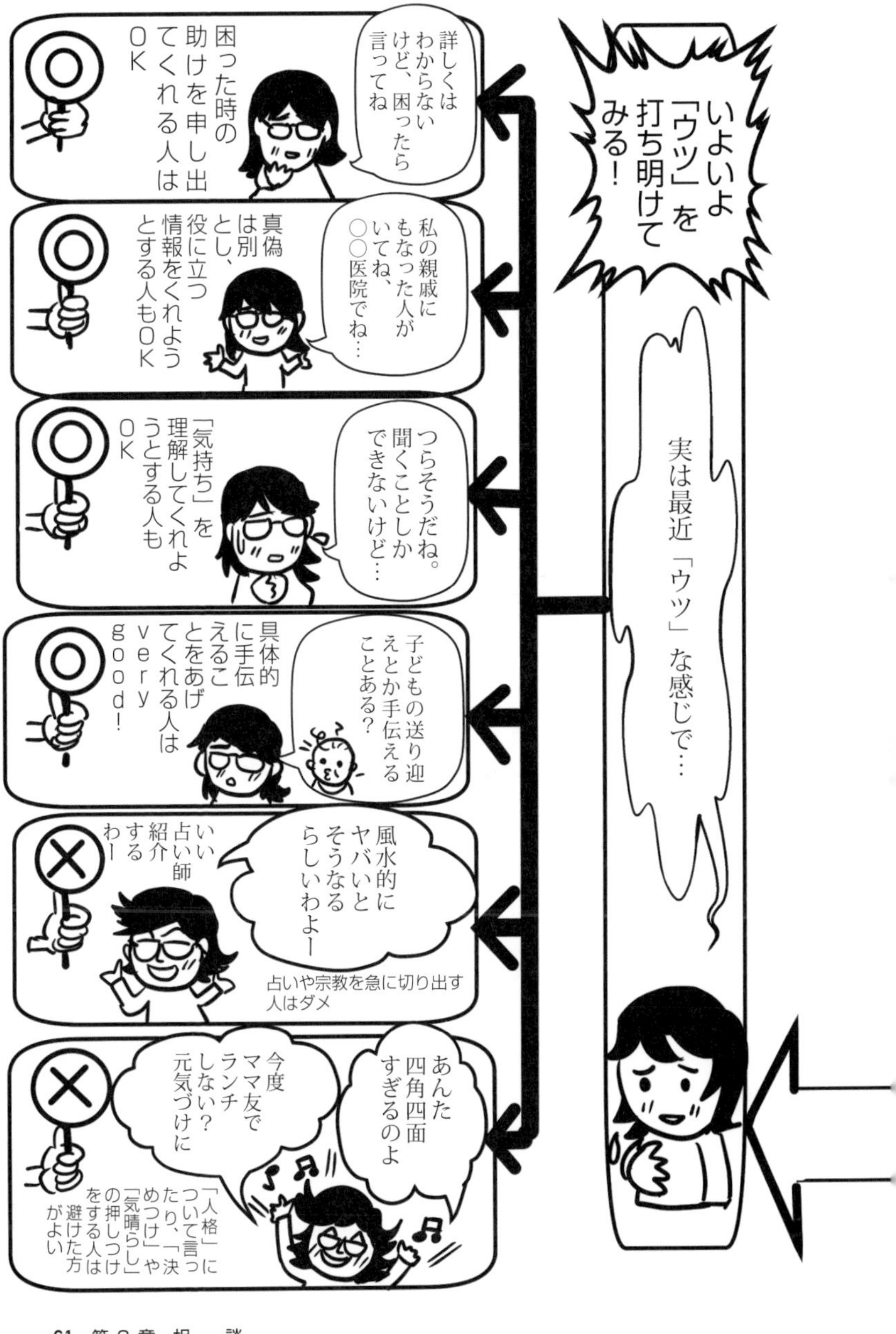

いよいよ「ウツ」を打ち明けてみる！
実は最近「ウツ」な感じで…
詳しくはわからないけど、困ったら言ってね
困った時の助けを申し出てくれる人はOK
私の親戚にもなった人がいてね、○○医院でね…
真偽は別とし、役に立つ情報をくれようとする人もOK
つらそうだね。聞くことしかできないけど…
「気持ち」を理解してくれようとする人もOK
子どもの送り迎えとか手伝えることある？
具体的に手伝えることをあげてくれる人はvery good!
風水的にヤバいとそうなるらしいわよー
いい占い師紹介するわー
占いや宗教を急に切り出す人はダメ
あんた四角四面すぎるのよ
今度ママ友でランチしない？元気づけに
「人格」について言ったり、「決めつけ」や「気晴らし」の押しつけをする人は避けた方がよい

病院選びの極意

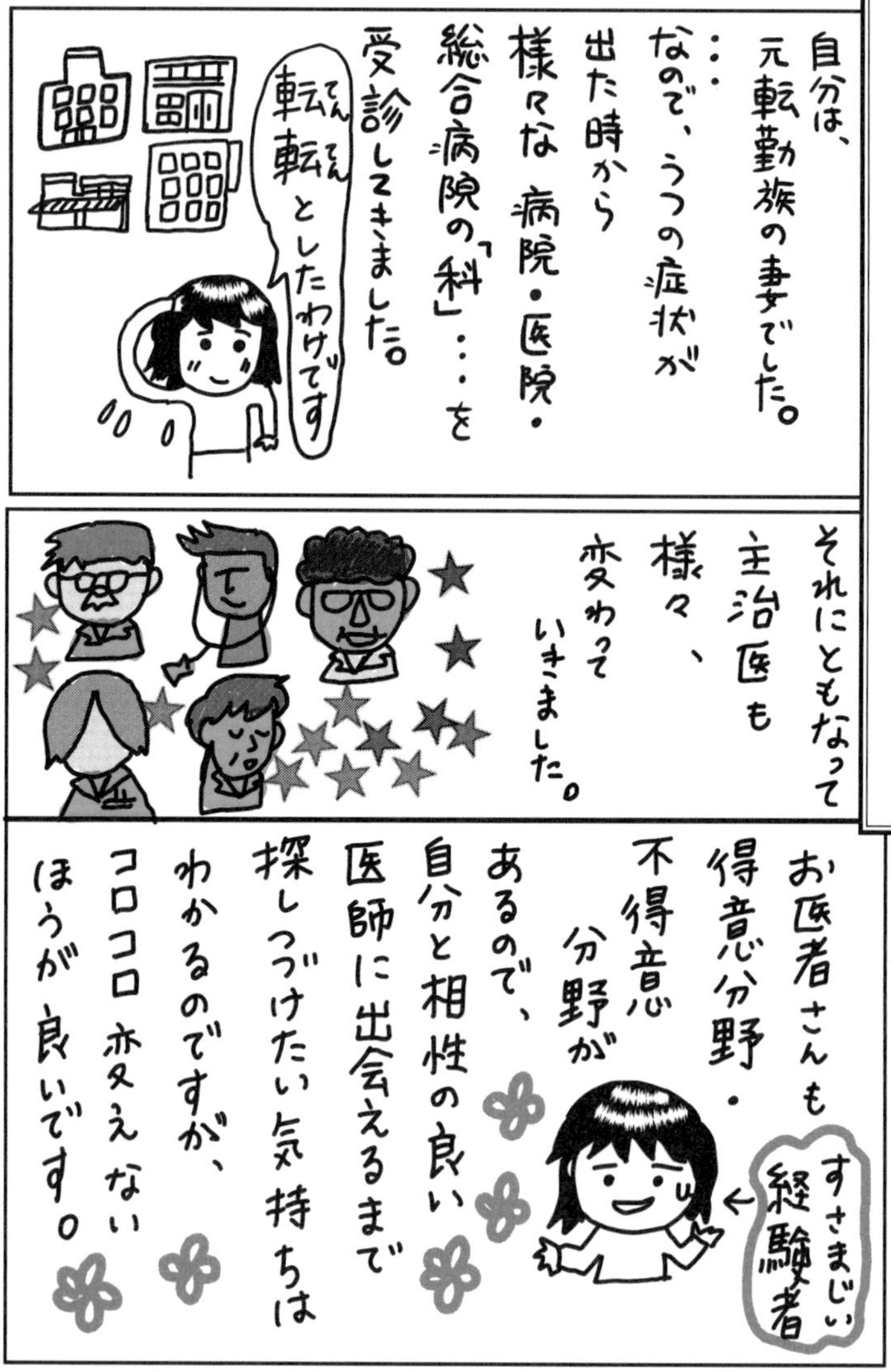
自分は、元転勤族の妻でした。
……なので、うつの症状が出た時から
様々な 病院・医院・総合病院の「科」……を
受診してきました。
転《てん》転《てん》としたわけです
それにともなって
主治医も様々、
変わっていきました。
お医者さんも得意分野・
不得意分野があるので、
自分と相性の良い
医師に出会えるまで
探しつづけたい気持ちは
わかるのですが、
コロコロ変えない
ほうが良いです。
すさまじい経験者

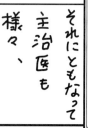

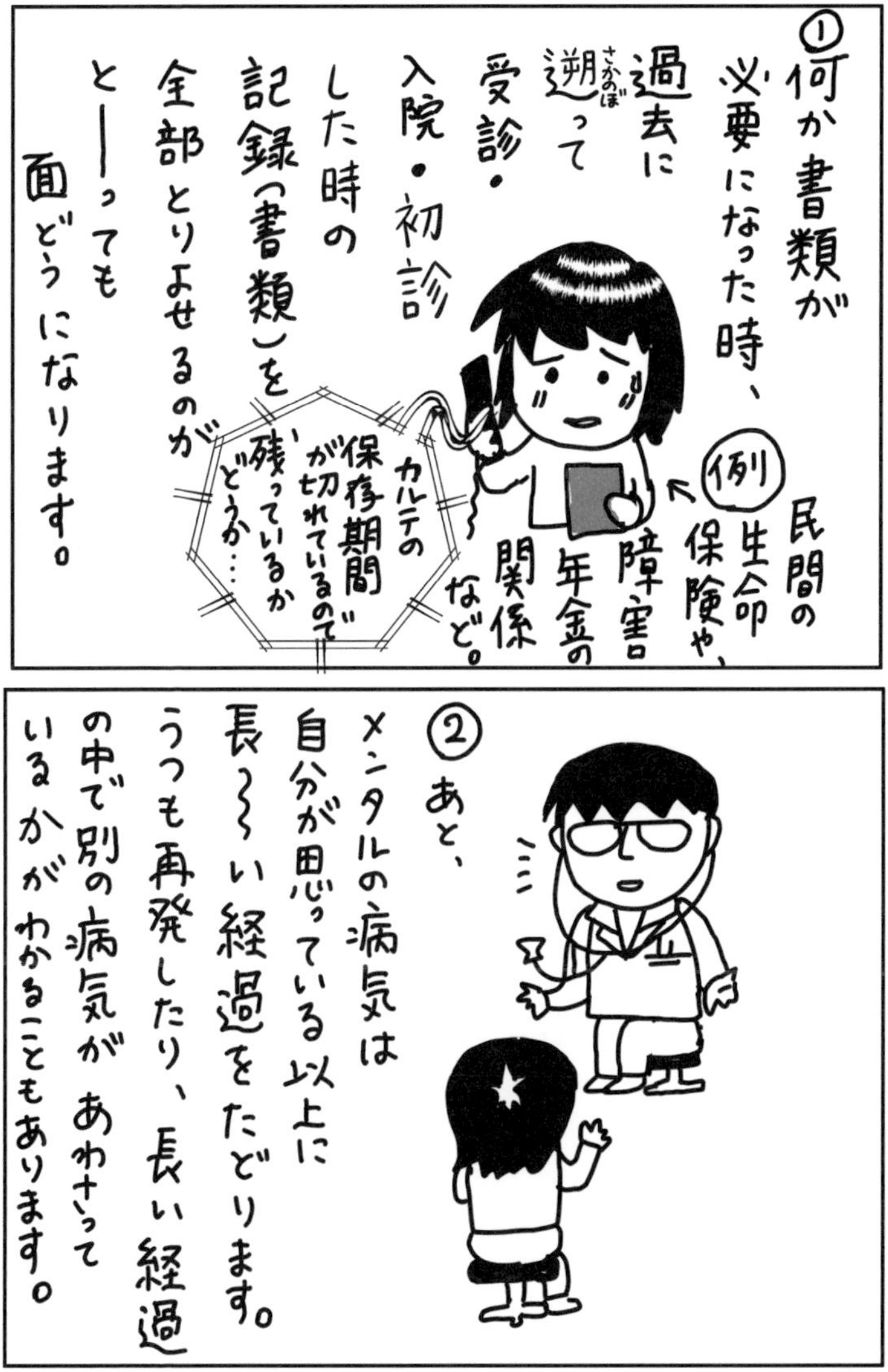

①何か書類が
必要になった時、
過去に
遡《さかのぼ》って
受診・
入院・初診
した時の
記録（書類）を
全部とりよせるのが
とーーってても
面どうになります。
例 民間の
生命
保険や、
障害
年金の
関係
など。
カルテの
保存期間が切れているので
残っているか
どうか…
②あと、
メンタルの病気は
自分が思っている以上に
長〜〜い経過をたどります。
うつも再発したり、長い経過
の中で別の病気があわさって
いるかがわかることもあります。

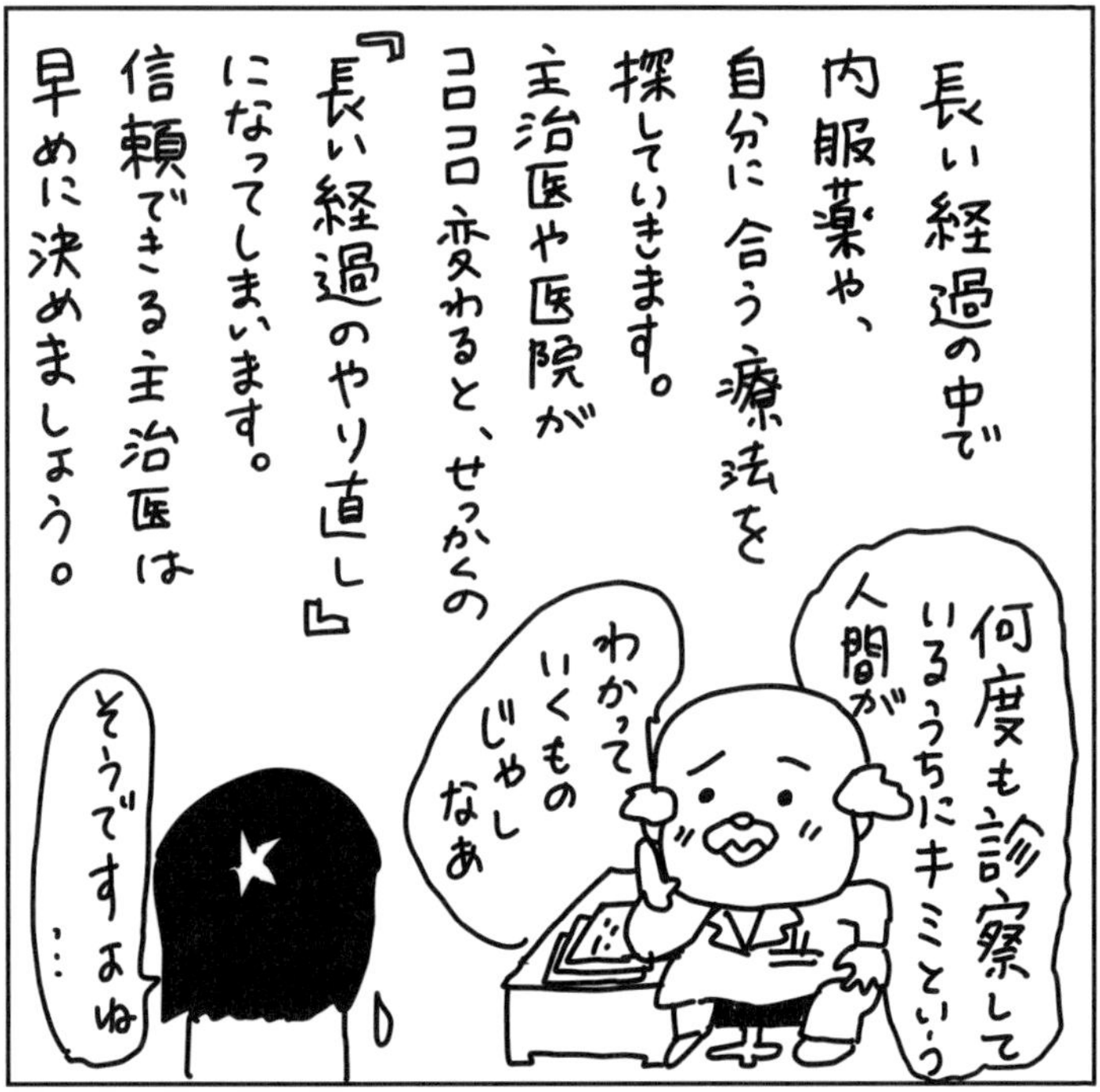
長い経過の中で
内服薬や、
自分に合う療法を
探していきます。
主治医や医院が
コロコロ変わると、せっかくの
『長い経過のやり直し』
になってしまいます。
信頼できる主治医は
早めに決めましょう。
何度も診察しているうちにキミという人間が
わかっていくものじゃしなあ
そうですよね…

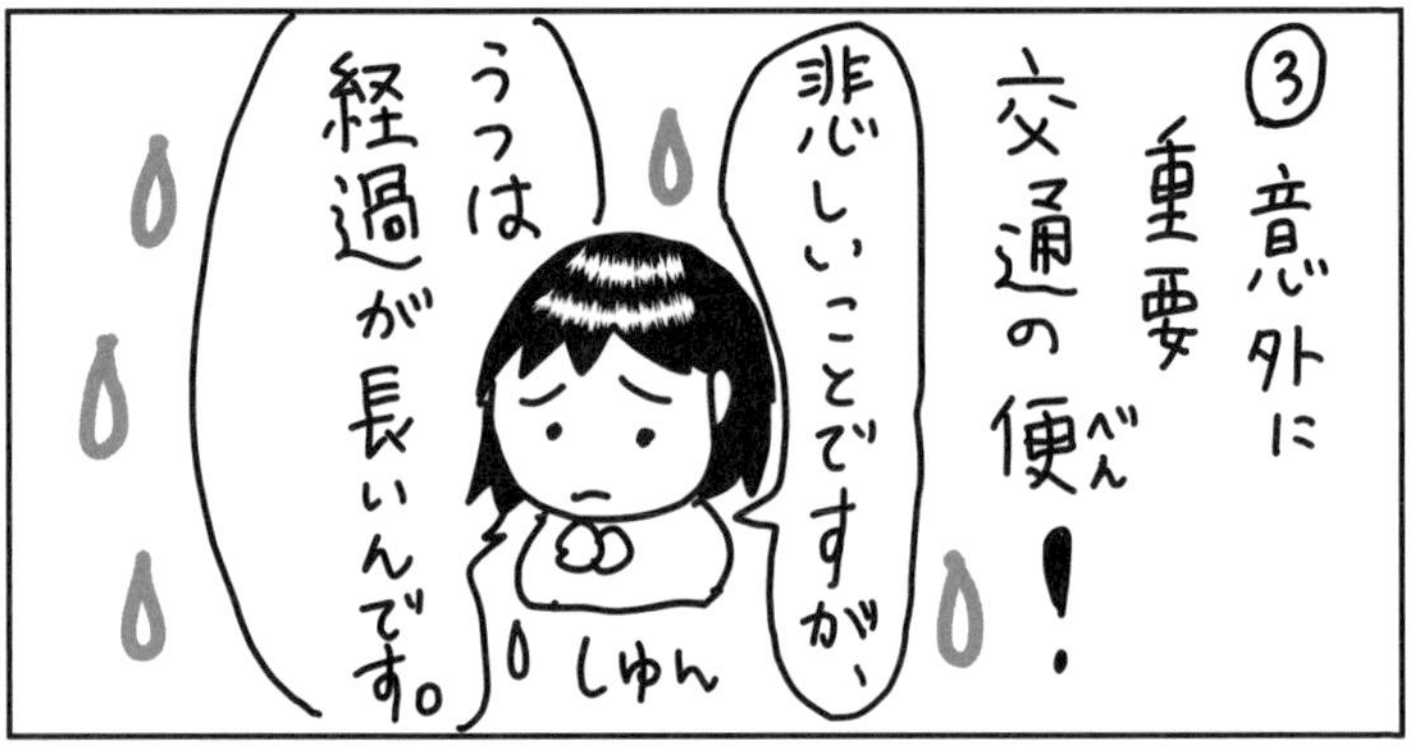
③意外に重要
交通の便《べん》！
悲しいことですが、
うつは経過が長いんです。
しゅん

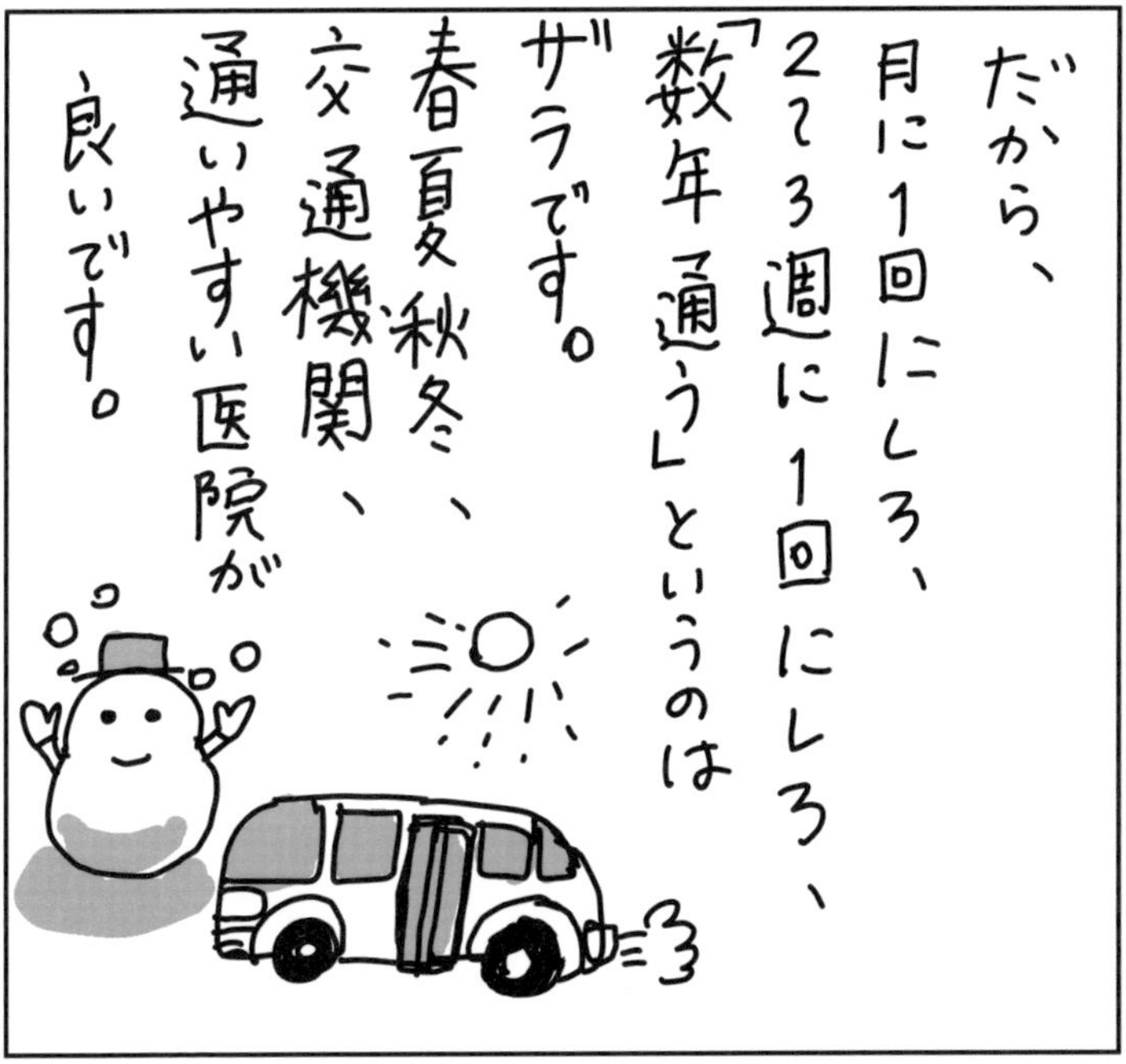
だから、
月に1回にしろ、
2〜3週に1回にしろ、
「数年通う」というのは
ザラです。
春夏秋冬、
交通機関、
通いやすい医院が
良いです。

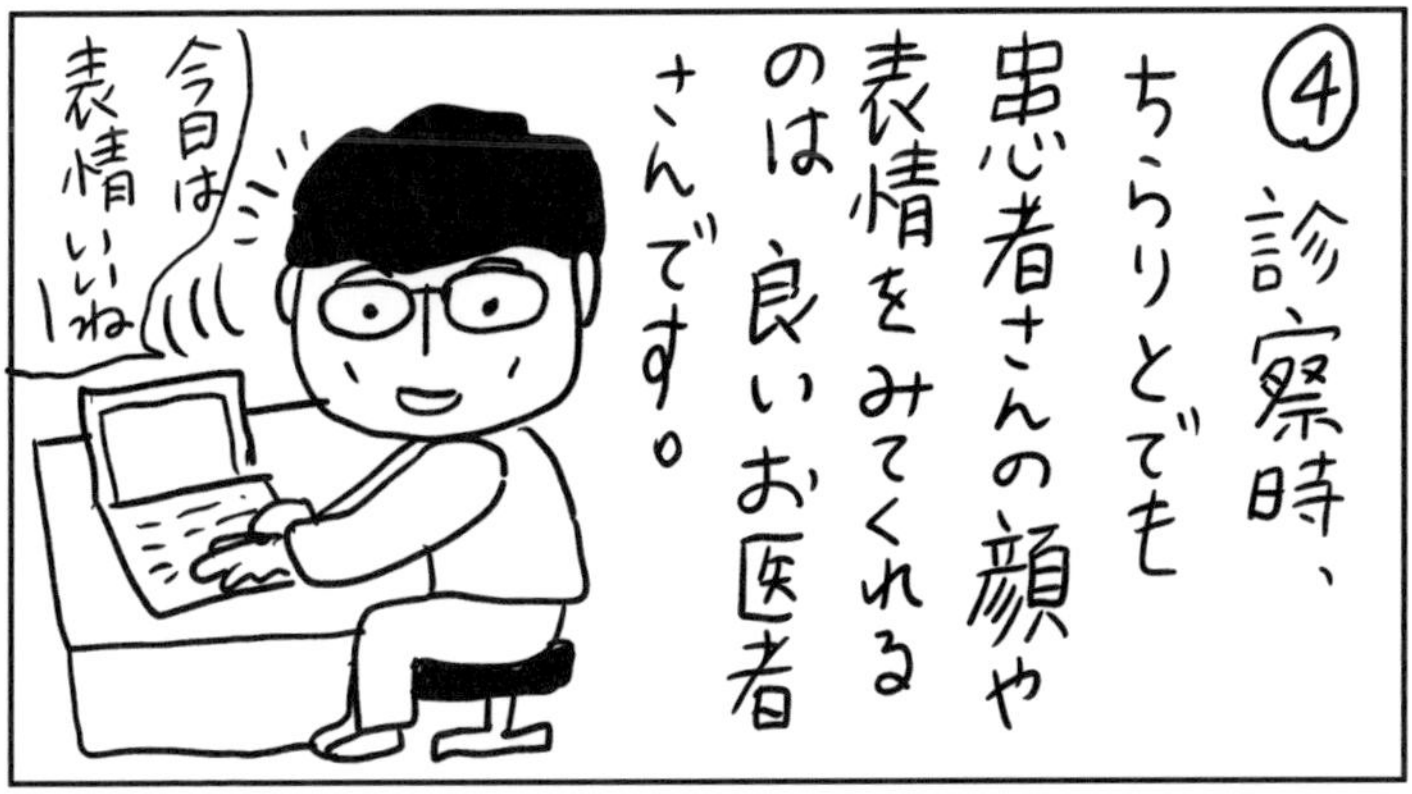
④診察時、
ちらりとでも
患者さんの顔や
表情をみてくれる
のは 良いお医者
さんです。
今日は表情いいね!

こんな病院（医師）は要注意

✿わらをもすがる
思いで
「有名な病院」や
「大学病院」に
行っても
心がおれることが
ありますので
注意!

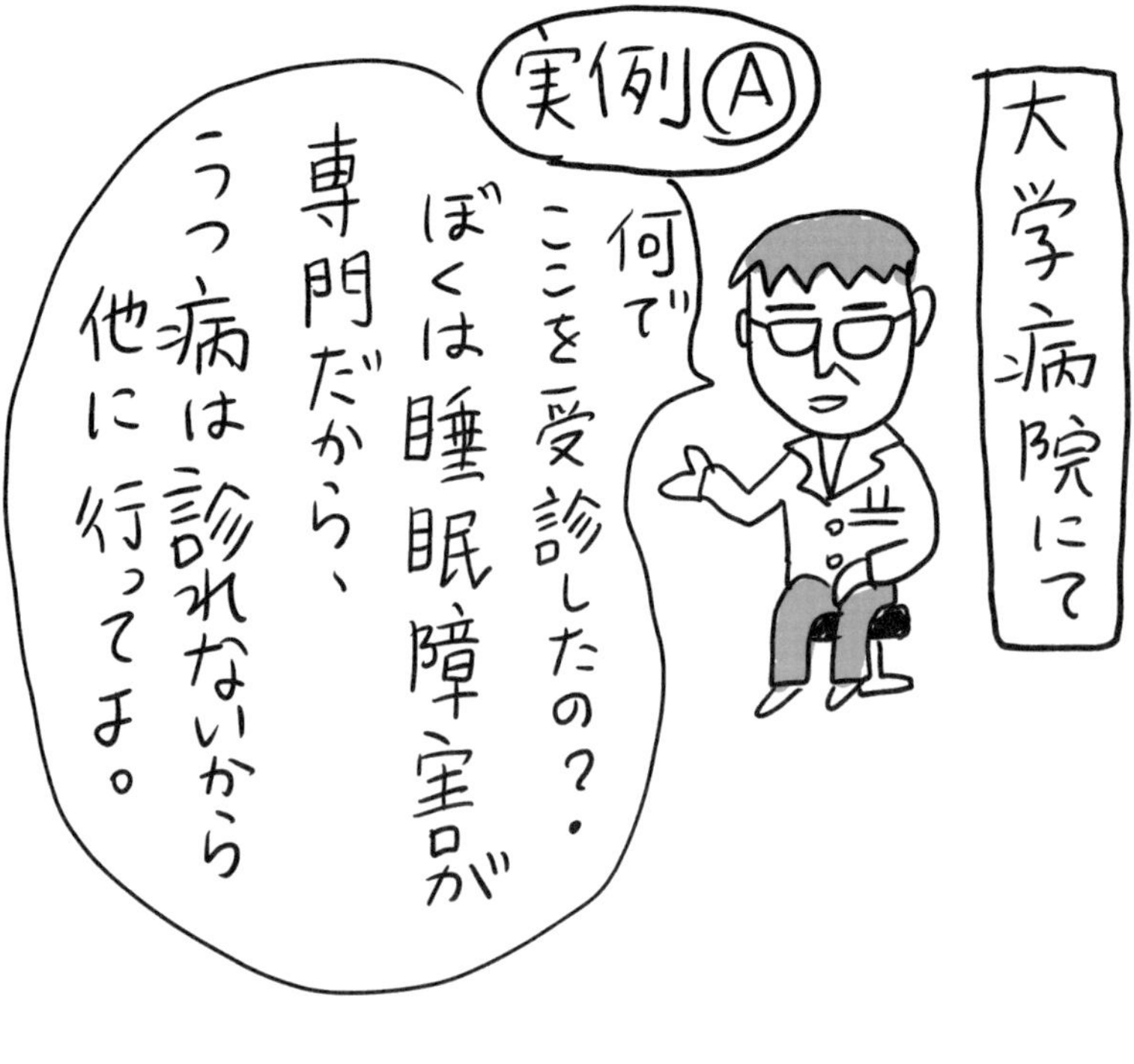
実例Ⓐ
大学病院にて
何で
ここを受診したの?
ぼくは睡眠障害が
専門だから、
うつ病は診れないから
他に行ってよ。

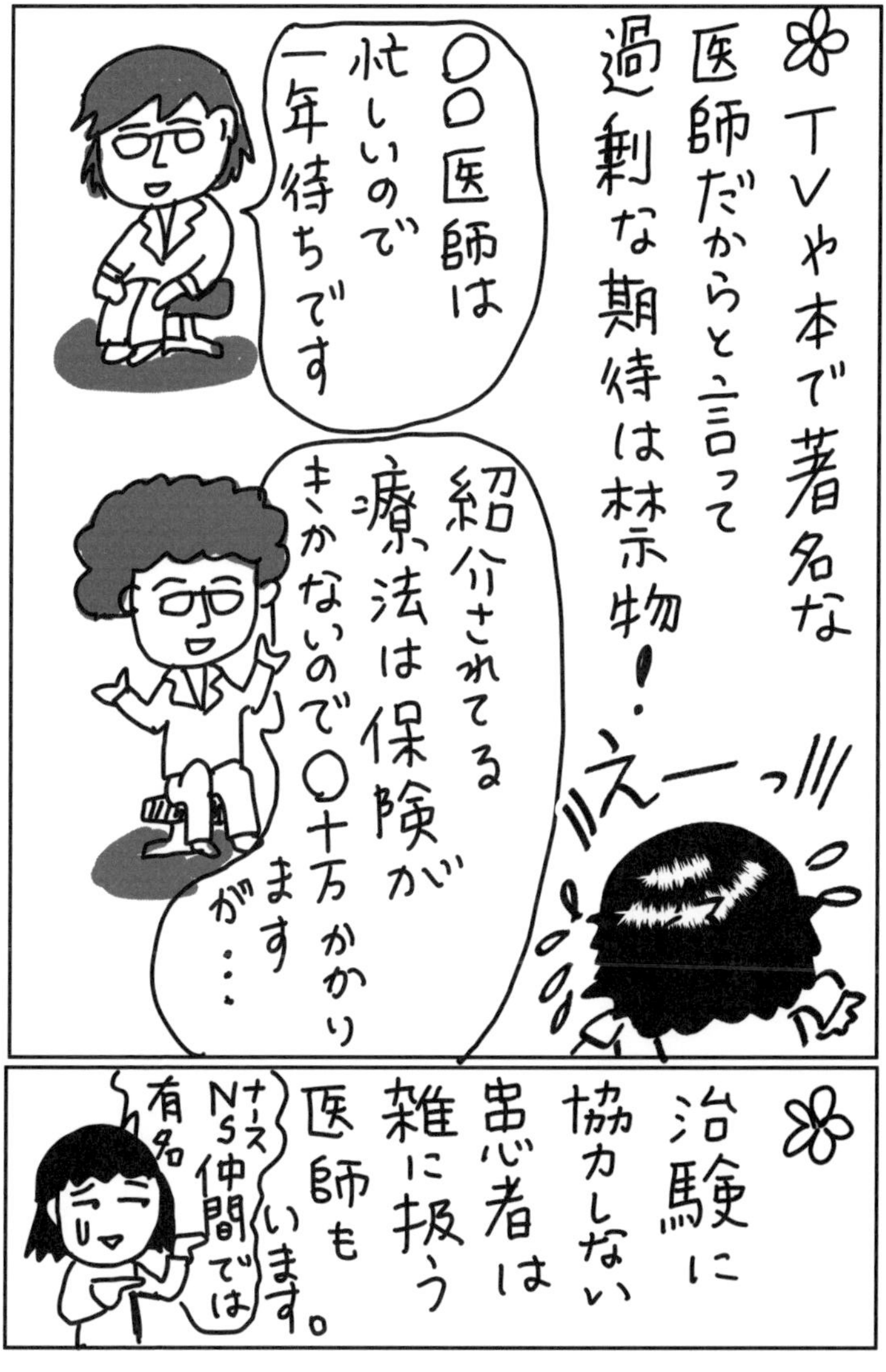
✿TVや本で著名な医師だからと言って過剰な期待は禁物!
○○医師は忙しいので一年待ちです
紹介されてる療法は保険がきかないので○十万かかりますが・・・
え〜っ!!
✿治験に協力しない患者は雑に扱う医師もいます。
NS《ナース》仲間では有名

こんな先生（病院・医院）は Good ！

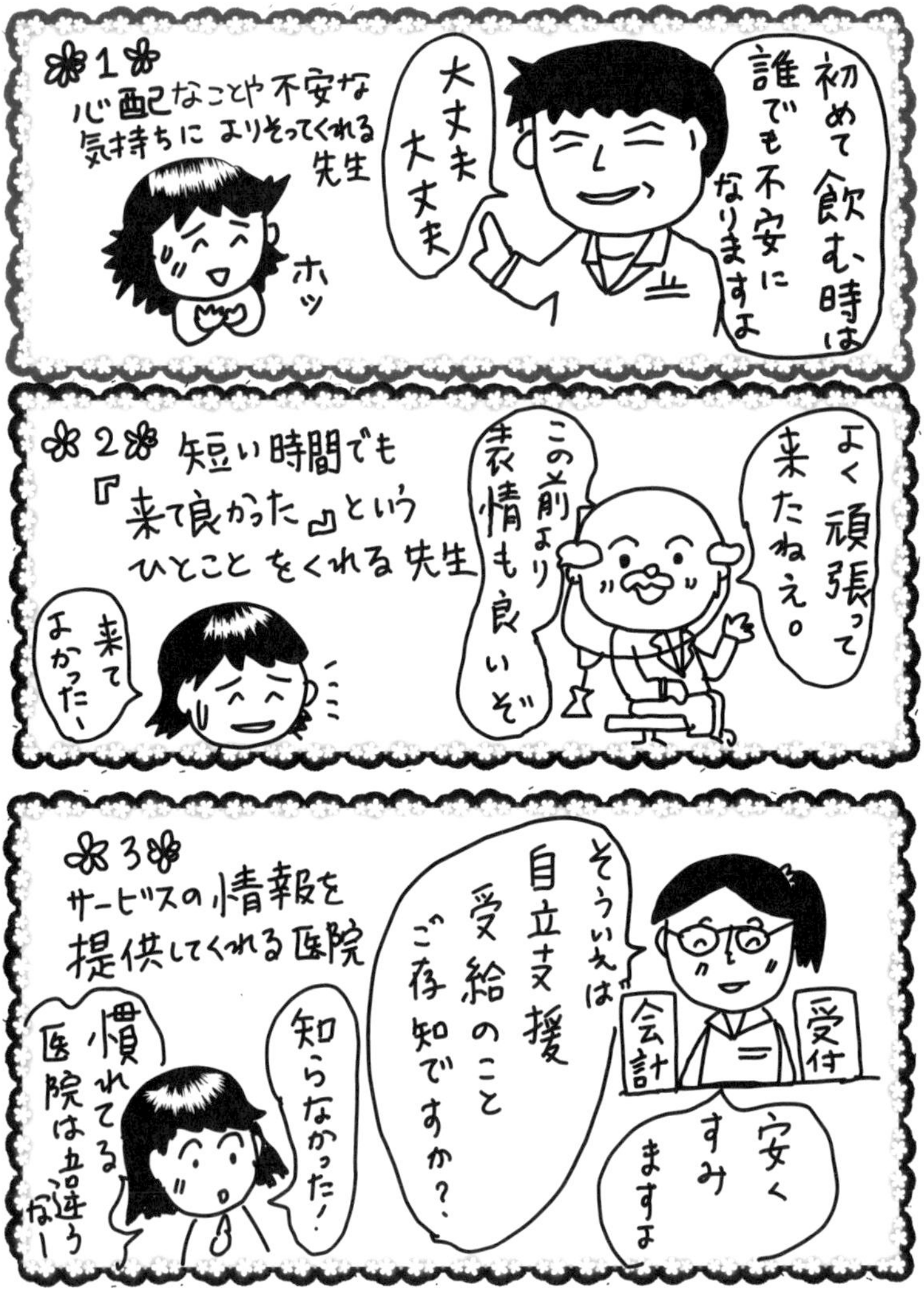
1
心配なことや不安な気持ちに よりそってくれる先生
初めて飲む時は誰でも不安になりますよ
大丈夫大丈夫
ホッ
2
短い時間でも『来て良かった』というひとこと をくれる先生
よく頑張って来たねえ。
この前より表情も良いぞ
来てよかった〜
3
サービスの情報を提供してくれる医院
そういえば自立支援受給のことご存知ですか？
受付
会計
安くすみますよ
知らなかった！
慣れてる医院は違うなー

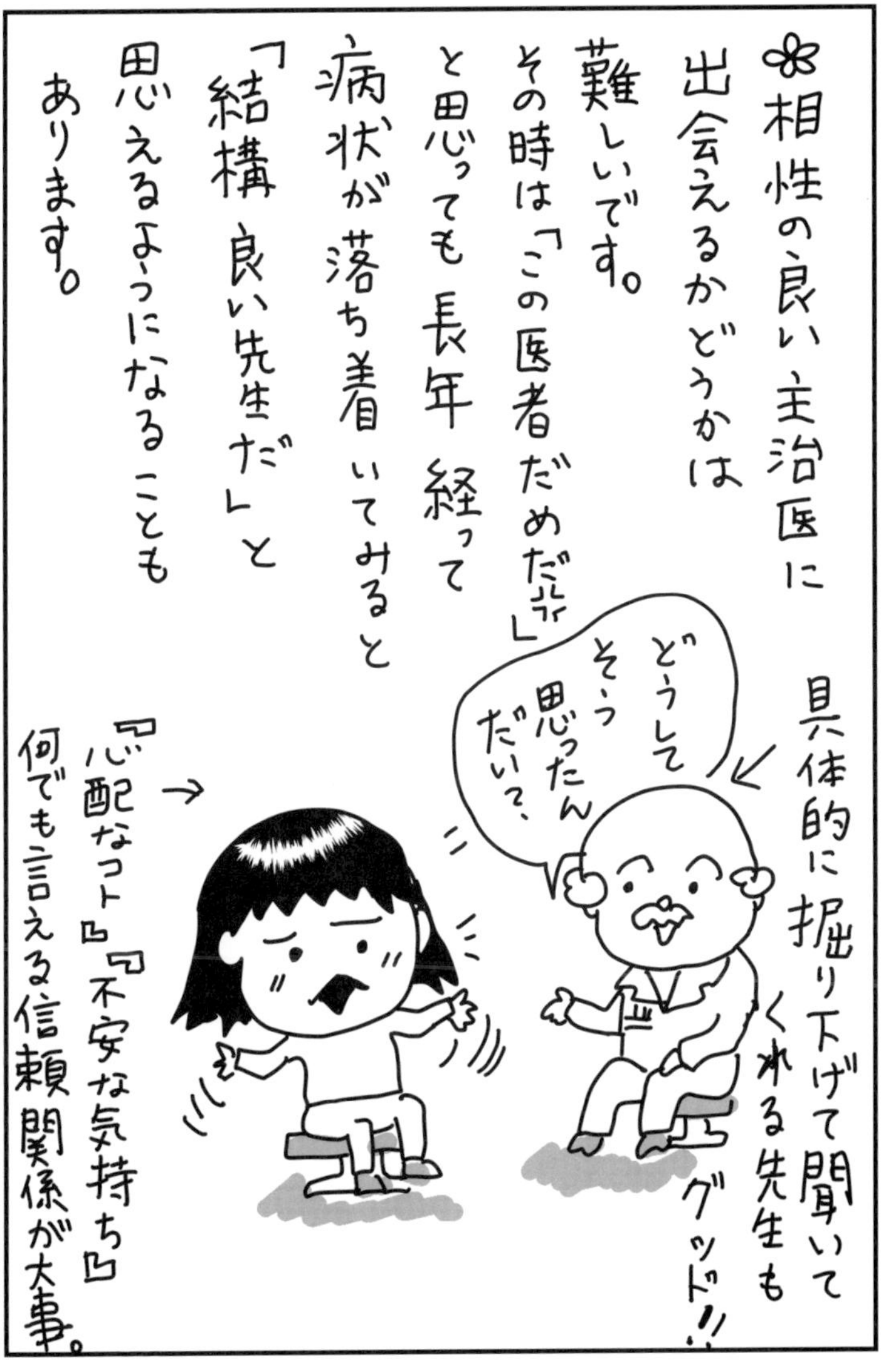

❀相性の良い主治医に出会えるかどうかは難しいです。

その時は「この医者だめだ!!」と思っても長年経って病状が落ち着いてみると「結構良い先生だ」と思えるようになることもあります。

具体的に掘り下げて聞いてくれる先生もグッド!!

どうしてそう思ったんだいって、

『心配なコト』『不安な気持ち』何でも言える信頼関係が大事。

ガス欠状態の車

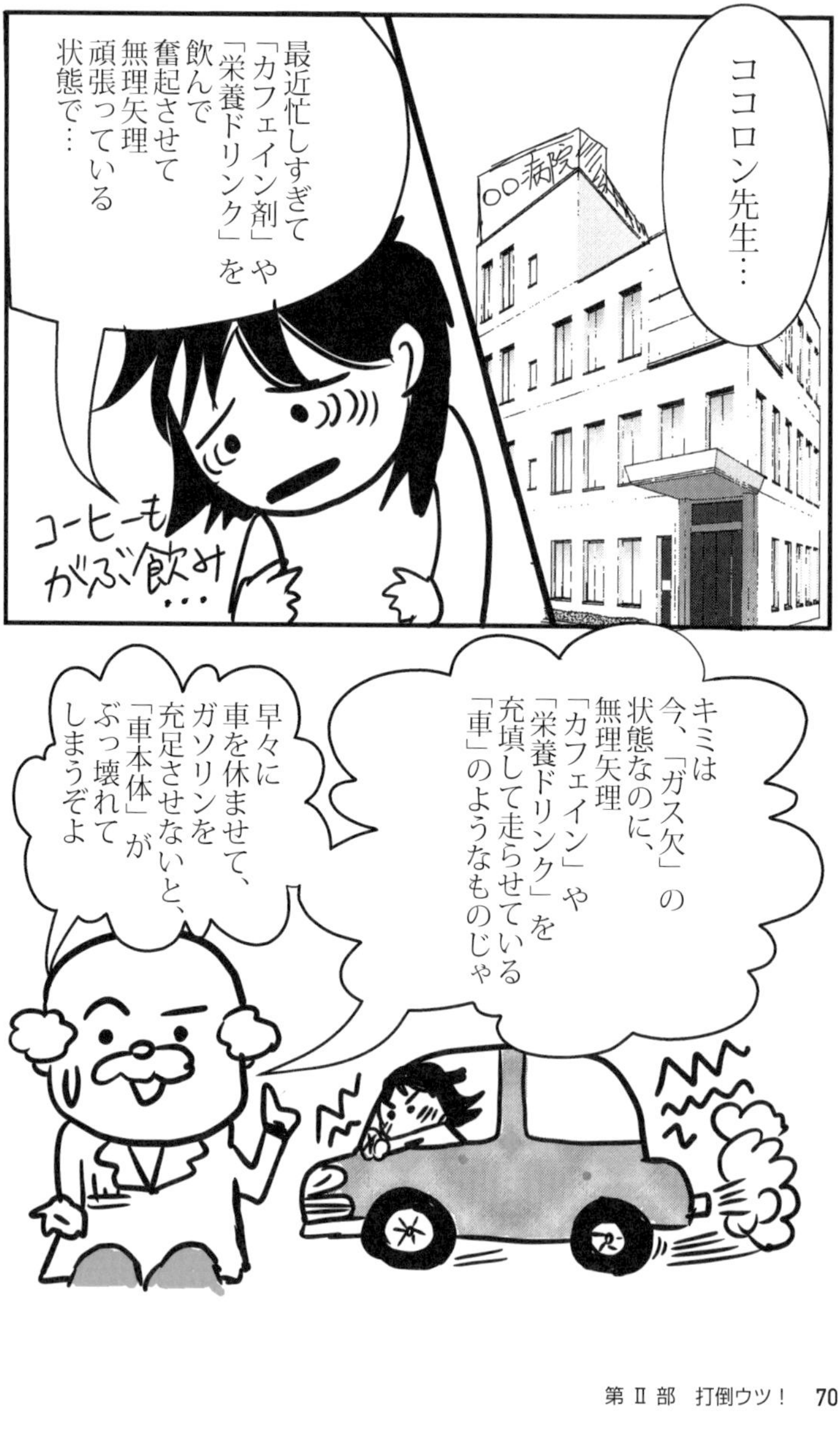
ココロン先生…
○○病院
最近忙しすぎて「カフェイン剤」や「栄養ドリンク」を飲んで奮起させて無理矢理頑張っている状態で…
コーヒーもがぶ飲み…
キミは今、「ガス欠」の状態なのに、無理矢理「カフェイン」や「栄養ドリンク」を充填して走らせている「車」のようなものじゃ
早々に車を休ませて、ガソリンを充足させないと、「車本体」がぶっ壊れてしまうぞよ

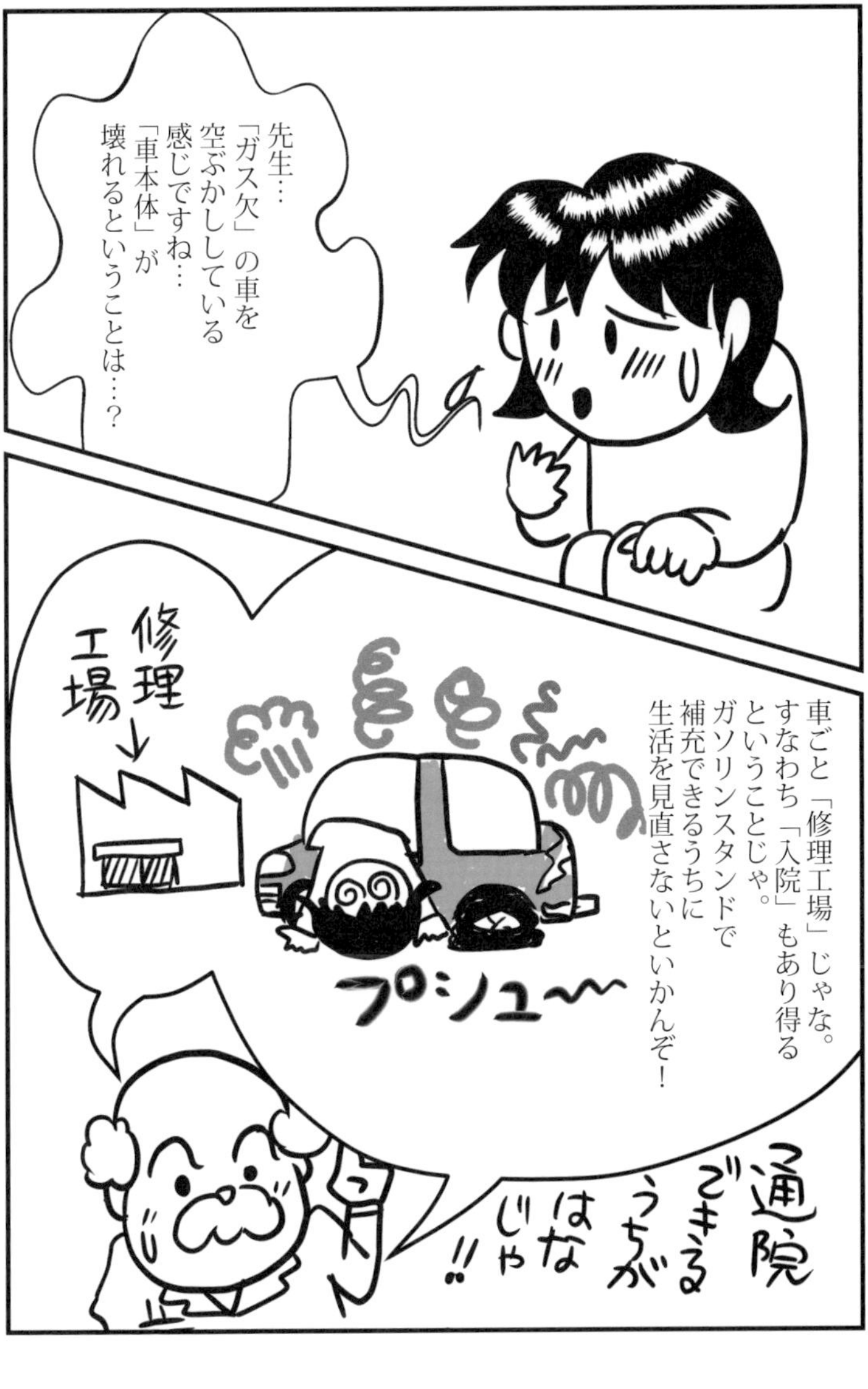
先生…
「ガス欠」の車を
空ぶかししている
感じですね…
「車本体」が
壊れるということは…？
修理工場
プシュ〜
車ごと「修理工場」じゃな。
すなわち「入院」もあり得る
ということじゃ。
ガソリンスタンドで
補充できるうちに
生活を見直さないといかんぞ！
通院できるうちがはなじゃ!!

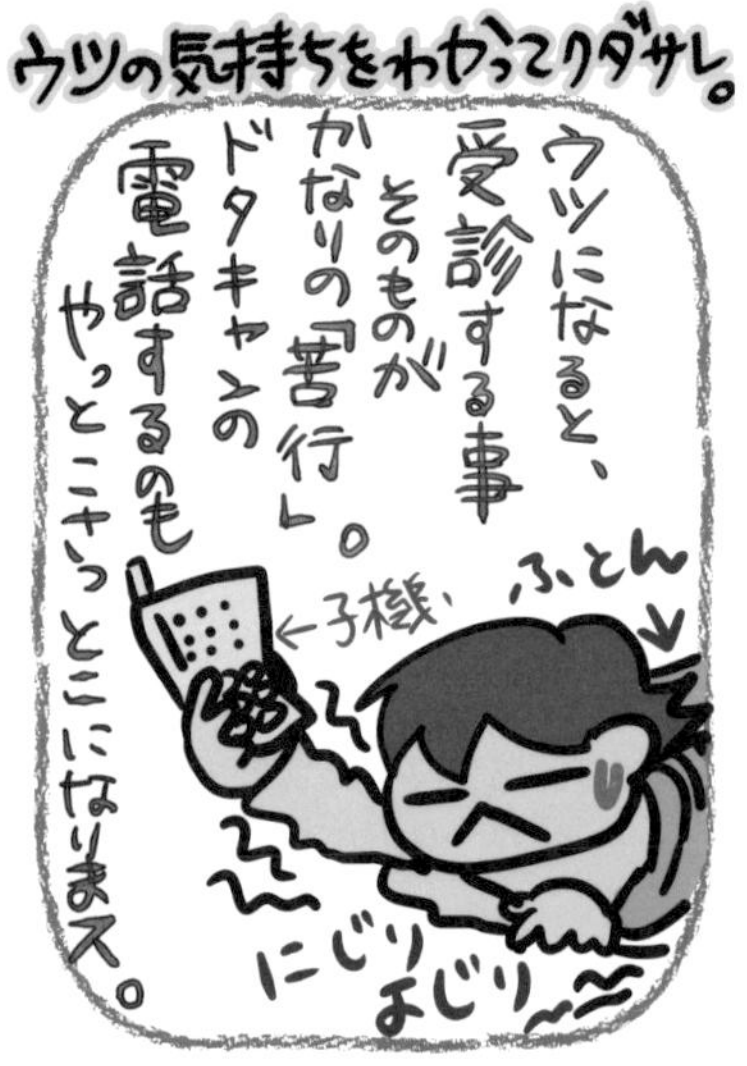
ウツの気持ちをわかってクダサレ。
ウツになると、
受診する事
そのものが
かなりの『苦行』。
ドタキャンの
電話するのも
やっとこさっとこになりまス。
←子機
ふとん
にじり
よじり

「不安」を埋める

今でも忘れられない
医師《センセイ》の名言

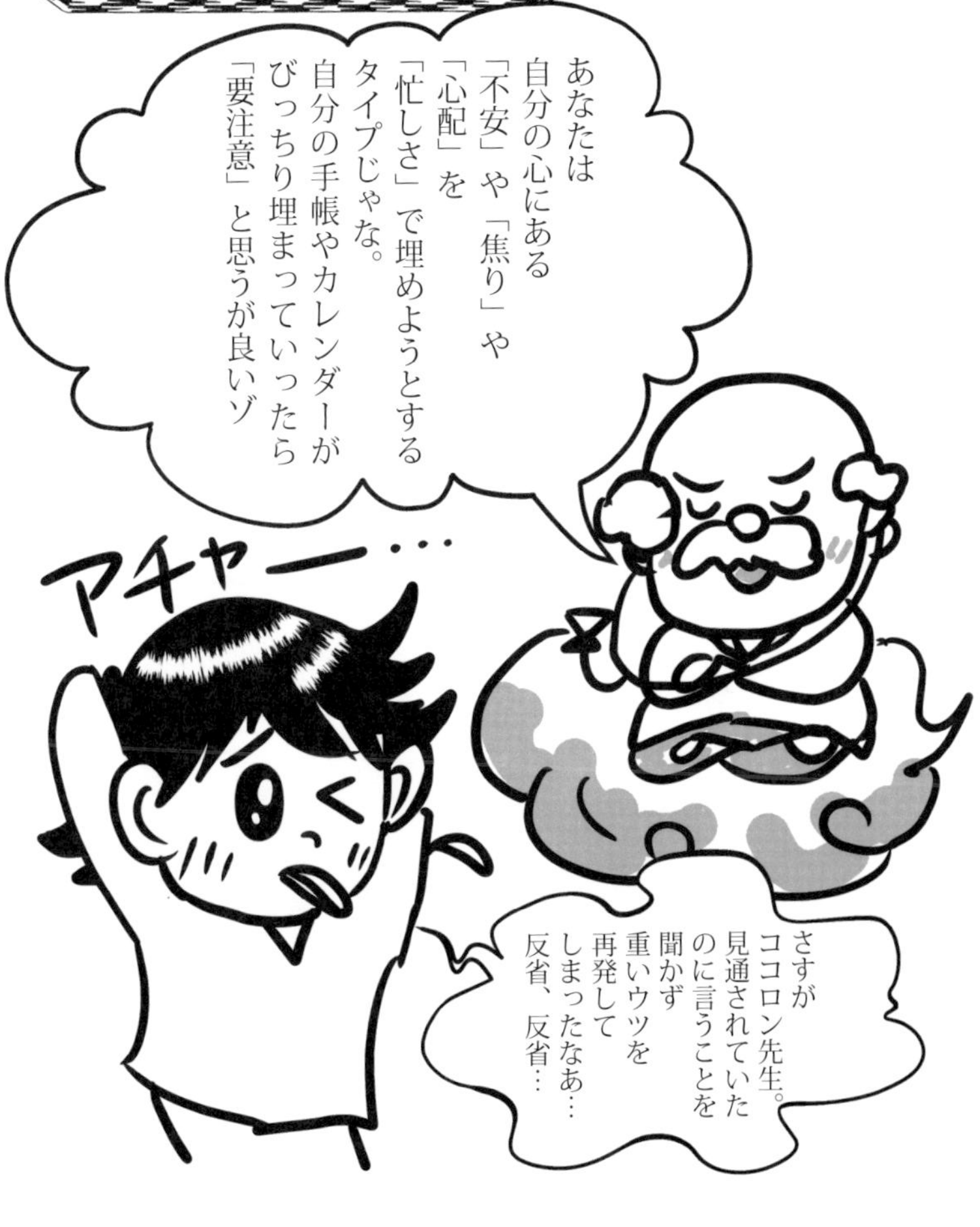
あなたは自分の心にある「不安」や「焦り」や「心配」を「忙しさ」で埋めようとするタイプじゃな。自分の手帳やカレンダーがびっちり埋まっていったら「要注意」と思うが良いゾ
アチャー…
さすがココロン先生。見通されていたのに言うことを聞かず重いウツを再発してしまったなあ…反省、反省…

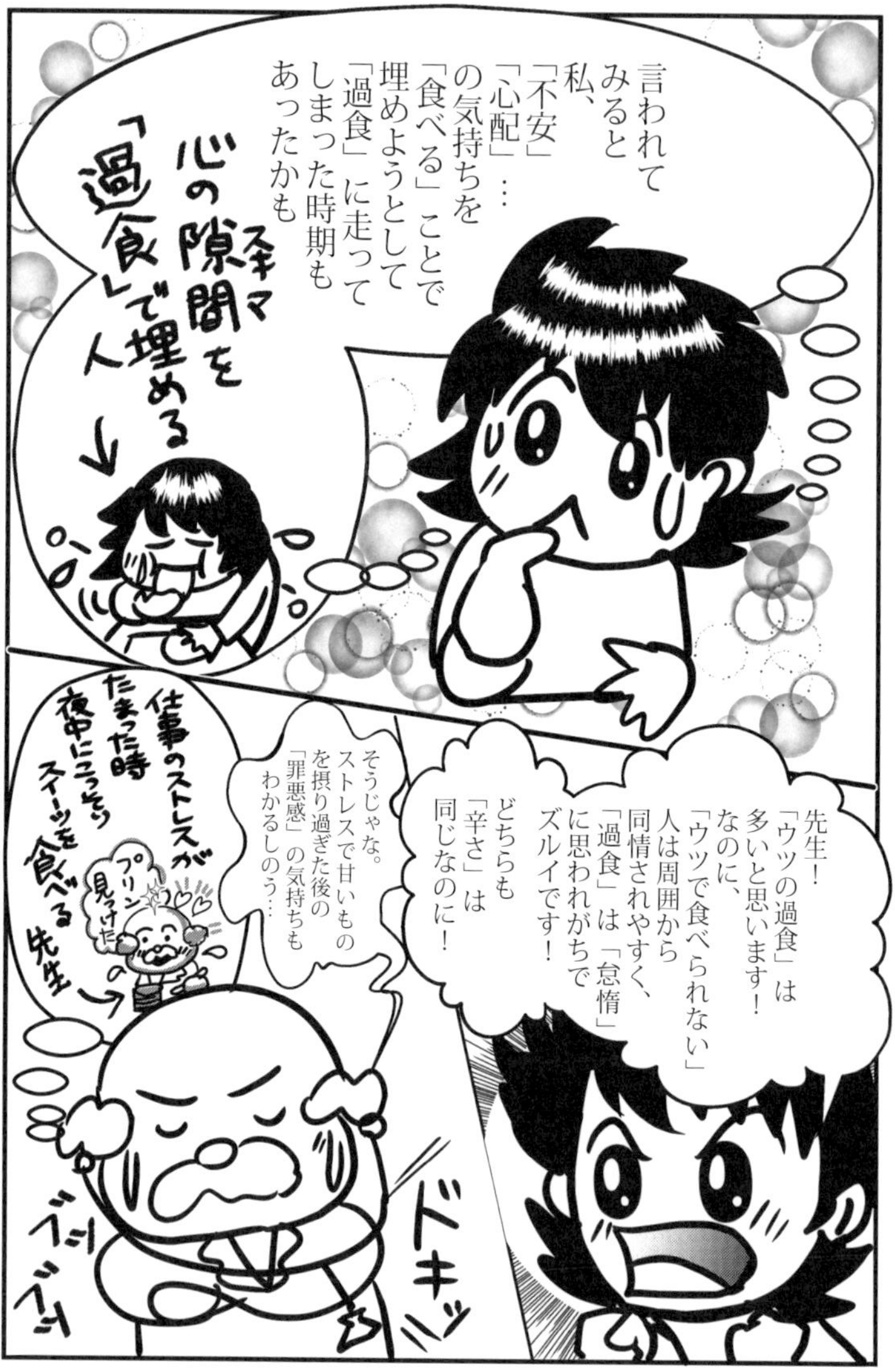
言われてみると私、「不安」「心配」…の気持ちを「食べる」ことで埋めようとしてしまった時期もあったかも
心の隙間《スキマ》を「過食」で埋める人
先生！「ウツの過食」は多いと思います！なのに、「ウツで食べられない」人は周囲から同情されやすく、「過食」は「怠惰」に思われがちでズルイです！どちらも「辛さ」は同じなのに！
そうじゃな。ストレスで甘いものを摂り過ぎた後の「罪悪感」の気持ちもわかるしのう…
仕事のストレスがたまった時夜中にこっそりスイーツを食べる先生
プリン見つけた
ドキッ

参考マンガ：「過食や過眠のウツも多い」（29 ページ）
関連項：「9　肥満とウツ」（151 ページ）

第５章　寛解への道のり

私は前述したように、元転妻であったこともあり、主治医や病院の変遷が激しかったです

かかりつけがコロコロ変わることは良くありませんが、他者には得られないふんだんな経験値を得ました

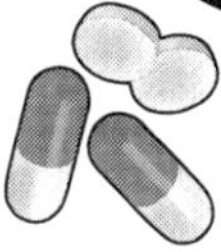

例えばのんだことがある薬[注2)]

1　薬物療法
――偉大なる服薬の変遷！

エビリファイ
ドグマチール
アモキサン
トフラニール
レクサプロ
アナフラニール(点滴)
ワイパックス
マイスリー
ロヒプノール
コンサータ
ストラテラ

サインバルタ

パキシル
リフレックス
トレドミン
リーマス
デパス
リーゼ
セルシン
リボトリール

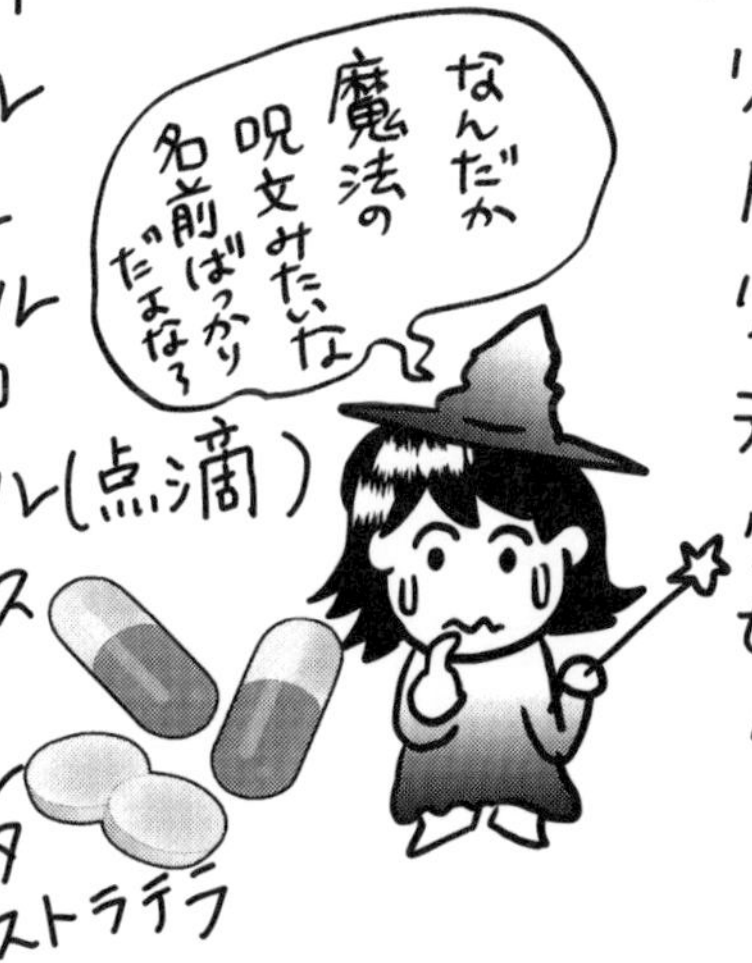

なんだか魔法の呪文みたいな名前ばっかりだよなぁ

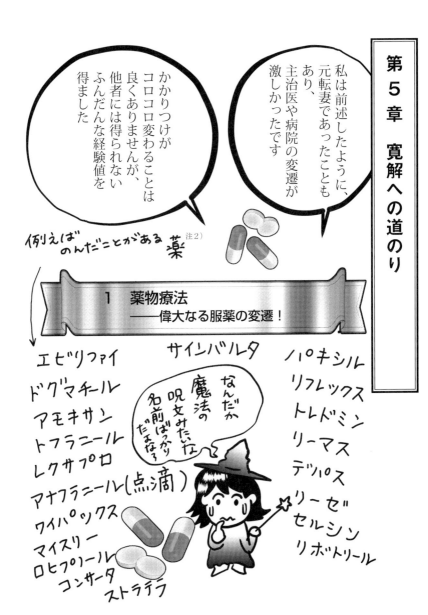

注２）抗うつ薬・双極性障害治療薬・抗不安薬・睡眠薬など，種類は問わず内服したことがある商品名の一部を順不同で内服当時の情報で掲載しています。

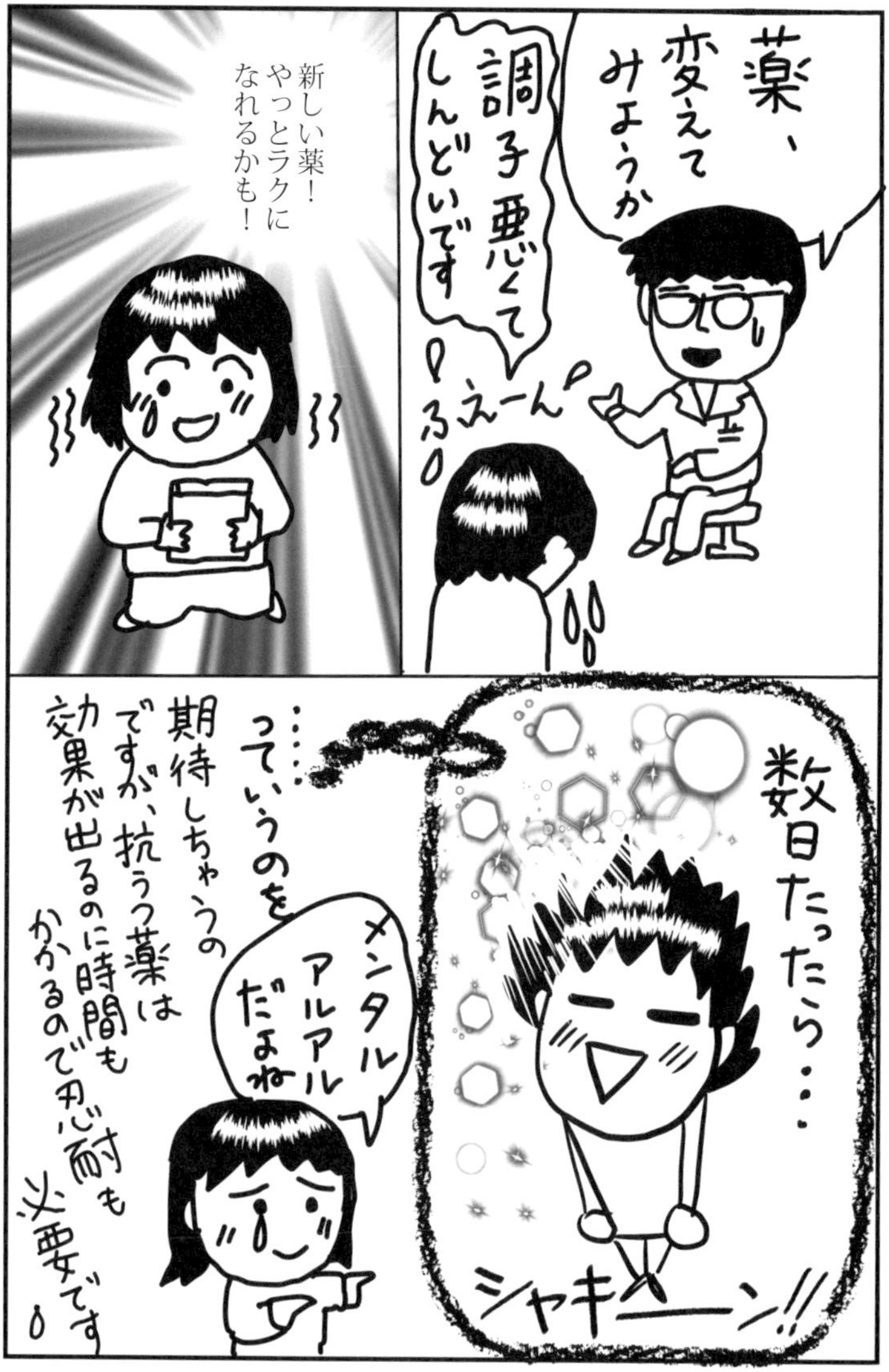

薬、変えてみようか
調子悪くてしんどいです
ふえーん
新しい薬！やっとラクになれるかも！
数日たったら・・・
シャキーーン!!
……っていうのを
期待しちゃうのですが、抗うつ薬は効果が出るのに時間もかかるので忍耐も必要です
メンタルアルアルだよね

抗うつ薬とは

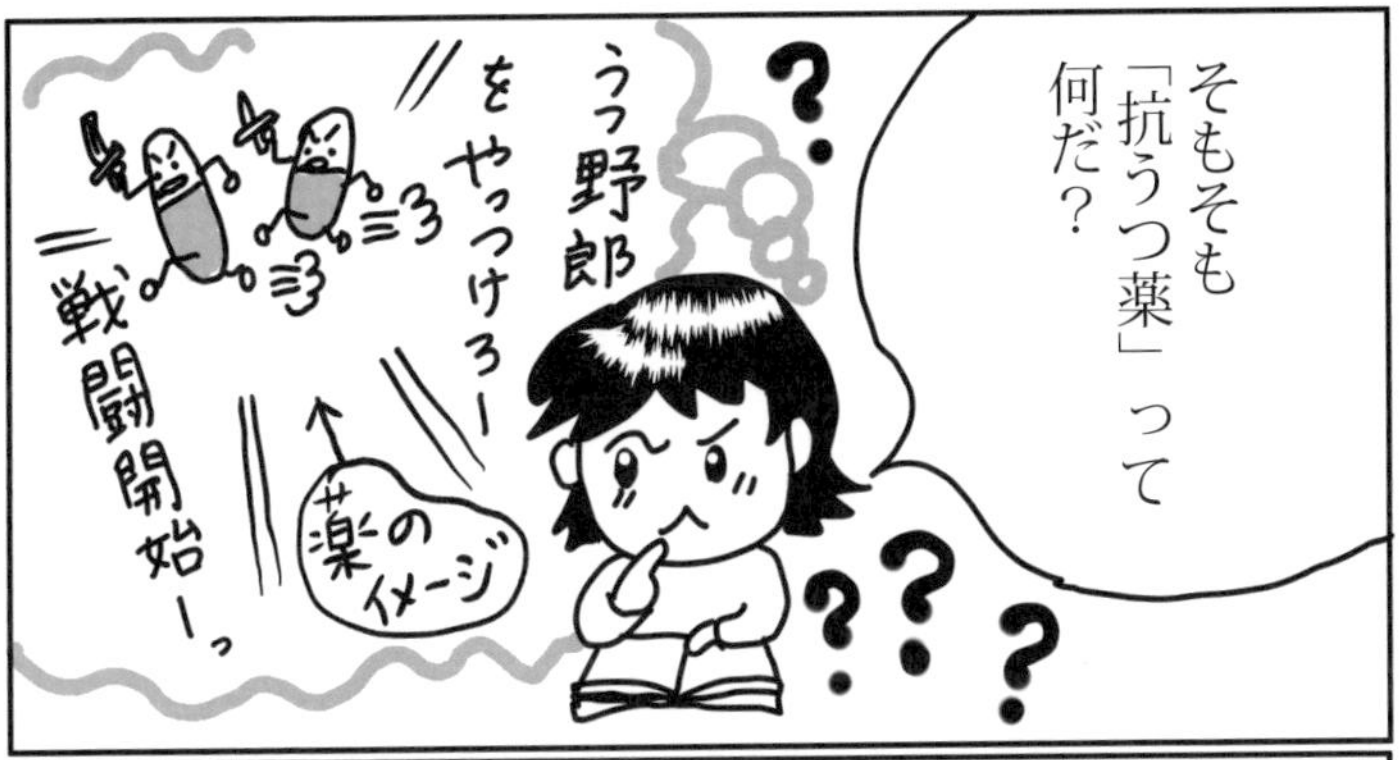
そもそも「抗うつ薬」って何だ？
うつ野郎をやっつけろー
戦闘開始ーっ
薬のイメージ

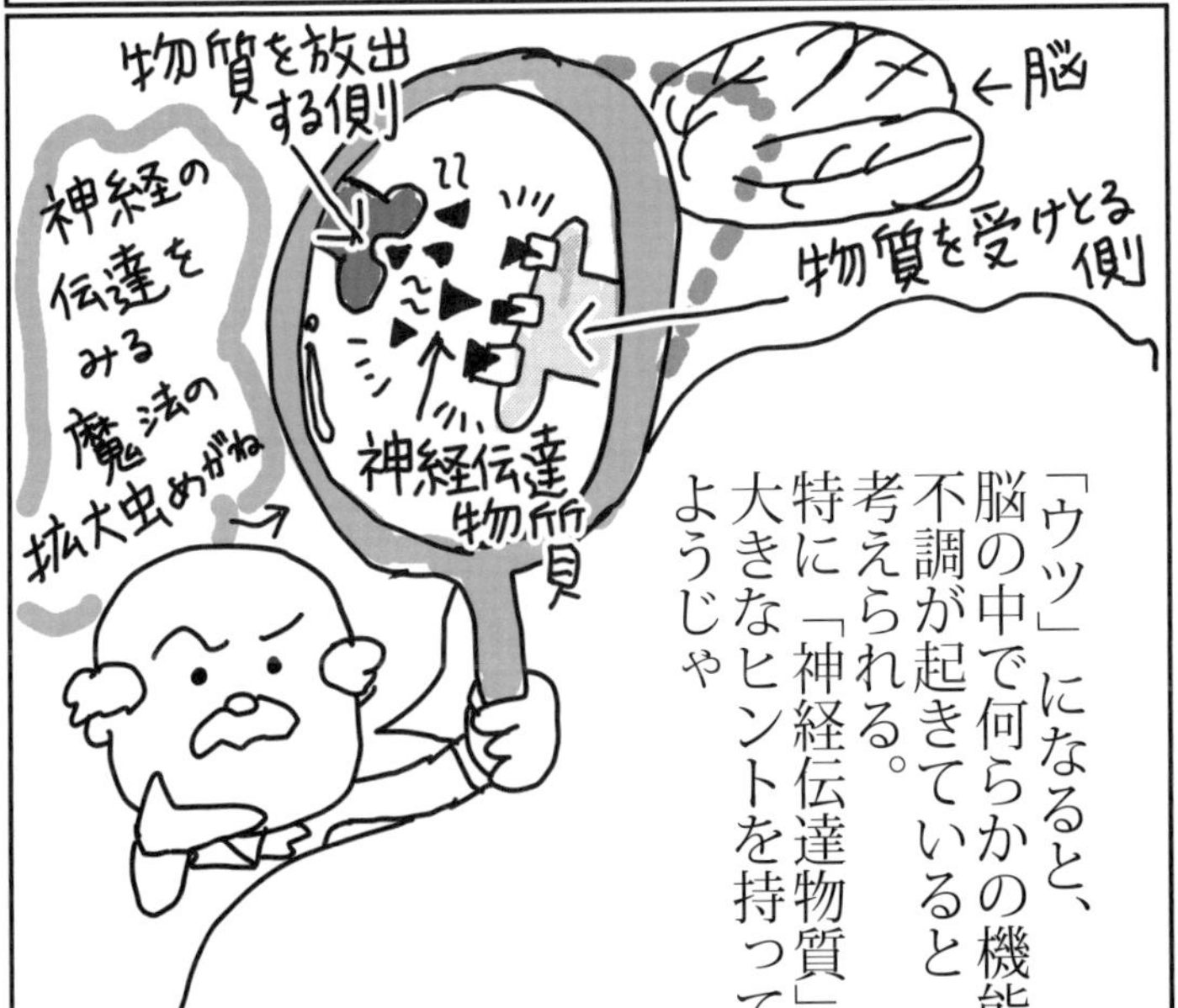
「ウツ」になると、脳の中で何らかの機能に不調が起きていると考えられる。特に「神経伝達物質」が大きなヒントを持っているようじゃ
物質を放出する側
←脳
物質を受けとる側
神経の伝達をみる魔法の拡大虫めがね
神経伝達物質

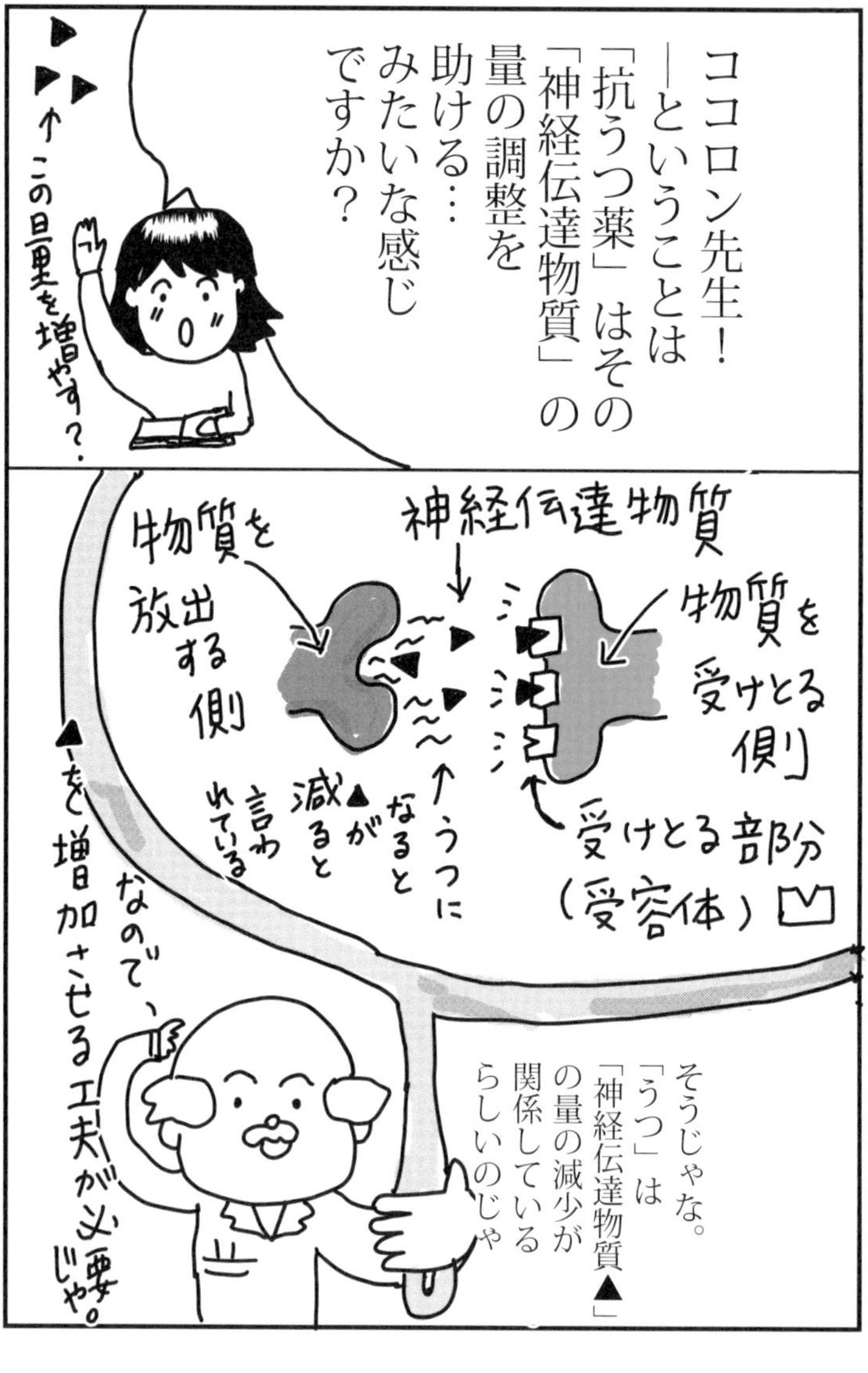
ココロン先生！
―ということは
「抗うつ薬」はその
「神経伝達物質」の
量の調整を
助ける…
みたいな感じ
ですか？
この量を増やす？
神経伝達物質
物質を放出する側
物質を受けとる側
受けとる部分（受容体）
うつになると言われている
▲が減ると
そうじゃな。
「うつ」は
「神経伝達物質▲」
の量の減少が
関係している
らしいのじゃ
なので、
▲を増加させる工夫が必要じゃ。

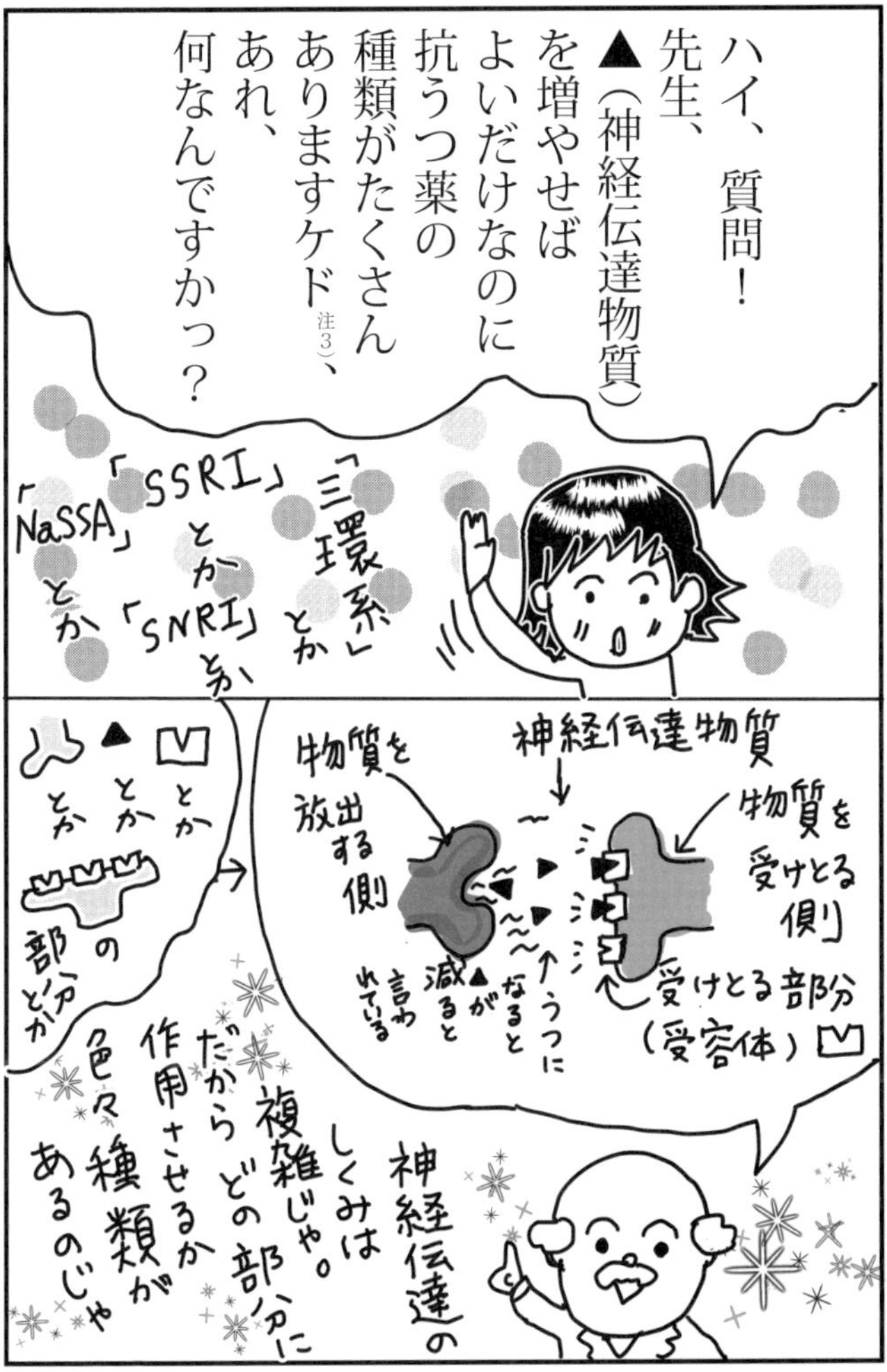
ハイ、質問！
先生、▲（神経伝達物質）を増やせばよいだけなのに抗うつ薬の種類がたくさんありますケド注3）、あれ、何なんですかっ？
「三環系」とか
「SSRI」とか
「SNRI」とか
「NaSSA」とか
神経伝達物質
物質を放出する側
物質を受けとる側
受けとる部分（受容体）
▲が減るとうつになると言われている
の部分とか
神経伝達のしくみは複雑じゃ。
だからどの部分に作用させるか色々種類があるのじゃ

注３）追加情報として新しい作用機序を持つ抗うつ薬「トリンテリックス（一般名：ボルチオキセチン臭化水素酸塩）」が 2019 年 9 月本邦で初めて製造販売が承認されました。関心があるかたは，主治医・専門職にご相談ください。

抗うつ薬　Point[注4)]

1 抗うつ薬は「抗うつの効果」が現れるまで、人によっては数週間かかることもある

2 「抗うつの効果」が現れる前に副作用の方が先に発現する場合が多い

3 飲み始めに現れた副作用は、10日～2週間で治まることが多い

4 自己判断で勝手に減薬したり断薬しないコト[注5)]。どうしても副作用がつらく、生活に支障が出たら主治医に相談する！（過剰にがまんしなくてイイんだヨ）

5 薬物療法のみに頼らず、他の精神療法や生活の見直しを必ず並行して行う

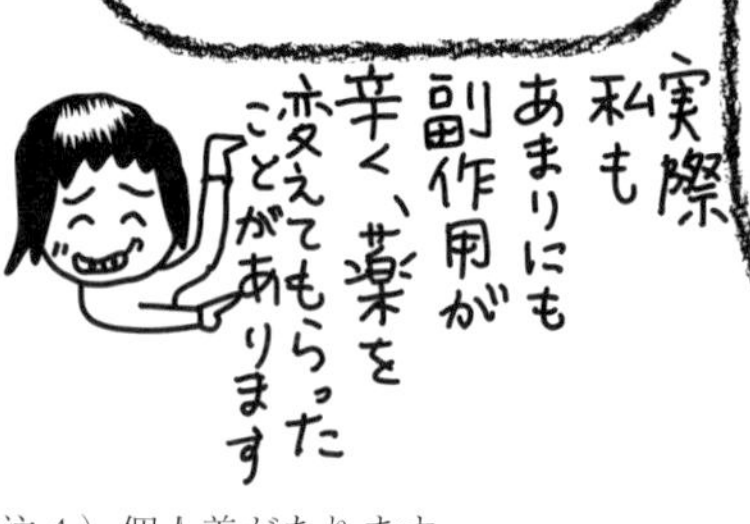
実際
私も
あまりにも
副作用が
辛く、薬を
変えてもらった
ことがあります

注4）個人差があります。
注5）薬を飲んだり飲まなかったり不規則に服用すると副作用が出やすくなります。

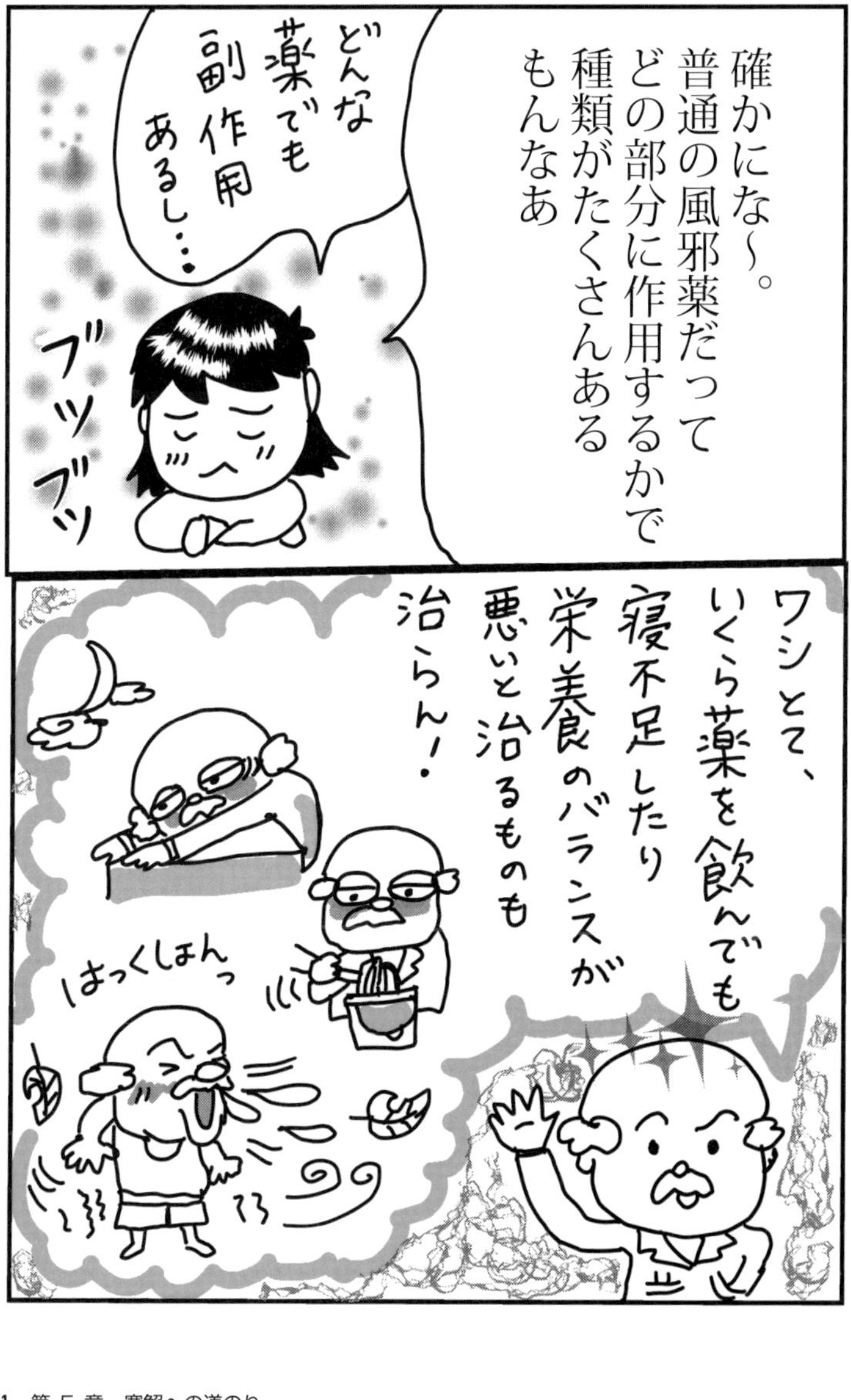
確かにな〜。
普通の風邪薬だって
どの部分に作用するかで
種類がたくさんある
もんなあ
どんな薬でも副作用あるし…
ブツブツ
ワシとて、いくら薬を飲んでも
寝不足したり
栄養のバランスが
悪いと治るものも
治らん!
はっくしょんっ

物忘れが過剰に心配？

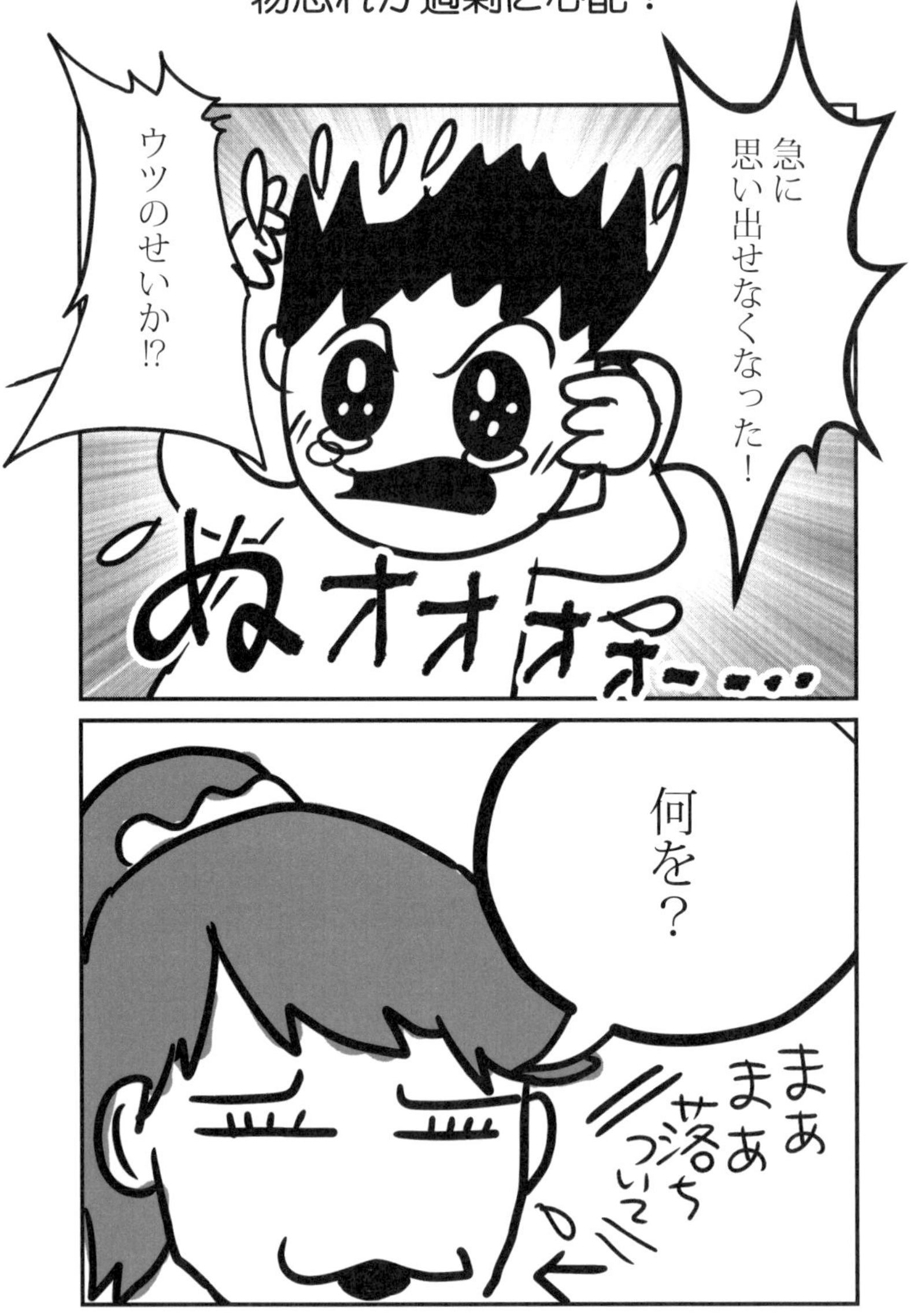
急に思い出せなくなった！
ウツのせいか⁉
ぬオオオオー…
何を？
まあまあ落ちついて

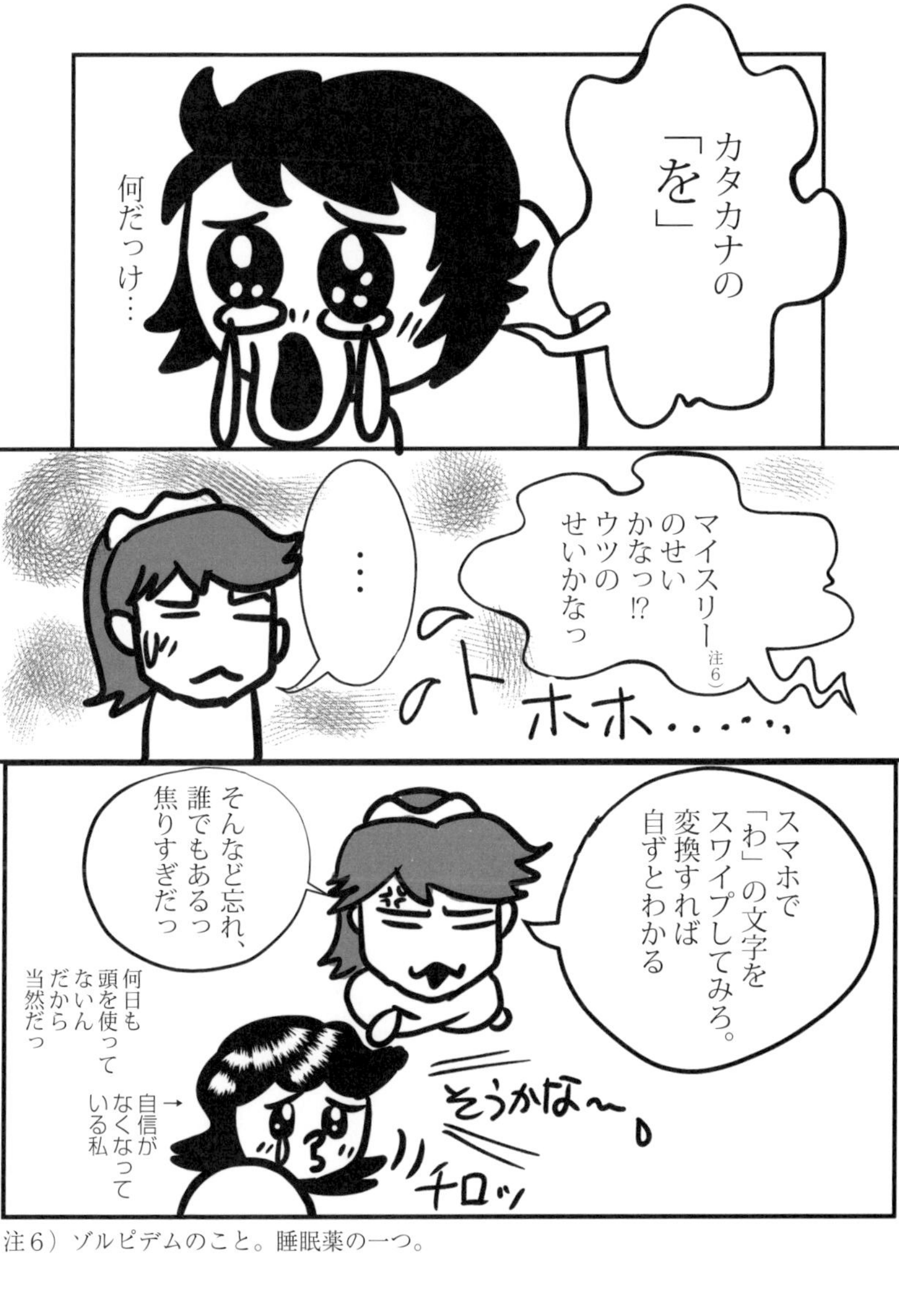
カタカナの「を」
何だっけ…
マイスリー注6）のせいかなっ⁉ウツのせいかなっ
…
ハトホホ……
スマホで「わ」の文字をスワイプしてみろ。変換すれば自ずとわかる
そんなど忘れ、誰でもあるっ焦りすぎだっ
何日も頭を使ってないんだから当然だっ
そうかな～。
チロッ
自信がなくなっている私

注6）ゾルピデムのこと。睡眠薬の一つ。

ウツからの回復途中、
睡眠薬を連用していた私は、
『物忘れ』がとても
気になりました。
でも、長期間、
人と会話したり
頭を使ったりしていなかったので
(今から思えば)当然のコト。
元気になって、「書いたり」「読んだり」
「人と話したり」できるようになったら、
物忘れも
激減しました。

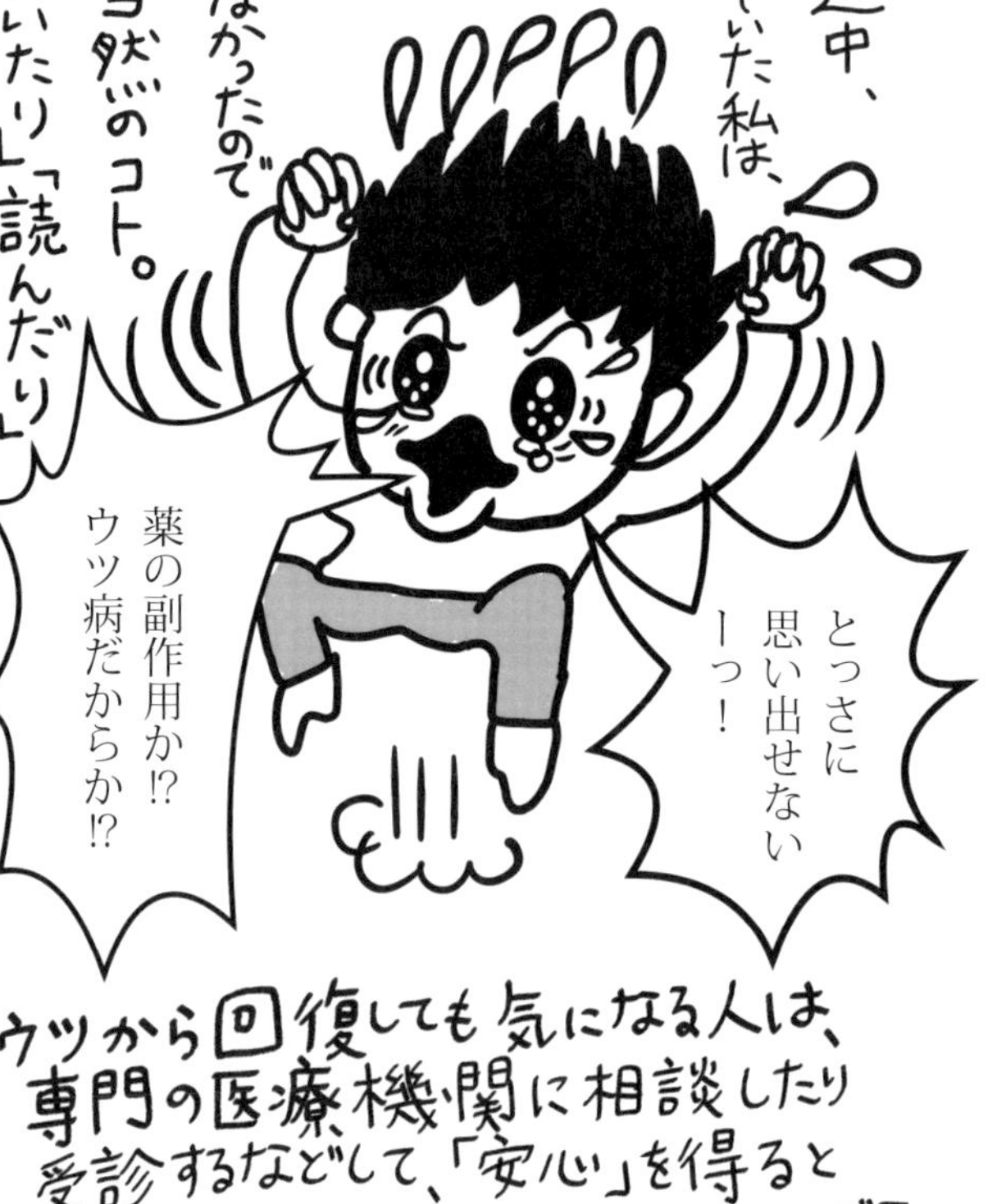
とっさに思い出せないーっ！
薬の副作用か!? ウツ病だからか!?

※ウツから回復しても気になる人は、専門の医療機関に相談したり受診するなどして、「安心」を得るといいデス。

「デパス」アルアル

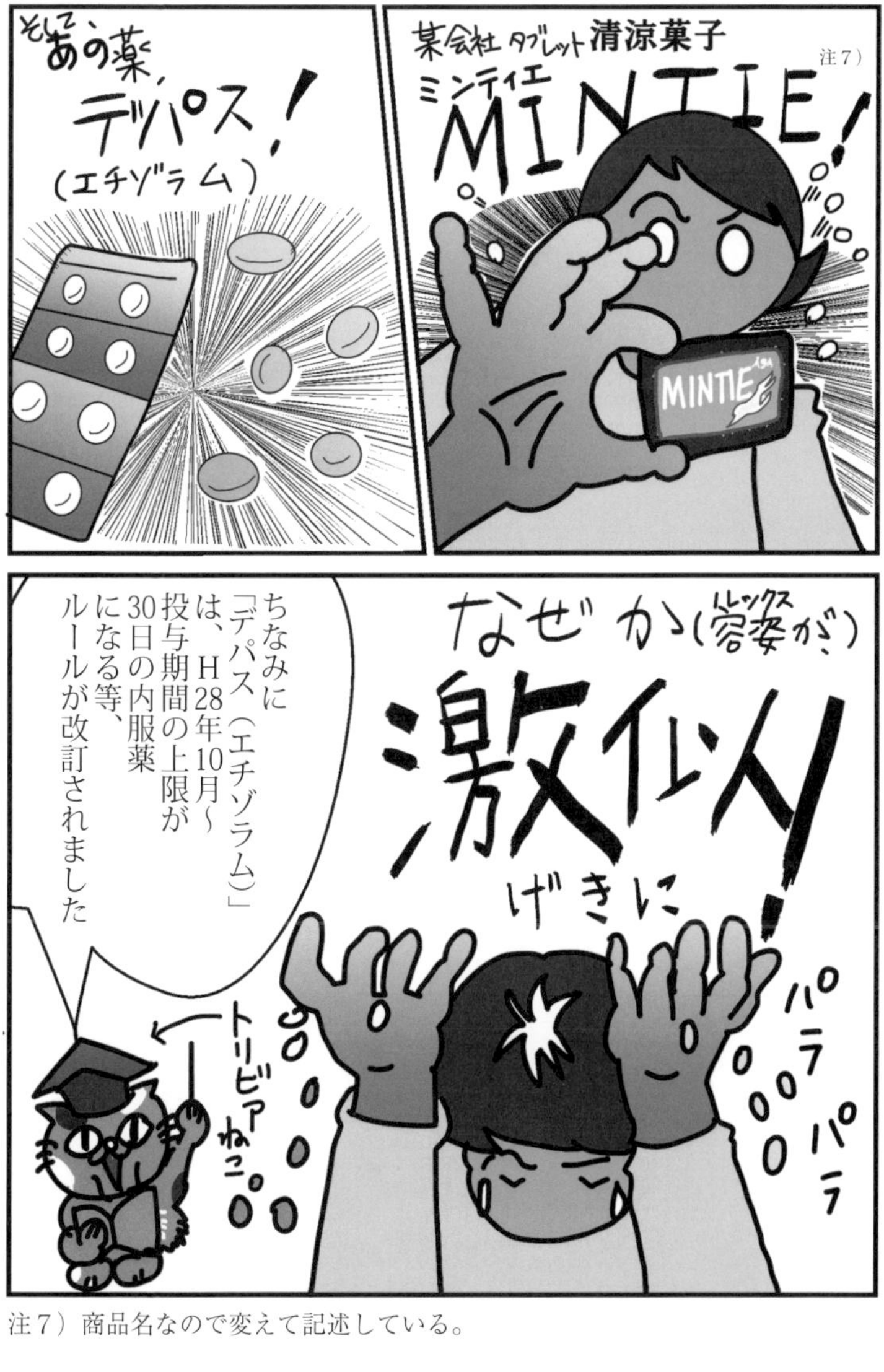
そして、あの薬、
デパス！
（エチゾラム）
某会社 タブレット清涼菓子
ミンティエ
MINTIE!
注7）
MINTIE
なぜか（容姿《ルックス》が）
激似《げきに》！
ちなみに「デパス（エチゾラム）」は、H28年10月〜投与期間の上限が30日の内服薬になる等、ルールが改訂されました
トリビアねこ。
パラパラ

注7）商品名なので変えて記述している。

ＯＤ[注8]（薬の過剰摂取）をとめたもの

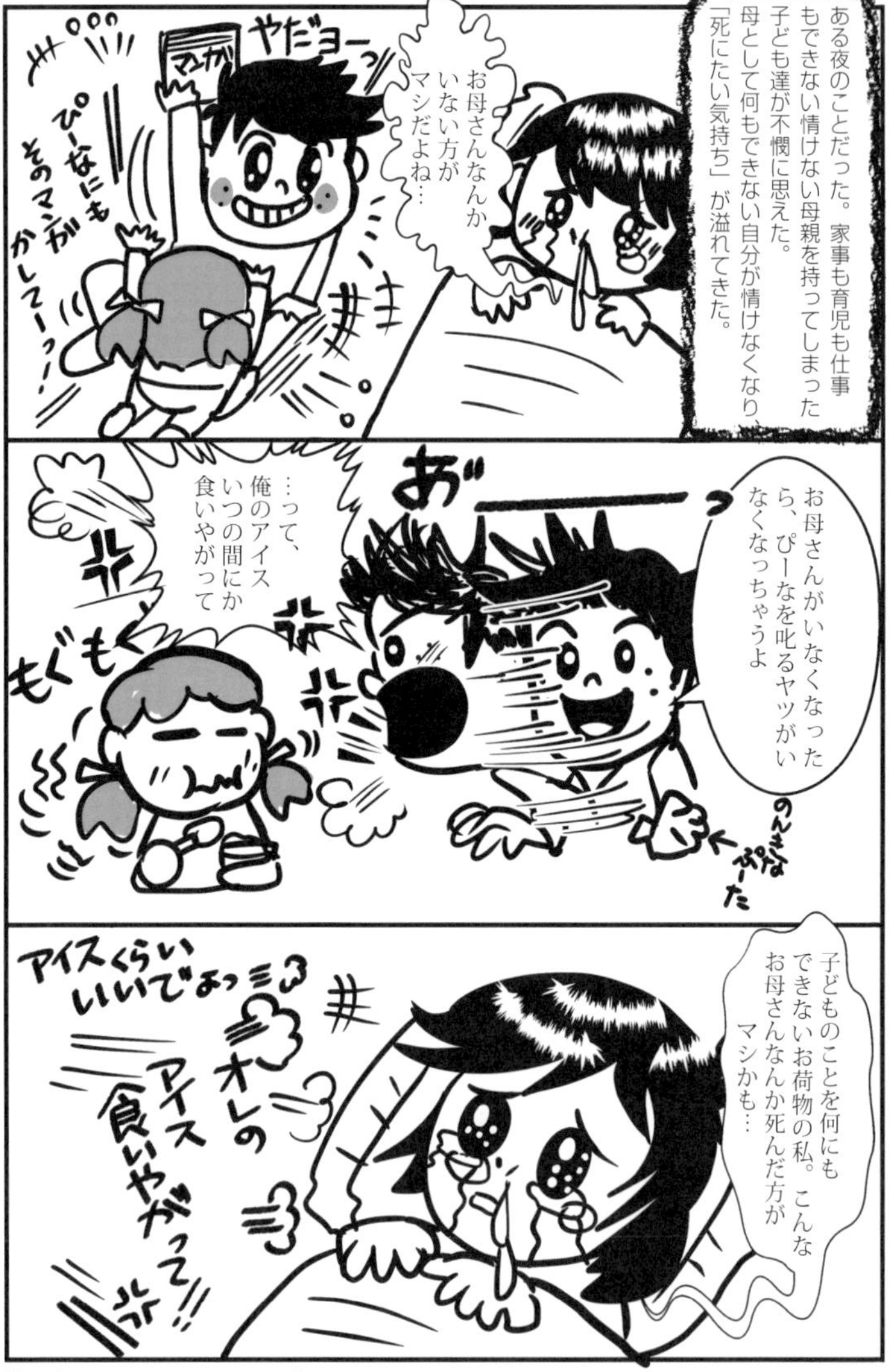
ある夜のことだった。家事も育児も仕事もできない情けない母親を持ってしまった子ども達が不憫に思えた。母として何もできない自分が情けなくなり「死にたい気持ち」が溢れてきた。
お母さんなんかいない方がマシだよね…
やだヨーっ
マンガ
ぴーなにもそのマンガかして～っ!
お母さんがいなくなったら、ぴーなを叱るヤツがいなくなっちゃうよ
あ゛ーーーっ
…って、俺のアイスいつの間にか食いやがって
もぐもぐ
のんきなぴーた
子どものことを何にもできないお荷物の私。こんなお母さんなんか死んだ方がマシかも…
アイスくらいいいでよっ
オレのアイス食いやがって!!

注８）OD：Overdose の意。

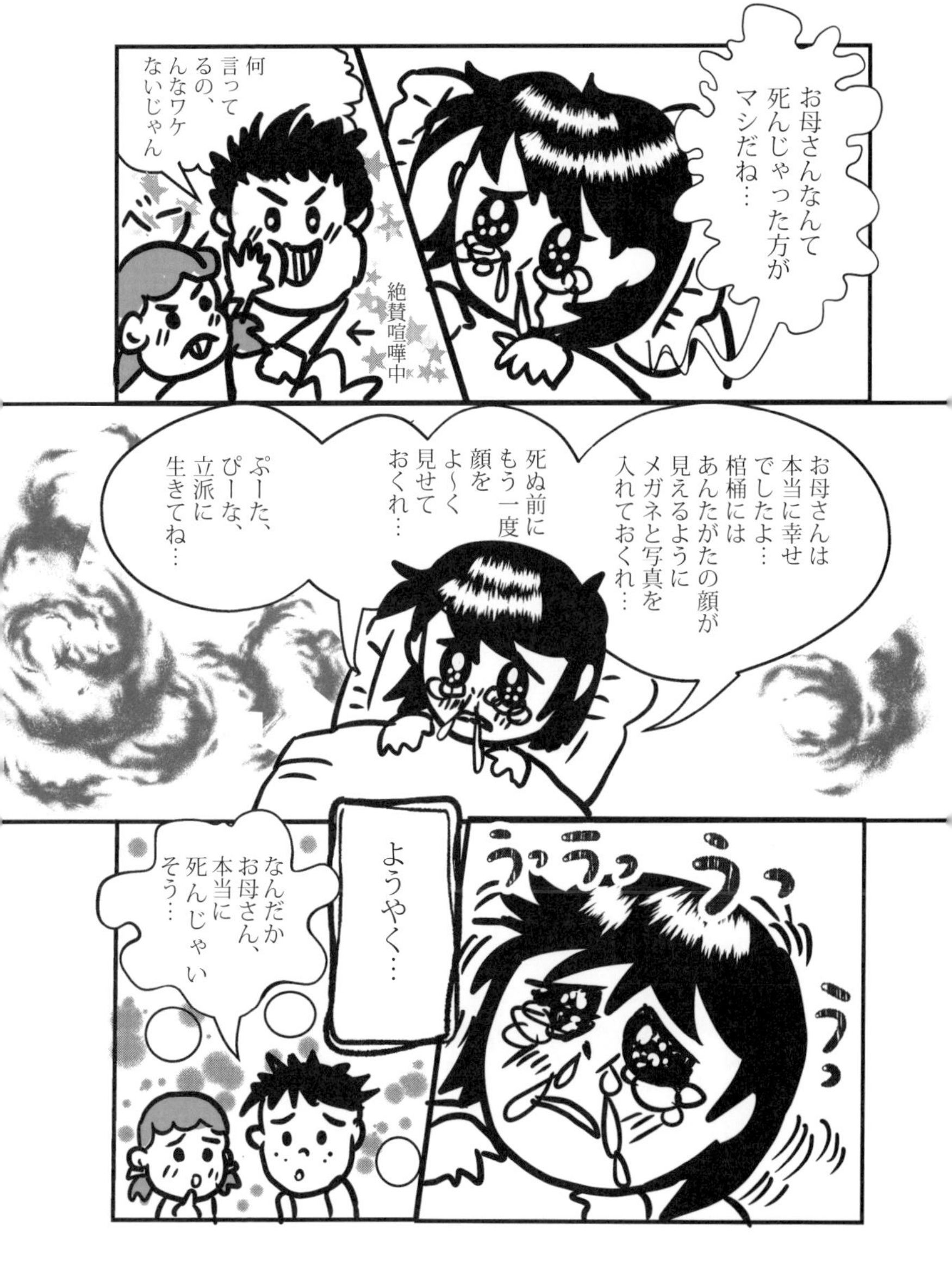
お母さんなんて死んじゃった方がマシだね…
何言ってるの、んなワケないじゃん
ベーッ
絶賛喧嘩中
お母さんは本当に幸せでしたよ…棺桶にはあんたがたの顔が見えるようにメガネと写真を入れておくれ…
死ぬ前にもう一度顔をよ～く見せておくれ…
ぷーた、ぴーな、立派に生きてね…
うっうっうっ
うっ
ようやく…
なんだかお母さん、本当に死んじゃいそう…

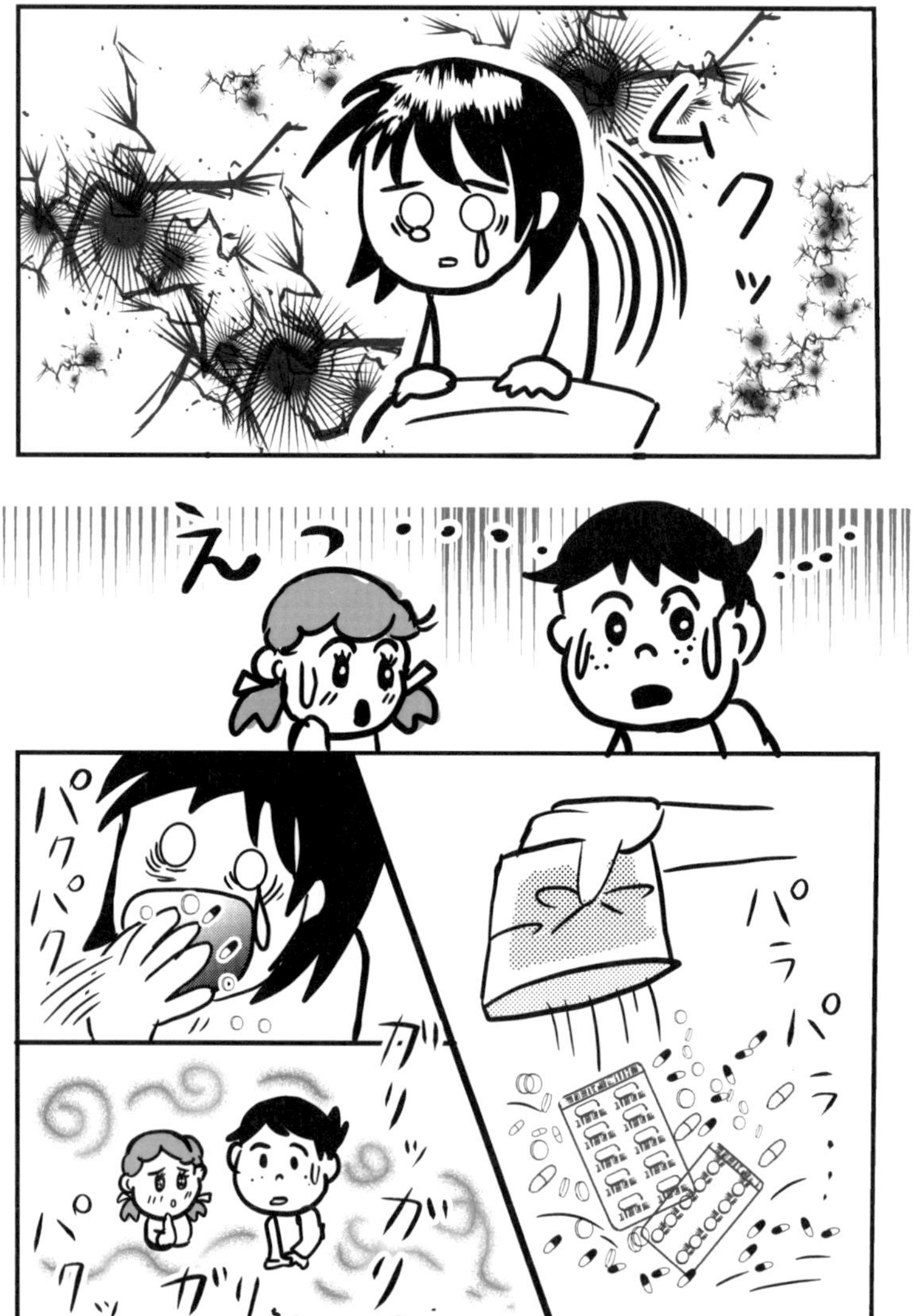
ムクッ
えっ……
……
パラパラパラ…
パクパクパク
ガリッ
ガリッ
パクッ
ガリ……

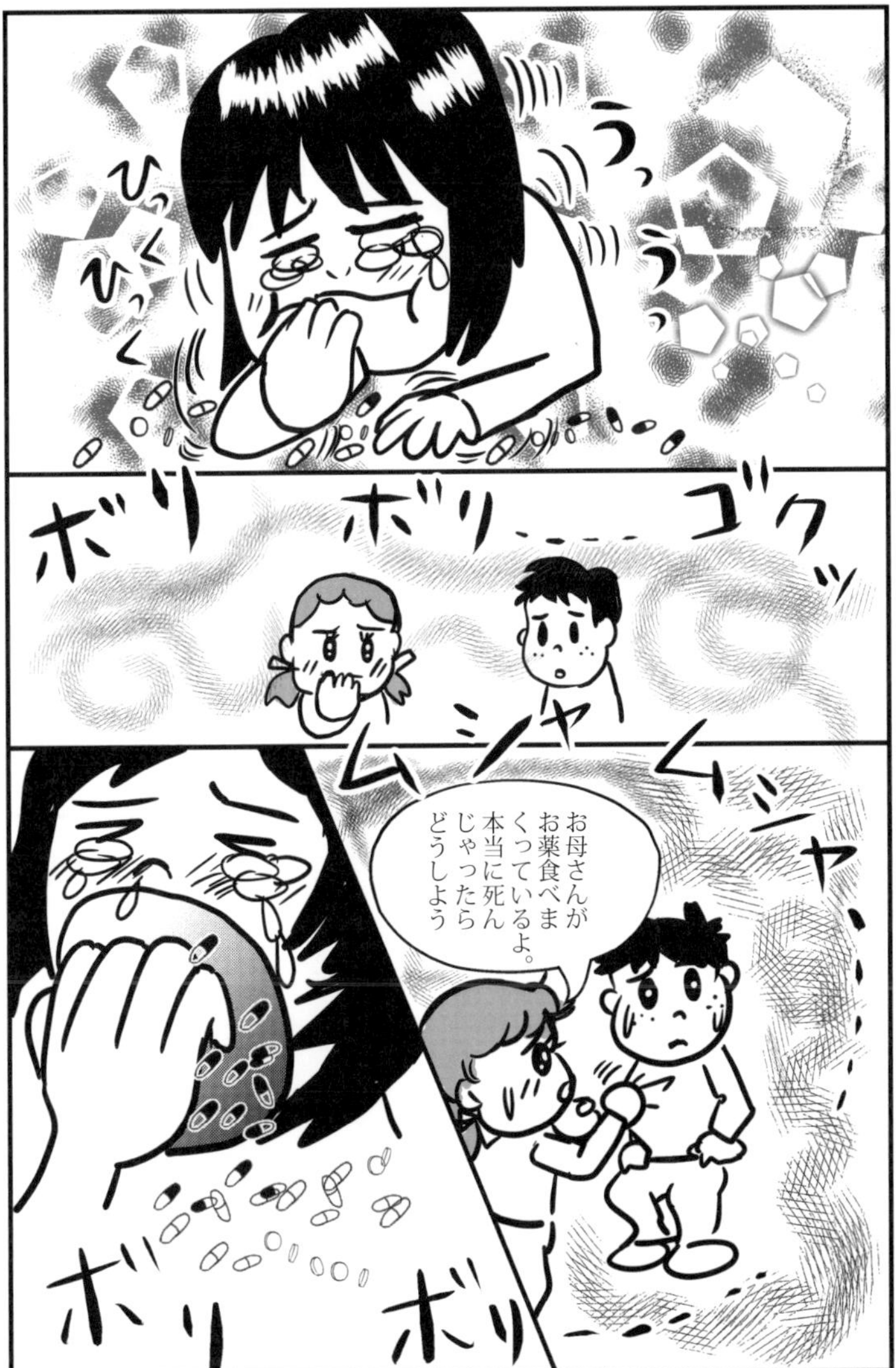
うっうっ
ひっくひっく
ボリ
ボリ……
ゴクッ
ムシャムシャ……
お母さんがお薬食べまくっているよ。本当に死んじゃったらどうしよう
ボリ
ボリ……

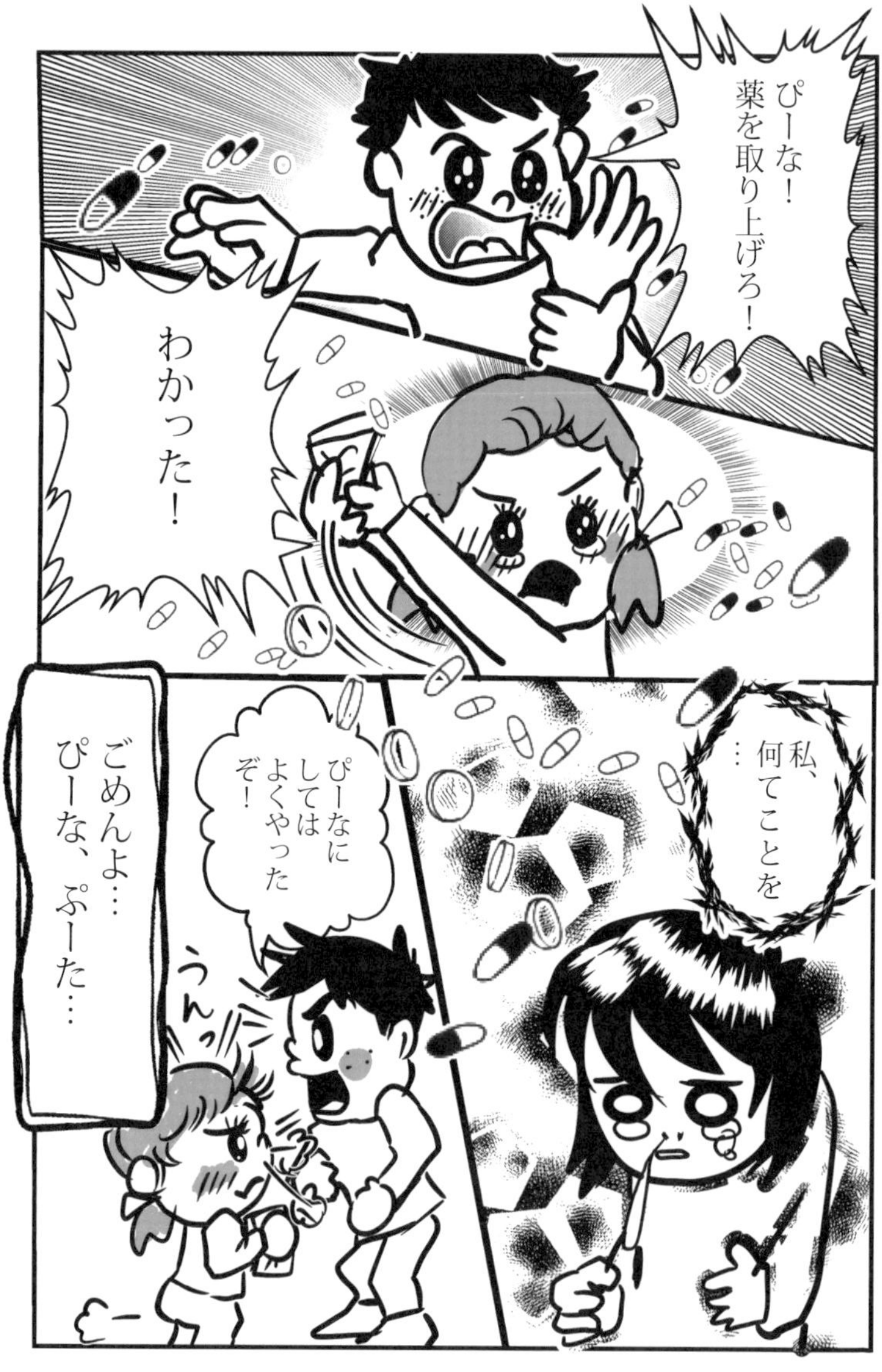
ぴーな！
薬を取り上げろ！
わかった！
私、何てことを…
ぴーなにしてはよくやったぞ！
うんっ
ごめんよ…ぴーな、ぷーた…

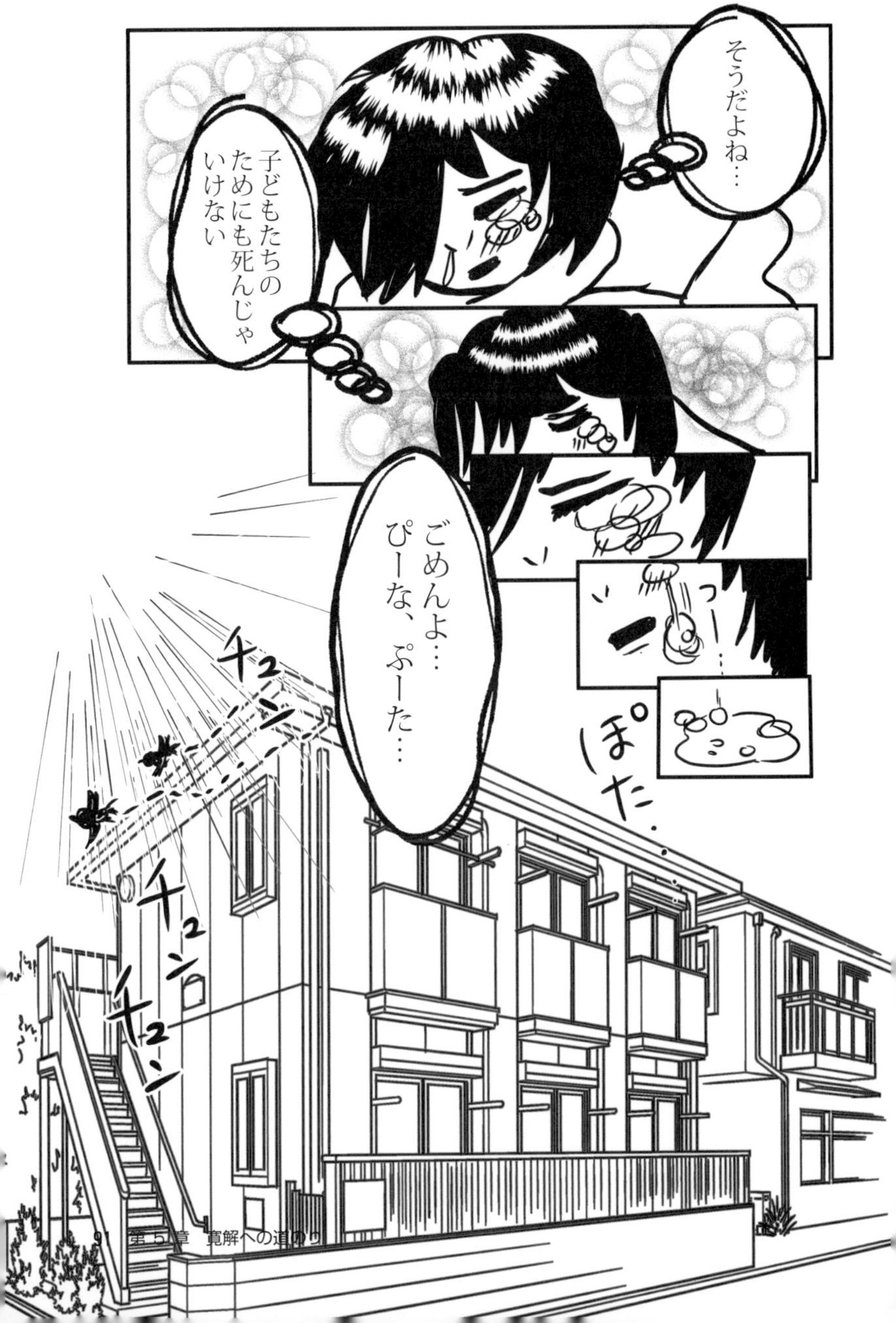
そうだよね…
子どもたちのためにも死んじゃいけない
ごめんよ…ぴーな、ぷーた…
ぽた…
チュン
チュン
チュン

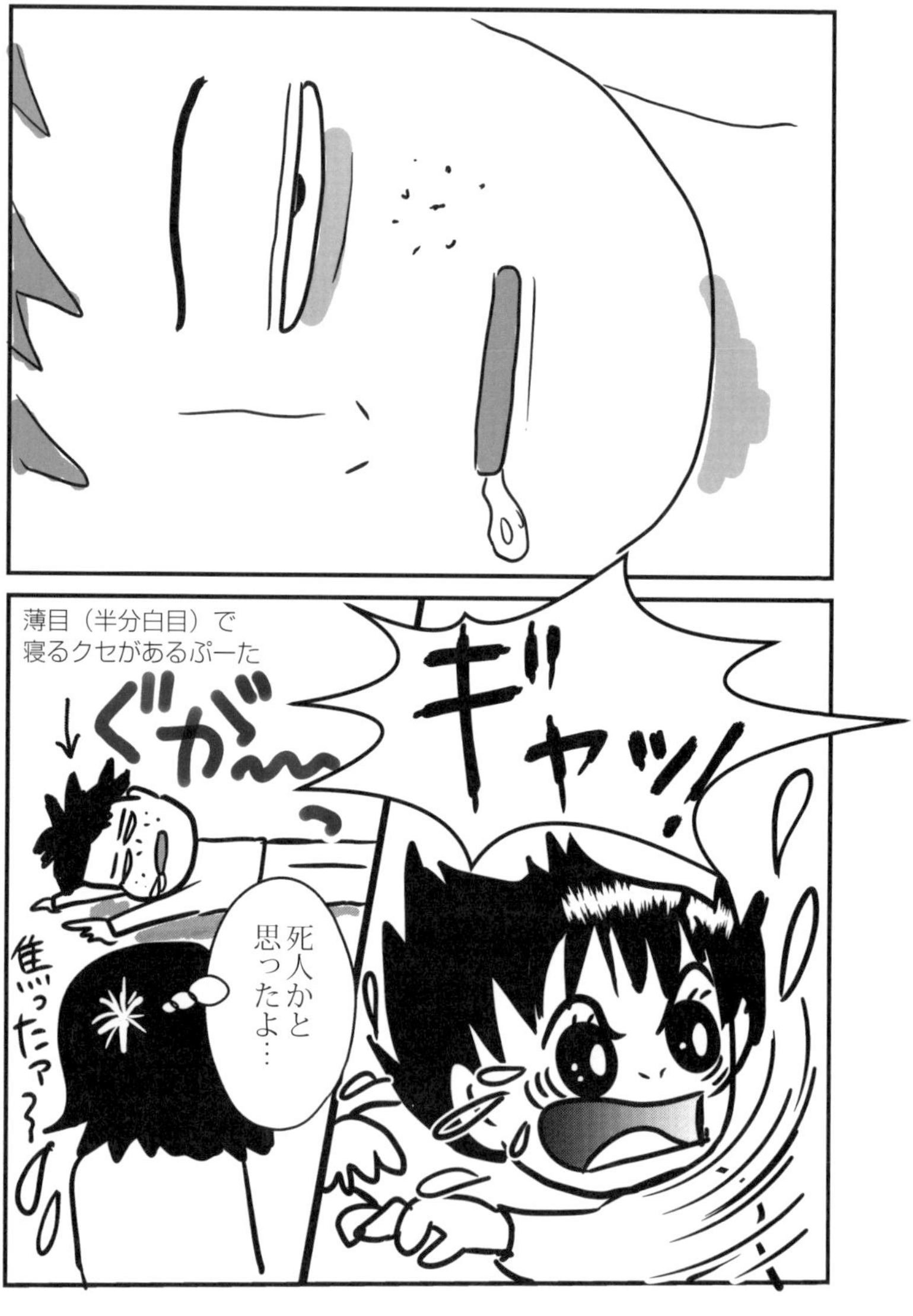

ギャッ！
薄目（半分白目）で
寝るクセがあるぷーた
ぐが〜
死人かと思ったよ…
焦ったァ〜

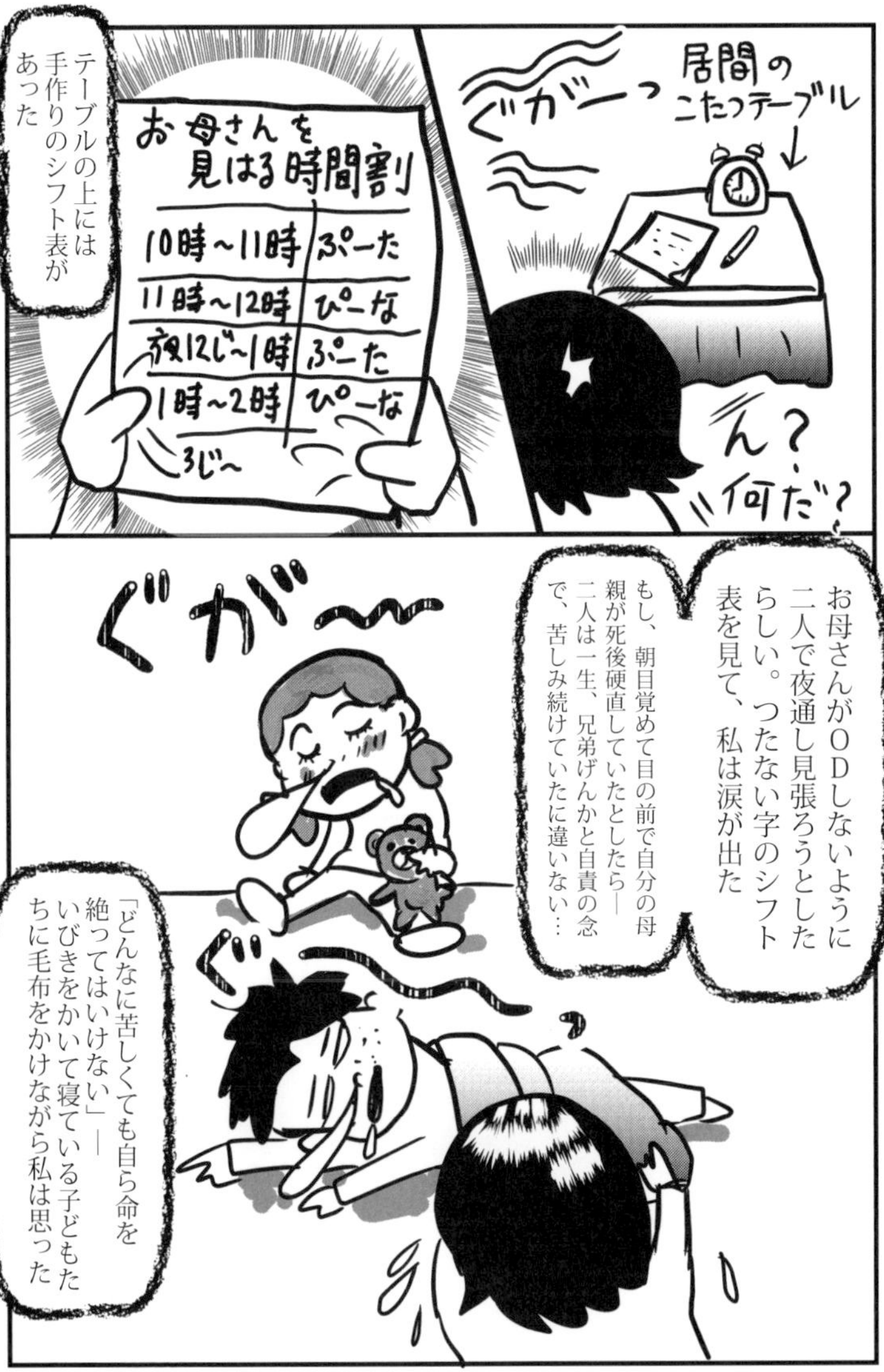

ぐがーっ
居間のこたつテーブル
ん？
何だ？
テーブルの上には手作りのシフト表があった
お母さんを見はる時間割
10時～11時 ぷーた
11時～12時 ぴーな
夜12じ～1時 ぷーた
1時～2時 ぴーな
3じ～
お母さんがODしないように二人で夜通し見張ろうとしたらしい。つたない字のシフト表を見て、私は涙が出た
もし、朝目覚めて目の前で自分の母親が死後硬直していたとしたら——二人は一生、兄弟げんかと自責の念で、苦しみ続けていたに違いない…
ぐが～～
ぐー
「どんなに苦しくても自ら命を絶ってはいけない」——いびきをかいて寝ている子どもたちに毛布をかけながら私は思った

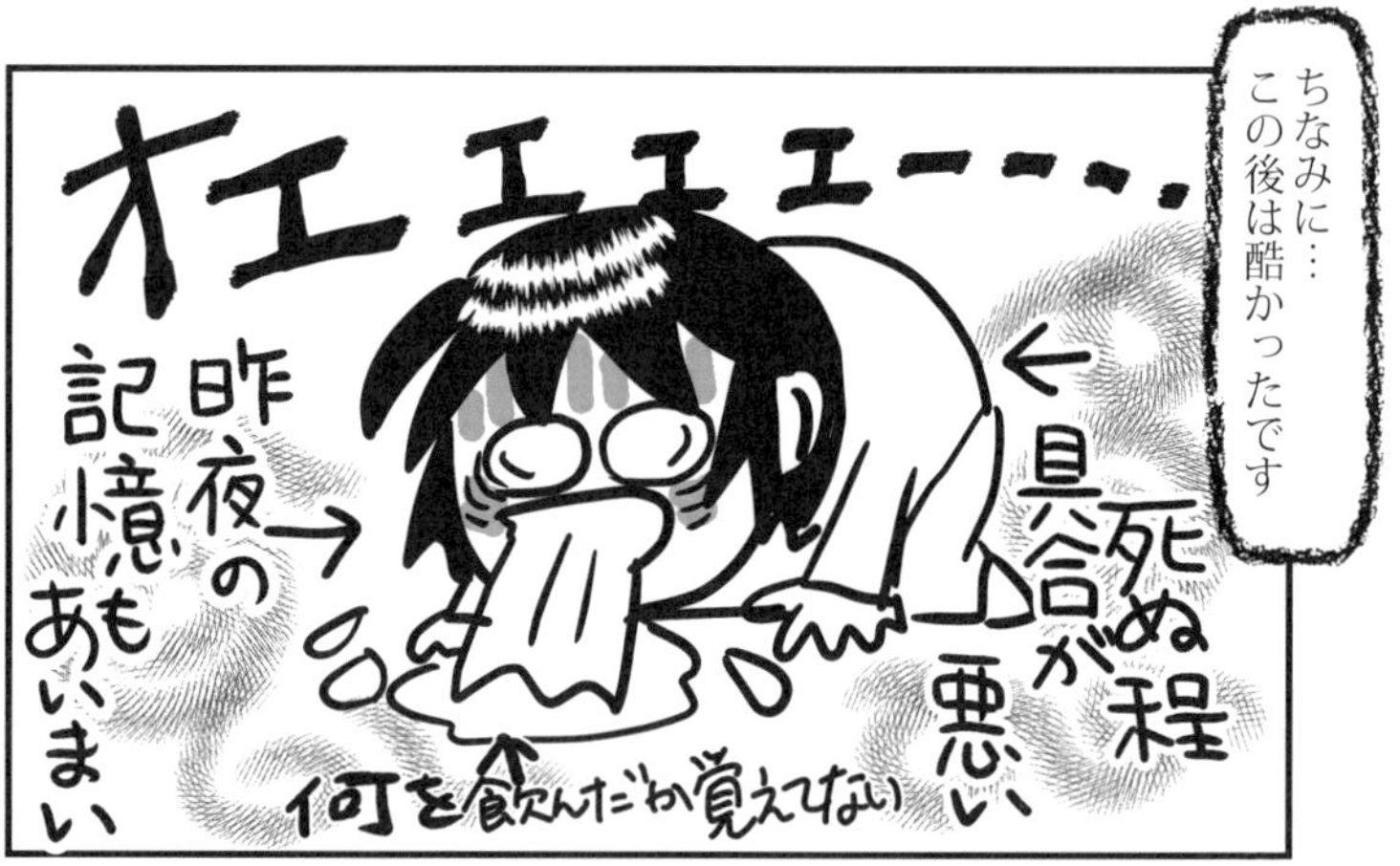
ちなみに…
この後は酷かったです
オエエエエー…
昨夜の記憶もあいまい
何を飲んだか覚えてない
死ぬ程具合が悪い

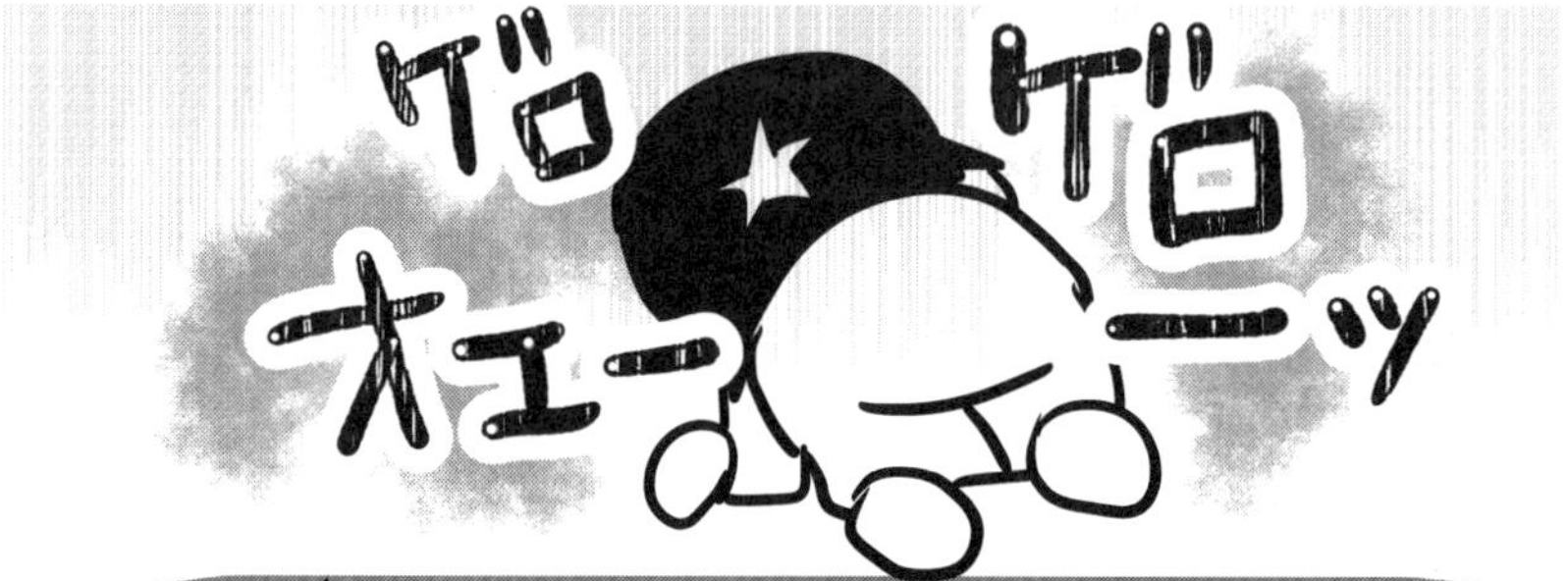
ゲロゲロ
オエーーーッ

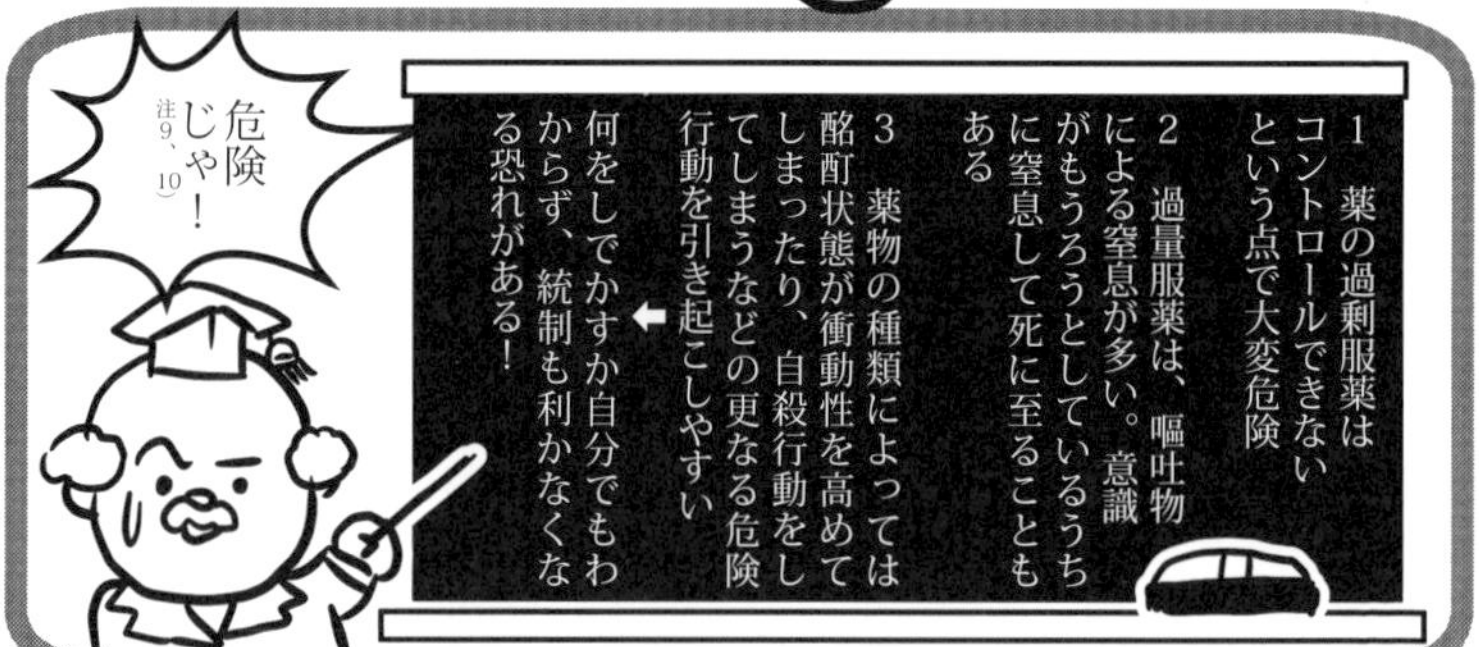

注9）➡（松本，2018）
注10）長期間の意識喪失からさめても，横紋筋融解症によって，足腰が麻痺して車椅子状態になることもある。

2 キシネン対策――自殺念慮について

①キシネン対策――死にたくなったらココを読め！

……とは言え、この本を読めるような人は、そもそも結構まだウツレベルは大丈夫な方だと思いますが、「死にたい」と思った時の参考にしてほしいのと、「死にたい」と私が言った時、周囲（家族や医療スタッフ）にしてもらって嬉しかった対応を記述したいと思います。

私は、実際に「自殺念慮」を体験したことが何度もあります。

一度目は、人生で初めて「重いウツ」を経験した時でした。大きな橋の上を通る度に立ち止まり「ボーッ」と川を眺めては、溺死する自分のことを想像し、涙が出てくるようになり、家族で買い物に行き、車の助手席にいても「死にたい、死にたい」とブツブツつぶやくようになりました。更には、夕方、子どもたちが学校から帰宅する前、ぼーっと一人、アパートの部屋の片隅で三角座りをして、「死のう」と皮のバンド（ベルトや紐）のようなものを探し出すこともありました（これらのエピソードは、『マンガでわかるどんなウツも、絶対よくなるラクになる』（有島サトエ著、すばる舎、２００６）に詳しく実録マンガエピソードが載っているので参考にしてください）。

……このように、重いウツになり、私は「死にたい」とつぶやくようになってしまい、ふとした時に「自殺の衝動」が波のように襲ってくるようになりました。

この時は、物が食べられなくなり、栄養がとれないため、心配した医師が「エンシュアリキッド（栄養補助ドリンク）」を処方したほどでした。こうなると、もう悪循環のループにドハマリ状態で抜け出すのが難しいです。というのも、所詮、「脳」を含め身体の器官すべてそうですが、神経回路も心臓の動きも、電解質・イオンの出入りなども、難しい化学反応が起こっていることで機能しています。脳の中の神経伝達物質やその受容も複雑な化学反応が起こっているからこそ、細胞のエネルギーが作られたり、神経回路が発火できたりするわけです。では、その原料を、私たちはどのように得ているかというと、食べ物・飲み物・酸素です。それらが身体の中で分解されたり化学反応を起こすから、脳の神経回路も働くわけです。

しかし、食べられないことが続くと、化学反応を起こすための原料が入らなくなってくるわけですから、脳の神経回路も働かなくなっていくのは当然で、考える力・思考力・判断力・集中力・気力・食べる意欲は減退していきます。

まさに負のループに陥っていきます（43ページ、図8参照）。

私が自殺せずにいられたのは、偶然、通行人や子どもたちに助けられたからです。前述のマンガ（有島、2016）で詳しく描いておいたので、覗いてみてください。

ここで、周囲の人の中には、「死にたい」と言って注意をあびたいだけで、結局は死なないんじゃないか？　と思われる人もいるかもしれません。

しかし、そのような方々に私は声を大にして言います。

「否！『死にたい』をアナドルなかれ！」

「死にたい、死にたい」と、頻回に言いつつ結局自殺していない人は、「死にたい」と言うことで、その都度周囲の人がその状況に気づき、注意を払ったり助けてくれる機会に恵まれているのだと思います。だからこそ、自殺行動に走らず、すんでのところで命が助かっているのだと思います。例えば、いじめで自殺した子のニュースで、生前のメモ書きで「死にたい」と書いてあったというような記事をみかけたことはありませんか？　「死にたい」は究極のＳＯＳ発信なのです。

また、「死にたい」の繰り返しは本当の自殺につながる可能性が大きいと思います。

それとは逆に「死にたい」とひとことも言っていなかった人が突然自殺した、という話も聞きます。それは、自殺念慮があったにもかかわらず、本人は口に出して言っていなかっただけのことで、援助者や周囲が気づくことができなかったせいかもしれません（松本、２０１８）。

もし、私が援助職立場で「死にたい」と打ち明けられたとしたら、正直内心、「面倒なことになったぞ」「重いなあ」「困ったなあ」と考えるかもしれませんし、重い問題をはぐらかしたいと思うかもしれません。しかし、「死にたい」気持ちを表出してくれたことは究極のSOSサインなのです。「死にたい」と打ち明けられた援助者や家族は、自殺予防の一手につながると思って、受け止めてほしいと思います。

②「打倒！ キシネン野郎」――時折襲ってくる「キシネン野郎」との戦い

「自殺念慮」は相当危険なサインで、心身ともに限界に来ています。「自殺念慮」は「希死念慮《きしねんりょ》」とも呼びますが、私は「死にたい」衝動を何度も経験する中で、その衝動に名前をつけて戦うようになりました。憎きあいつの名前は「キシネン（希死念慮を略しました）野郎」です。

キシネン野郎は本当にねちっこくて、手強いです。この「キシネン野郎」は、雑魚《ざこ》からラスボス級までおり、独りで立ち向かうことはかなり困難です。

私もそうでしたが、自己判断で「この程度のキシネン野郎であれば、家族にも周囲にも隠して乗り切れるだろう」と勝手に思っていても、主治医や専門家から客観的にみると「絶対休養が必要」と判断されることがあります。本人は（特にキシネン対決ビギナーですと）、「自分で何とかできる・自分でなんとかせねば・誰にも迷惑をかけたくない」などと思いがちですが、このような、自分の判断でさえ狂わせてしまうのが、ラスボス級の「キシネン野郎」です。

ラスボス級の「キシネン野郎」は手強いので、まずは仕事はおろか日常の家事・雑事から完全に離れ、安心して休養することが大事です。

主治医の判断によりますが、自宅でどうしても心身すべて完全に休養できない人は、入院もアリだと思います。

また、どうしても入院できない場合は、ほぼほぼ入院と同じような「勤務や家事・雑事から隔離されるような環境」をつくるといいと思います。そして必ずそれとなく見守る人をつけてください。

私もキシネン野郎との戦いはつらかったです。

それでは、雑魚キシネン野郎から、ラスボス級のキシネン野郎まで使える対策をご紹介します。

主治医に電話する。できれば受診する

自宅で自殺念慮が襲ってきて苦しい時は、やはり、かかりつけの主治医・医院に電話をして相談し、できれば受診しましょう。もちろん、医師も何らかの対応策を教えてくれるかもしれませんし、記録として残るので、次回の受診時の参考にもなります。一人で受診すら危なそうな場合や、本人が憔悴しきっている場合は、主治医と本人の了解を得て、家族や付き添いの人とともにかかりつけの病院を受診しましょう。

公的相談窓口の利用

電話帳やネットで検索するとさまざまな相談窓口が掲載されています。

自治体によって「自殺予防」の独自の電話相談を設けているところもあります。

また、最近は、自治体でSNSを使った「自殺予防相談アドレス」を設けている地域もあるので活用してみるのも手です（杉原・宮田、２０１８）。

片《かた》っ端《ぱし》から相談——検索キーワードは「死にたい・相談」

今や、ネットの時代ですが、「死にたい・相談」というキーワードで検索すると、自治体で行っている自殺予防専門相談窓口がずらっと出てきます。とにかく、片っ端から「死にたいんですけどどうしたらよいでしょう」と言いまくりましょう。緊急なので、自分が住んでいる地域以外の相談窓口でもいいと思います。

また、「子育て」「いじめ」「パワハラ」など、内容を特化した相談窓口や公益財団法人も多くあるので、そのような団体を利用するのもいいと思います。

保健所保健師の活用

全国各地に「いのちの電話」があります。地元の「電話」につながらない時は大都会の「電話」にかけてみてください。しかし、私の実体験ですが、肝心な時にいつも「いのちの電話」は話し中でした。「いざという時につながらない『いのちの電話』なんて…」と内心毒づいてしまいましたが、今振り返ってみると、地元や近隣の「いのちの電話」だけでなく、全国各地・または大都市の「いのちの電話」にかければ良かった、と痛感しています。

私が自殺念慮に駆られ、「いのちの電話」にかけた時、「混み合っているので後からおかけ直し下さい」という冷淡な自動音声、もしくは、運が良くて「話し中」という状態でした。内心「全国でどんだけの人が死にたがっているんだ！　いいかげんにしろ！」と思ってしまいました。「後からおかけ直し下さい」という自動音声が続き、たまに、「話し中」になると、「よっしゃあ」と思わず声をあげてしまい、「あ、自分は、死にたくなってつらかったから電話していたんだっけ」と苦笑してしまったこともあります。

昔はSNSも発達していなかったので、電話帳を開いて、相談電話に次から次へと電話していきましたがどこも話し中でした。

穴場として、一番助けになったのは「保健所の保健師さん」でした（この時の詳しいマンガは前書（有島、2016）をご参照ください）。

地元の市町村保健師は、身近すぎてどこかで顔を合わせても嫌ですし、市町村保健師という職務は業務上、母子保健・特定健診・生活習慣病予防・介護など広い範囲を扱っています。身近であるぶん、話しやすいかもしれませんが、実は「保健所（都道府県管轄）保健師」は精神保健や特定疾患、感染症を専門としているので「死にたい」の相談対応のスキルが長けています。これは結構な穴場で、電話もつながりやすく、地元の精神科病院や先生方とのつながりもあり心強いです。

Point
- 全国各地の「いのちの電話」に電話する。
- 保健所の保健師さんはメンタルの相談にのってくれるし、つながりやすい

具体的な方法

（1）保健所に電話する

（2）「自殺のコトに関して保健師さんに相談したいのでお願いします」と保健師につないでもらう

（3）「死にたいんです……！」と気持ちを話す

これだけです！

私が話した保健師さんは真剣に「死にたい」を受け止め、話を聞いてくれて、具体的な案も出してくれました。話したことで、この時は自殺を思いとどまることができました。

「死にたい」が離れなくなったら超危険なサイン！　危ない場所には近づかないこと

自殺念慮が出たら、地下鉄や踏切には近づかない方がいいと思います。

自室で衝動的に死にたいと思った時は、包丁や首つりの紐を準備するという気力や積極的な意欲を出すことすら結構難しいのですが、地下鉄のプラットホームや駅の線路、高層ビルの屋上、踏切などは、ふらっと飛び降りる労力しか要らないので、キシネン野郎の魔物に背中を押され、衝動的に飛び込んでしまう可能性が高くなると思います。

また、家族は、「死にたい」と本人が言い出したら目を離さないでください。できるだけ早めに専門職に相談した方がよいでしょう。

キシネン野郎はしつこいので、ふとした時に、雑魚《ざこ》のキシネン手下を送り込んでくることもあります。私の場合もそうでした。雑魚の場合は、自分一人で孤独に乗り切らねばならないことも多く、つらかったです。そのような時は「吐ききる深呼吸」で「1分生きる」を繰り返して耐えました。

「深呼吸して1分生きる」の積み重ね

まず深呼吸をします。吐く息を思い切り長くして「酸欠になるんじゃないか？」と思うくらい、全身の息を吐ききるようにします。吸う息はその半分程度の長さにして短く吸います。そのように深呼吸を繰り返していきます。はじめの深呼吸を例えば、

「吐く（8秒）：吸う（4秒）」を5回繰り返すと1分乗り切れます。

その「1分」を繰り返して、また1分乗り切ります。3分乗り切れたら、また3分。「3分生きる」を繰り返していくと、キシネン野郎が諦めて去ります。「3分乗り切れた」という自信の積み重ねで、生きていきましょう。

「死にたい」から注意がそれるようなことをする

手強いキシネン野郎だとこの手は使えませんが、雑魚なキシネン野郎であれば、

- バランスをとりながら命がけで窓を拭く
- 子どもと「テーブル卓球」、「風船バレー」する

というような、身体を動かすことに集中し、真剣になることで、雑魚キシネン野郎は去ります。

また、身体を動かすのができない人は、

- 口笛を吹く
- お経をひたすら唱える
- 歌を歌う

というふうに、「焦燥感」「不安」「キシネン野郎」から注意がそれる方法を、普段からいくつかメモしておくといいと思います。そして、いざ「雑魚キシネン野郎」がやってきた時にメモしてあった方法を実行していくのです。

過去に強敵のキシネン野郎が襲ってきて、私は入院したことがあります。

この時は限界でした。運転もできないほど憔悴しており、妹が運転して病院に連れて行ってくれましたが、私は助手席で「死にたい、死にたい」と繰り返していました。受診し、主治医の判断で「即入院」と言われました。その時点で私は、物心ついてからの入院経験は2回しかなく（アキレス腱を切った時と出産の時だけ）、それ以外に事故も大病もなく過ごしてきました。その私が、ウツで精神科に入院するとは思ってもいませんでしたし、そんな自分を受け入れることができず、自分が情けなくなり、涙が出ました。

看護師さんが外来から入院病棟に車椅子で連れていってくれました。私は最初「歩けると思います……」と弱々しく遠慮がちに言ったのですが、優しい看護師さんが「無理しないで」と言いながら車椅子に乗せてくれた時、「歩かなくて良いのだ」という安堵感が広がりました。この時の「入院」は正解だったような気がします。家の雑事や子どものことは家族に任せ、私は、物理的にもすべての日常から隔離されたわけです。

「何もしなくていいんだ……」

「寝ていいんだ……」

「晩ご飯のおかずを考えなくてもいいんだ……」

「子どものお迎えにも行かなくていいんだ……」

「子どもの相手をしなくてもいいんだ……」

「夜中に起きなくていいんだ……」

「奥様方やご近所づきあいもしなくていいんだ……」

「人と話さなくていいんだ……」

「買い物に行かなくてもいいんだ……」

「何時まで寝てもいいのだ……」

「朝、誰よりも早く起きて弁当や家族の面倒を見なくてよいのだ……」

という安堵感が広がりました。

個室で、私は、ぐっすり眠れる点滴をしてもらいましたが、こんなに泥のように眠ることができたのは何年ぶりだろう、と感動すら覚えた記憶があります。それくらい、私は「ぐっすり寝た」という記憶が数年なかったのでした。


ウツが発症した原因は一つではなく、複数の伏線が長期にわたって重なっていった結果、重くなってしまったのだと思います。

最初に体験した重いウツ発症のこの時が一番手強い「キシネン野郎」との戦いでした。

しかし、このように酷い状態であった私でさえ、退院後は元気になり、復活できました。仕事も家事もしっかりできるようになりました。

いま、自殺念慮を持ち、つらく苦しいトンネルの中にいる方々でも、絶対に命さえあればいつかは復活できるし必ずよくなる、必ず「生きていてよかった」と思える時が来ますので、本当に死なないで、生きてほしいです。

私はこのように主治医に恵まれ、復活しましたが、安心して頑張りすぎたのか、数年後、油断して再発しました。再発した時は入院せず、自宅で手強い「キシネン野郎」と戦いました。妹や子どもたちの絶大な協力があり乗り切れましたが、毎日抗うつ薬の点滴をするため受診せねばならず、妹が連れていってくれました。私は妹「のり江さん」という支えがあり恵まれていると思います。

しかし、妹には私の世話と家事で、相当なストレスであったと思います。一般的にも、ウツの人が家族にいると家族もストレスがたまっていくので、家族（夫婦）もろとも「Wウツ《ダブル》」になるケースも非常に多く、ウツを抱える家族のメンタルケアが急務だと私は思います。自治体によっては、「ウツ家族の会」、「精神疾患を持つ患者家族の会」というグループがある地域もあります。家族の方の相談も保健所保健師は受けますので、家族の方も共倒れにならないようにしてください。

また、例えば働き手の夫がウツで休職（または復職）する場合、職場や病状によっては上司が介入する場合も出てきますが、そのような時は、職場の上司や、産業医、産業保健師が相談にのってくれることもあります。

③家族や周囲ができること&《アンド》してもらって嬉しかったこと

実際、重いウツが再発した時、妹にしてもらって有り難かったことや、保健師としての経験値もふまえていくつかご紹介します。

そっとそれとなく見守り

「死にたい」とブツブツつぶやいていた時は、妹も内心疲れていたとは思いますが、何気なく、私の家に泊まっていってくれたり、同じ部屋の少し離れたところで、本を読んでいてくれたりしました。私は口に出して言えませんでしたが、すごく嬉しかったです。

不安や焦燥感や、絶え間なく襲ってくる「キシネン野郎」と、一人で戦う自信がなかったので、なにか苦しい時には妹がいてくれるという安心感が私を何度も救ってくれました。

「死にたい」と言っても聞いてくれた妹や保健所の保健師さん

「死にたい、死にたい」を繰り返す私に、妹は「そうかい、なんでそう思うんだい？」と、否定もせず、怒りもせず穏やかに聞いてくれたので、安心して気持ちを吐露できました。もし、この時「母親なのにそんな弱気じゃダメだろ！」などと怒られたら、私はますます心が折れていたように思います。

保健師さんに電話した時には、くわしく気持ちや状況を聞いてくれました。つらいという気持ちをわかってくれましたし、受診状況やかかりつけの医院にいけるかなども尋ねてくれました。切迫した気持ちをわかってくれて、「近くの保健師に連絡をとって、訪問に行かせましょうか」とまで言ってくれました。その方と話しているうちにだんだんと気持ちが落ち着いてきました。まさに「同情」してくれ、「共感」してくれ、そして「助言」をしてくれた方でした。

危険なものの排除

危険なものの排除は、私が精神科の病棟看護師だった時は自然に行っていましたが、いざ自分となると、人によって「危険なもの」が随分違うんだなあと実感しました。というのも、看護師の時は入院時に明らかな「刃物」「はさみ」「かみそり」を預かったり、患者さんによっては洗剤をごくごく飲んで死のうとする方もいるので、「洗剤」を預かったりしていましたが、私の場合、自宅で妹がとりあげたものは「車の鍵」でした。確かに、判断力も落ち運転も危険でしょうし、衝動的に暴走したり危険な場所に行きかねないと、妹は思ったようです。妹は看護師ではないのですが、実によく、私の性格を把握してくれていました。

強制的に休養させてくれた（妹）

特に有難かったのが、急性期、午後9時になったとたん妹が、「はい！　寝る時間！」と言って、強制的に暗い別室の布団に私を寝かせ、ピシャッと戸を閉めてくれたことでした。ウツに陥りやすい人は、自分で調整して休養を言い出せないことが多いので、強制的にでも、このように休ませてくれたのがとても嬉しかったです。戸の向こうの居間から、子どもらの声や、雑音が少し聞こえましたが、寝室を暗くして、ゆっくり休むことができました。ここまでしないと、たぶん、私はごそごそ起きていって食器を洗ったり、明日の子どもらの弁当のためにご飯の準備をしたり、学校への提出物が心配でそわそわして、しっかり休養がとれなかったと思います。

強制的に休ませてくれて嬉しかった

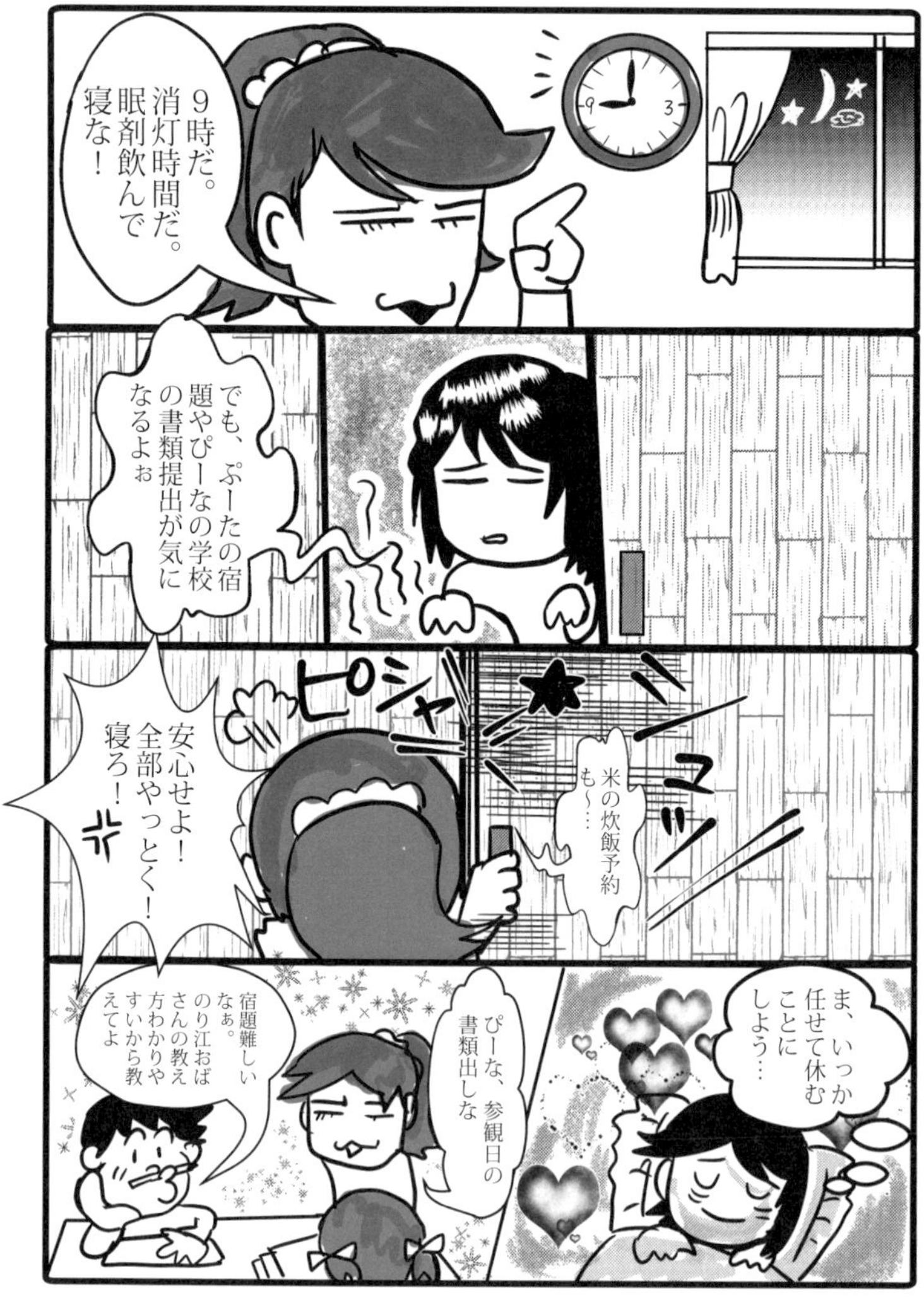
9時だ。消灯時間だ。眠剤飲んで寝な！
でも、ぷーたの宿題やぴーなの学校の書類提出が気になるよぉ
ピシャ
安心せよ！全部やっとく！寝ろ！
米の炊飯予約も〜…
ま、いっか任せて休むことにしよう…
ぴーな、参観日の書類出しな
宿題難しいなぁ。のり江おばさんの教え方わかりやすいから教えてよ

死にたい気持ち――嬉しかった家族の対応[注11)]

本人にとって
危なっかしい物は
とりあえず排除。

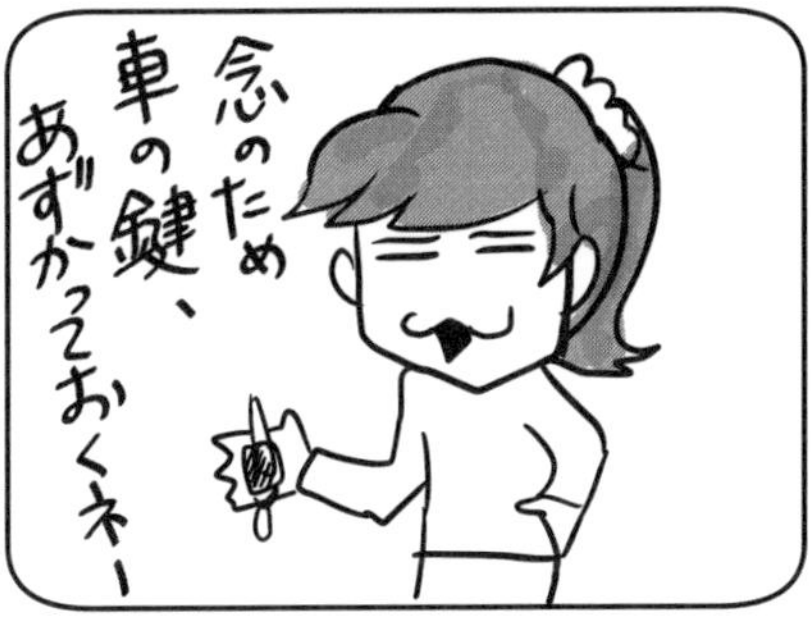
念のため
車の鍵、
あずかっておくネー

変な様子があった時は、
何気なく
そばにいてくれた妹が
嬉しかった。
夜に泊まっていって
くれたこともあり、
心強かった。

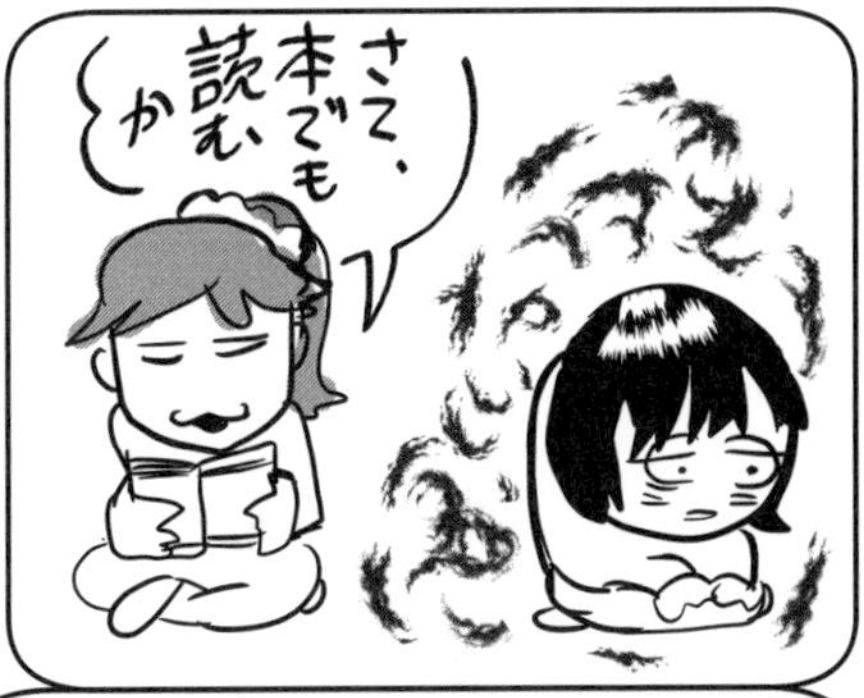
さて、本でも読むか

それとなく内服薬の確認を
してくれた妹。
さり気なくごみ箱も見て、
カフェイン剤の飲み過ぎや
薬の過剰摂取がないかも
確認していた。

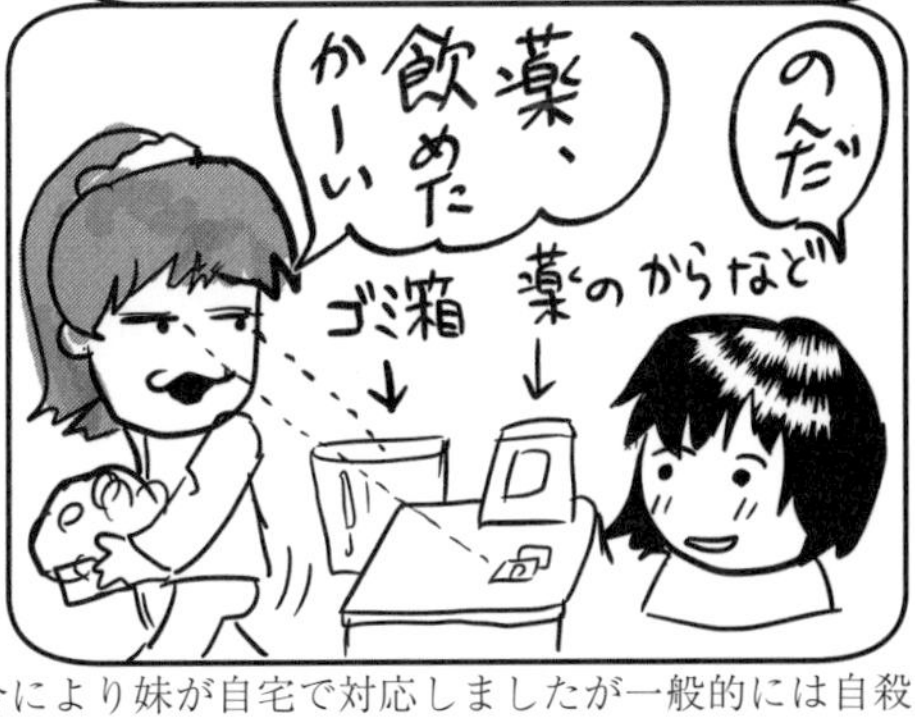
薬、飲めたかーい
のんだ
ゴミ箱
薬のからなど

注11）筆者の場合は私的都合により妹が自宅で対応しましたが一般的には自殺念慮が感じられた場合，緊急で専門家に相談し，家族や本人だけで絶対に抱え込まないようにしてください。

「死にたい」を受けとめてくれた妹

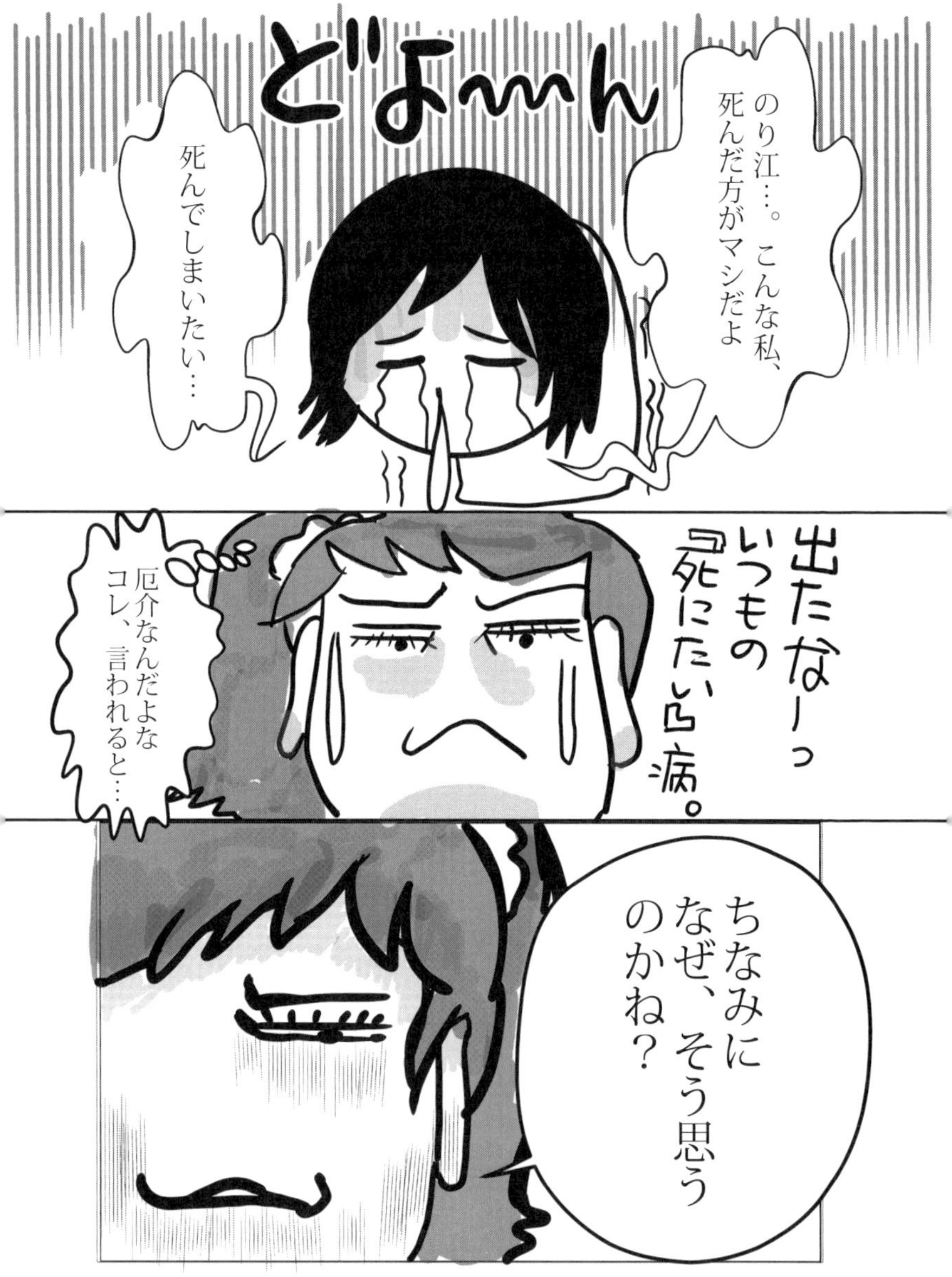
どよ〜ん
のり江…。こんな私、死んだ方がマシだよ
死んでしまいたい…
出たなーっ いつもの『死にたい』病。
厄介なんだよな コレ、言われると…
ちなみに なぜ、そう思う のかね？

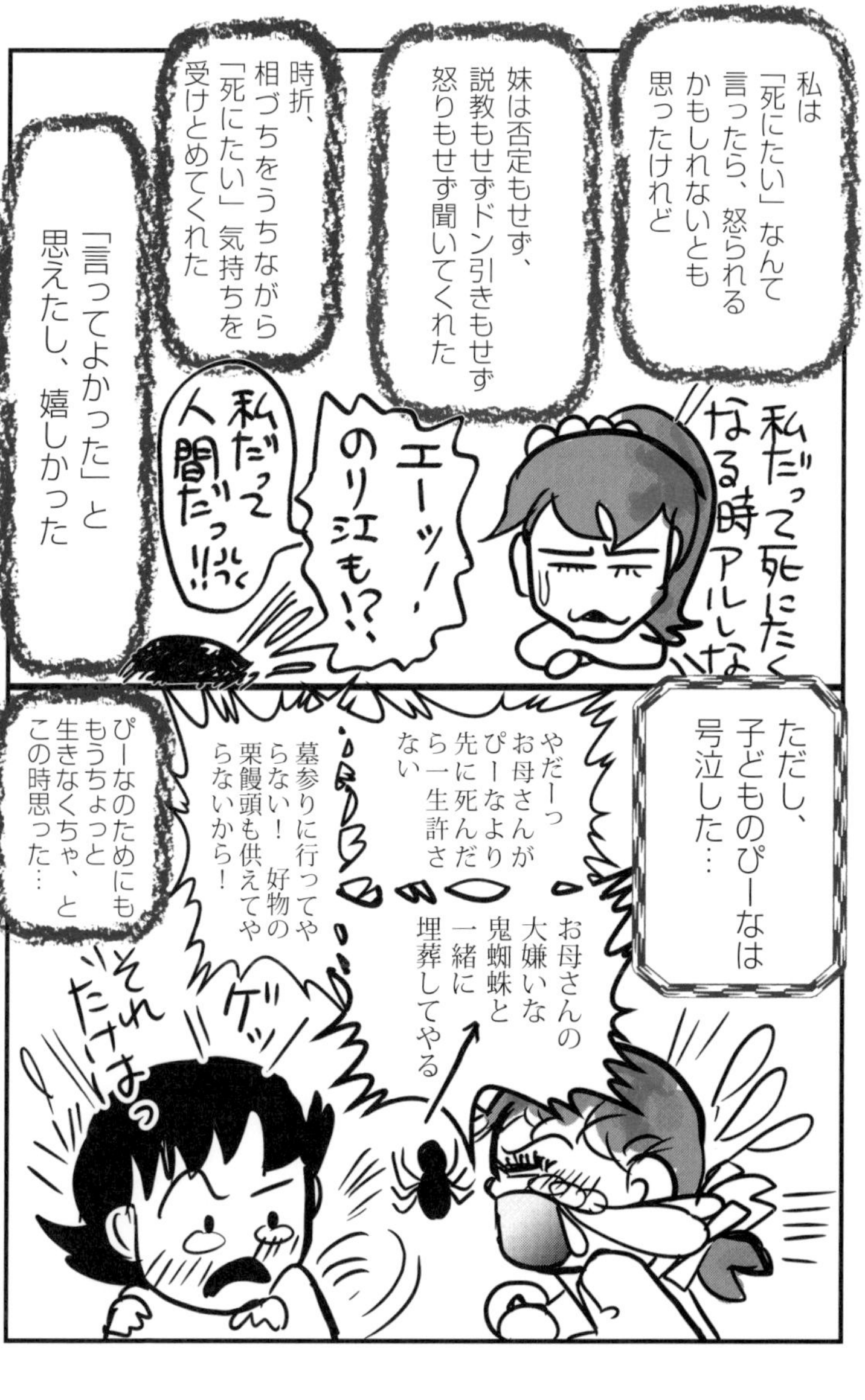
私は「死にたい」なんて言ったら、怒られるかもしれないとも思ったけれど
妹は否定もせず、説教もせずドン引きもせず怒りもせず聞いてくれた
時折、相づちをうちながら「死にたい」気持ちを受けとめてくれた
「言ってよかった」と思えたし、嬉しかった
私だって死にたくなる時アルしな
エーッ！ のり江も!?
私だって人間だっ!!
ただし、子どものぴーなは号泣した…
やだーっ お母さんがぴーなより先に死んだら一生許さない
墓参りに行ってやらない！ 好物の栗饅頭も供えてやらないから！
お母さんの大嫌いな鬼蜘蛛と一緒に埋葬してやる
ぴーなのためにももうちょっと生きなくちゃ、と この時思った…
ゲッ
それだけはっ

3　家族や周囲の方へ

家族や周囲、職場の方がどのように「ウツ本人」に接すればよいか、という対応の正解はないと思います。

というのも、その時のウツ症状や立場、社会的役割、などが複雑に絡み合っているので、臨機応変に対応していくしかありません。重いウツのどん底から回復していく中で、数カ月くらい経つと、急性期にはできなかった自分のことも少しずつできるようになっていきますが、それも日や時間帯で常に揺らいでおり、昨日はできたことでも今日はできなかった、というように波があります。自宅療養が長く続くと、本人だけではなく、家族でさえも苛々したり、ついつい「まだ治らないの」「復職しないの？」「昨日はできたでしょ、なんで今日はできないの」と口に出してしまいがちです。

私の場合は、近くに住む妹「のり江」さんが家事や育児を支えてくれましたが、妹も多忙な時は明らかに苛々した口調になっていました。それは当然のことだと思います。家事や育児を手伝っても、子どもたちの母である私は、いつも暗い顔をし、布団にこもりきりであったり、口を開けば悲観的な言葉ばかりで、妹も参ってしまっていたことでしょう。

このことは、たいがいの家族にも当てはまることで、一家の大黒柱や母親がウツになると、支える夫や妻などのパートナーも共倒れになり、下手したら「W《ダブル》ウツ」に陥ることもあります。

W《ダブル》ウツにならないためのPoint

・家族も、自分自身のストレス発散方法を多く持つ
・地域や病院によっては、家族会がある場合もあるので、参加して悩みや弱音を共有したり情報交換する
・自助会もない場合は、保健所の保健師さんに電話で気持ちや悩みを吐露する
・一人で抱え込まないで専門家や信頼できる人に助けを求める

私のエピソードでは、自殺念慮が出た時の妹「のり江」さんの対応は先に（112、113ページ参照）述べましたが、これは、妹がかなり理解があり、勉強してくれたおかげであって、一般的には、専門家に相談した方がいいです。

また、例えば夫がウツであったりすると、休職や雇用形態にも関わり、また職場での困り事と妻の困り事が似ていることも多いので、妻が信頼できる、夫の職場の上司に相談する例もあります。

自宅療養が長くなり、少しずつ回復に向かっていく中で、私の経験から、嬉しかった対応や乗りきるコツをご紹介します。

①「できる！」と思ってもその7割程度でよしとする

「少し遠くのスーパーまで散歩に行って、食材を買って帰宅する」という目標をかかげて、スー

パーまで散歩した結果、店内に入る気力がなく、Uターンして帰宅しても「散歩できた」のでOK！とする等です。家族も、「買い物できなかったの？」ではなく、「散歩できたんだね！」と認めてあげましょう。

②発症前の自分に戻るのではなく、新しい生活スタイルを築く気持ちで

ウツになったのは、それまでの生活の中で、何かしら無理があった証拠であり、生き方を変えたらいいよ、というサインなのです。ですから、発症前の生活スタイルに戻ってはいけないのです。

例えば、私は発症前には「仕事」も「家事」も「育児」も「家族行事」も「学校行事」もすべて完璧にバリバリこなしていました。この諸々がたたってウツになったのだとすれば、エンジンをふかしすぎて身体を壊したわけですから、どれかをばっさり切り捨てる勇気が必要です。この時「切り捨てる」と思うと、何かを失った気持ちになるかもしれませんが、そうではなく「自分に本当に必要で大事なもの（こと）だけを選び抜いた」と捉えてください。

具体的には、私はバッサリ「デキル完璧母さん」という役を切り捨てました。

「デキル完璧母さん」を止めたとたん、子どもたちは「仕事しないの？」「御飯、つくれないの？」「全然掃除しないね」「宿題も教えてくれない」「お母さんが馬鹿になったみたいだ」と言い、今までの「テキパキしたキラキラ母さん」から、「のんびり母さん」を受け入れるのには時間がかかったようです。

しかし、今ではすっかりそれが日常になり、私は「とぼけたユルイお母さん」というキャラクターで子どもらに定着し、楽になりました。

ウツに限らず家族の誰かが病気になると、当人だけでなく家族の危機でもあるわけですが、これは、危機によって、家族が大きな成長をするためのステップでもあります。

③一連の作業がまるごと「できない」わけではない
——家族は小さな「できること」を発見してあげて、部分的なお手伝いでさりげなく介入

例えば、「朝のゴミ出し」という作業があるとします。この作業は、

（1）朝起きる
（2）各部屋の燃やせるゴミを集める
（3）一つの指定ゴミ袋に入れる
（4）まとめた袋をしばる
（5）ゴミステーションに持って行く

と細かく分けることができます。

私は、なぜか（2）～（4）が苦手でした。

そこで、最初はもちろん妹は（1）～（5）まで全部してくれていましたが、徐々に回復していく中で、前日の夜に（2）～（4）をやって玄関に縛ったゴミを置いておいてくれるようになり、翌日朝、私の作業は（1）、（5）のみでいいようにしてくれました。

今では当たり前のように（1）～（5）までできるようになりましたが、このように段階を踏んでいくということが大事で、家族も、本人のその時の調子を見ながら「できるところ」「できないところ」を見極めていくことが大切だと思います。

ちなみに私も完璧母さんの役を降り、「寝てばかりのゆるい母さん」が定着したころ、ようやく家族の笑い声や話し声、子どもたちの喧嘩の声も「騒音」にならず、ＢＧＭのように「聞く」ということができるようになってきました。

しかし、そのようになっても、まだ、積極的に「会話に参加する」「表情よく受け答えする」ということは苦痛でした。

私は、居間に布団を持ってきて、いつでも横になれるようにしつつ、学校から帰宅した子どもたちの会話を聞くだけという時期もありましたが、段階を踏んで徐々によくなっていきました。

「ゴミ出し」を細かく分ける

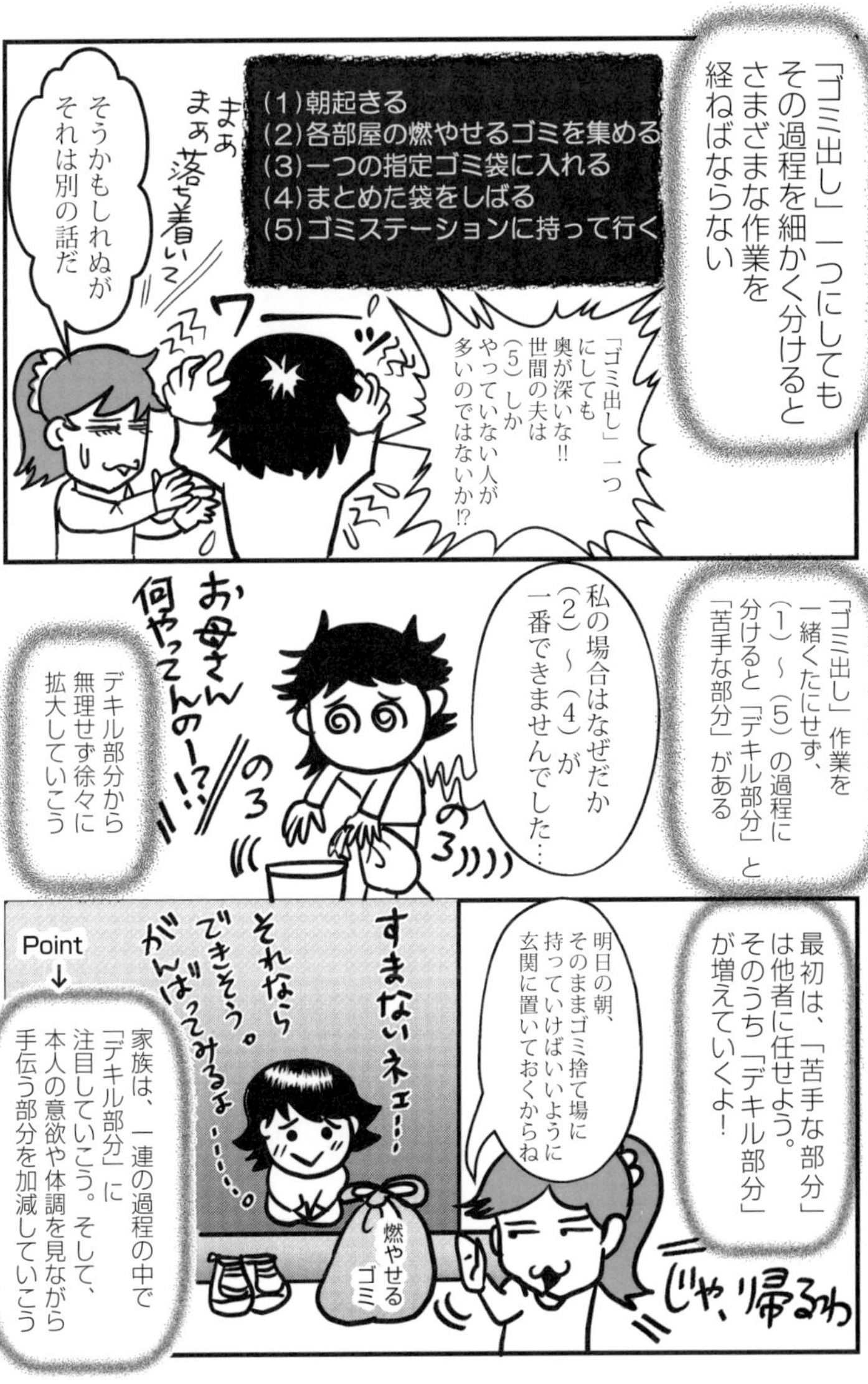
「ゴミ出し」一つにしても その過程を細かく分けると さまざまな作業を 経ねばならない
(1)朝起きる
(2)各部屋の燃やせるゴミを集める
(3)一つの指定ゴミ袋に入れる
(4)まとめた袋をしばる
(5)ゴミステーションに持って行く
「ゴミ出し」一つ にしても 奥が深いな!! 世間の夫は (5)しか やっていない人が 多いのではないか!?
ワー!
まぁまぁ落ち着いて
そうかもしれぬが それは別の話だ
「ゴミ出し」作業を 一緒くたにせず、 (1)~(5)の過程に 分けると「デキル部分」と 「苦手な部分」がある
私の場合はなぜだか (2)~(4)が 一番できませんでした…
お母さん 何やってんのー!?
のろ のろ
デキル部分から 無理せず徐々に 拡大していこう
最初は、「苦手な部分」 は他者に任せよう。 そのうち「デキル部分」 が増えていくよ!
明日の朝、 そのままゴミ捨て場に 持っていけばいいように 玄関に置いておくからね
じゃ、帰るわ
すまないネェ…
それなら できそう。 がんばってみるよ……。
燃やせる ゴミ
Point
家族は、一連の過程の中で 「デキル部分」に 注目していこう。そして、 本人の意欲や体調を見ながら 手伝う部分を加減していこう

回復過程での家族介入コツ川柳

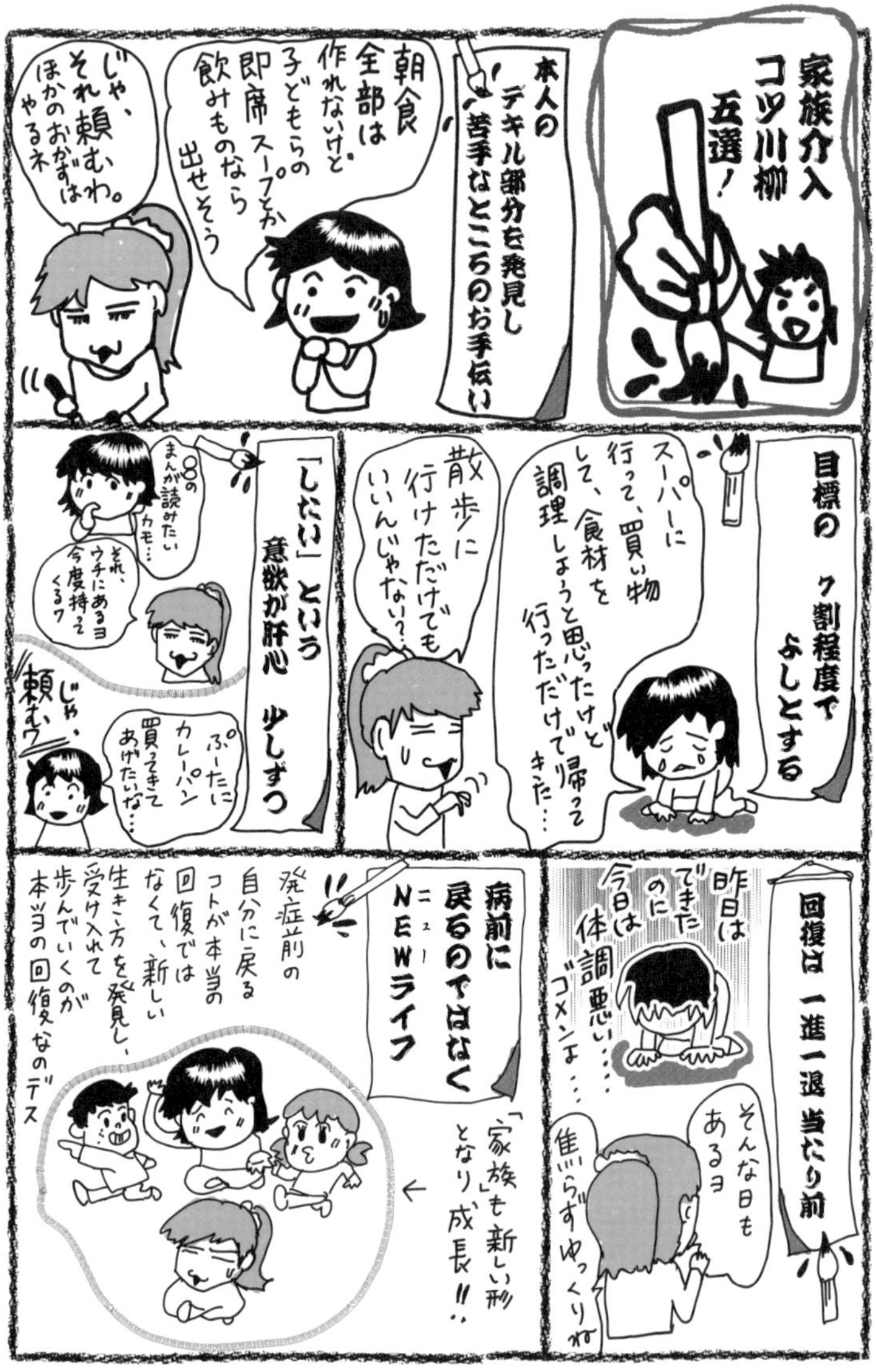
家族介入コツ川柳五選!
本人のデキル部分を発見し 苦手なところのお手伝い
朝食全部は作れないけど子どもらの即席スープとか飲みものなら出せそう
じゃ、それ頼むわ。ほかのおかずはやるネ
目標の ７割程度で よしとする
スーパーに行って、買い物して、食材を調理しようと思ったけど行っただけで帰ってきた…
散歩に行けただけでもいいんじゃない??
「したい」という 意欲が肝心 少しずつ
○○のまんが読みたいカモ…
それ、ウチにあるヨ 今度持ってくるワ
ぷーたにカレーパン買ってきてあげたいな…
じゃ、頼むワ
回復は 一進一退 当たり前
昨日はできたのに今日は体調悪い…ゴメンよ…
そんな日もあるヨ
焦らずゆっくりね
病前に 戻るのではなく NEW《ニュー》ライフ
発症前の自分に戻るコトが本当の回復ではなくて、新しい生き方を発見し、受け入れて歩んでいくのが本当の回復なのデス
「家族」も新しい形となり成長!!

会話に入りたいという意欲が出た

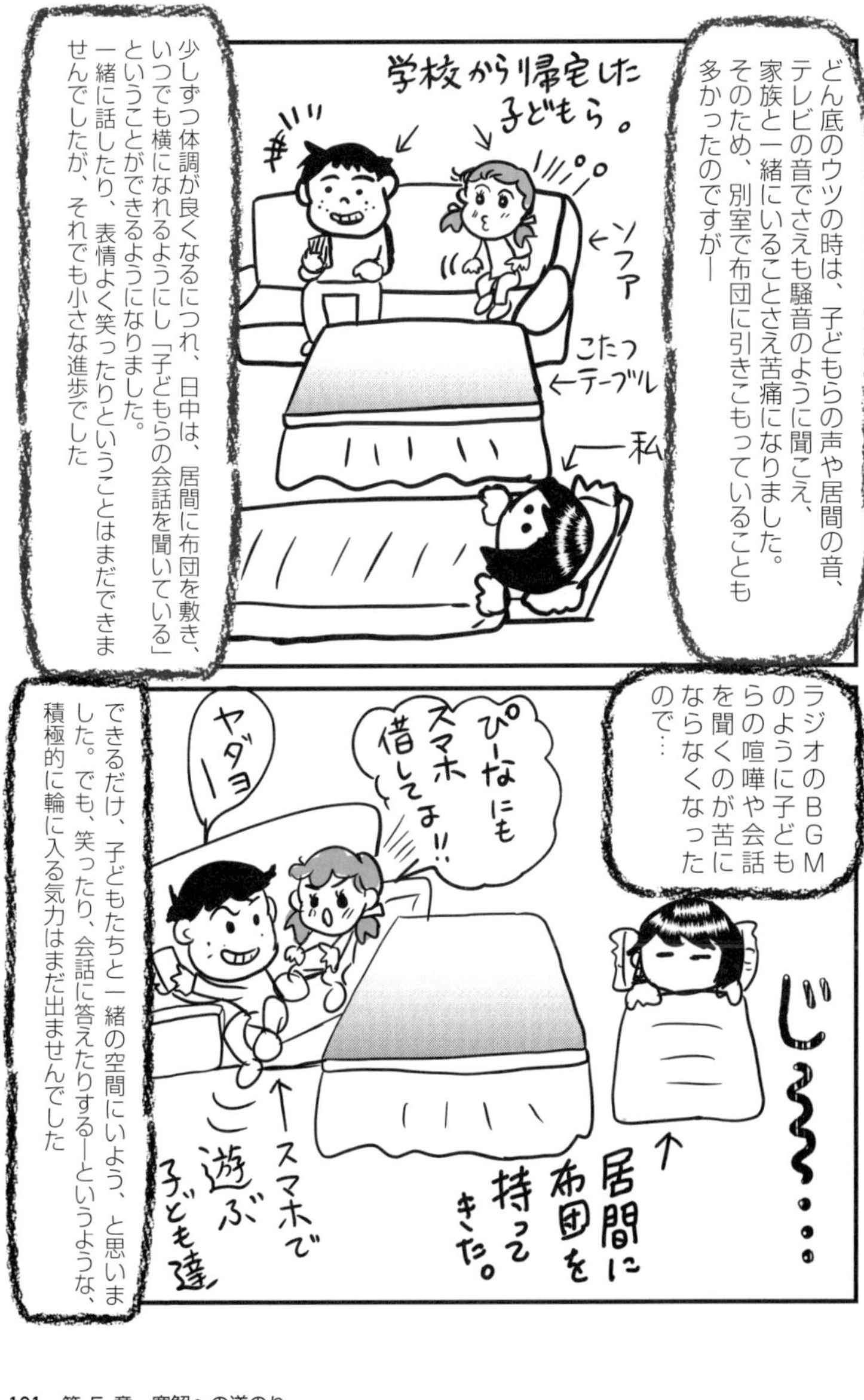

どん底のウツの時は、子どもらの声や居間の音、テレビの音でさえも騒音のように聞こえ、家族と一緒にいることさえ苦痛になりました。そのため、別室で布団に引きこもっていることも多かったのですが―
学校から帰宅した子どもら。
ソファ
こたつテーブル
私
少しずつ体調が良くなるにつれ、日中は、居間に布団を敷き、いつでも横になれるようにし「子どもらの会話を聞いている」ということができるようになりました。一緒に話したり、表情よく笑ったりということはまだできませんでしたが、それでも小さな進歩でした
ラジオのBGMのように子どもらの喧嘩や会話を聞くのが苦にならなくなったので…
ぴーなにもスマホ借してよ!!
ヤダヨ
じ〜〜…
居間に布団を持ってきた。
スマホで遊ぶ子ども達
できるだけ、子どもたちと一緒の空間にいよう、と思いました。でも、笑ったり、会話に答えたりする―というような、積極的に輪に入る気力はまだ出ませんでした

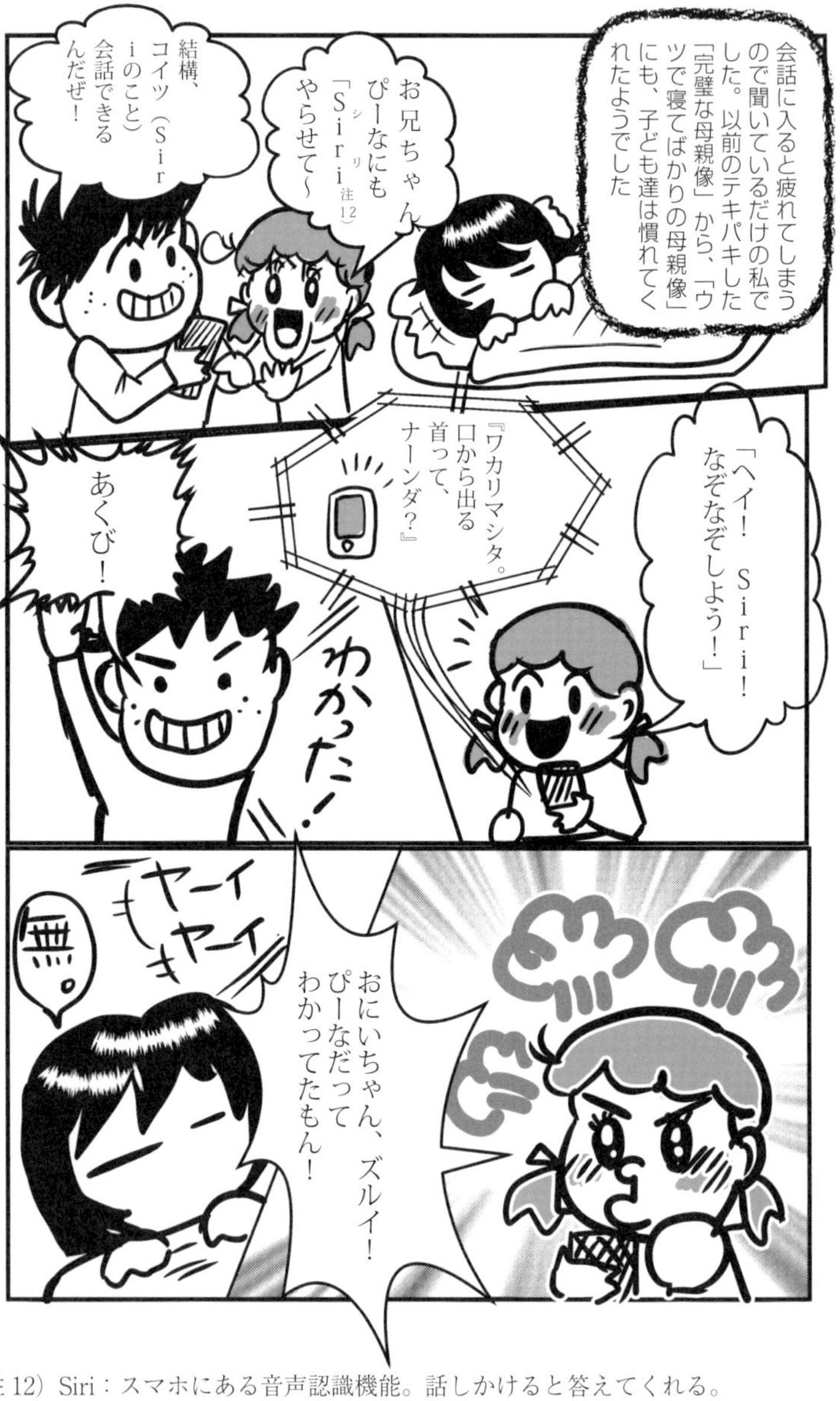
会話に入ると疲れてしまうので聞いているだけの私でした。以前のテキパキした「完璧な母親像」から、「ウツで寝てばかりの母親像」にも、子ども達は慣れてくれたようでした
お兄ちゃんぴーなにも「Siri《シリ》注12）」やらせて～

結構、コイツ（Siriのこと）会話できるんだぜ！

「ヘイ！ Siri！なぞなぞしよう！」

『ワカリマシタ。口から出る首って、ナーンダ？』

あくび！

わかった－！

おにいちゃん、ズルイ！ぴーなだってわかってたもん！

ヤーイヤーイ
無。

注12）Siri：スマホにある音声認識機能。話しかけると答えてくれる。

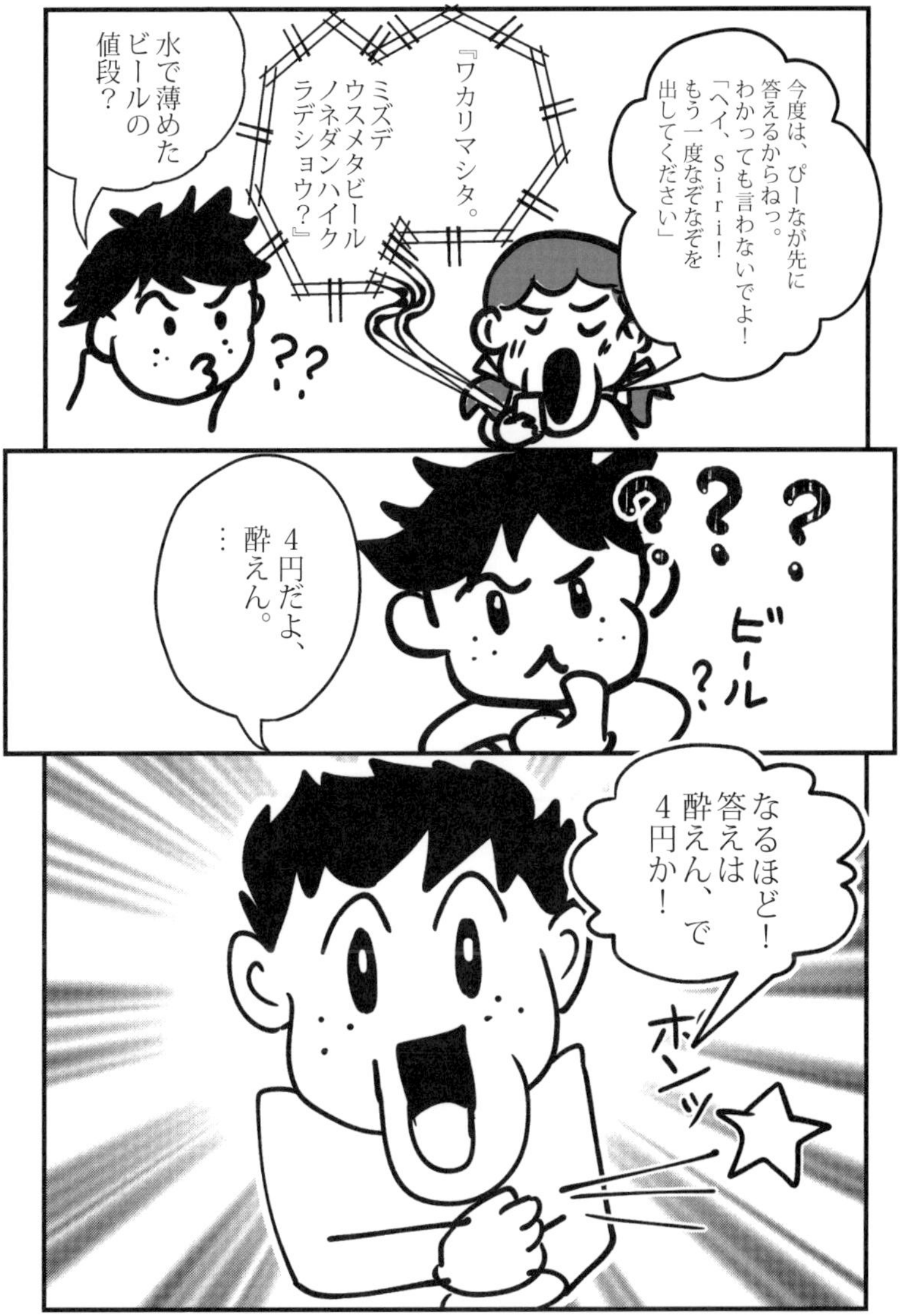
今度は、ぴーなが先に答えるからねっ。わかってても言わないでよ！「ヘイ、Ｓｉｒｉ！もう一度なぞなぞを出してください」

『ワカリマシタ。ミズデウスメタビールノネダンハイクラデショウ？』

水で薄めたビールの値段？

??

???

ビール？

4円だよ、酔えん。……

なるほど！答えは酔えん、で4円か！

ポンッ

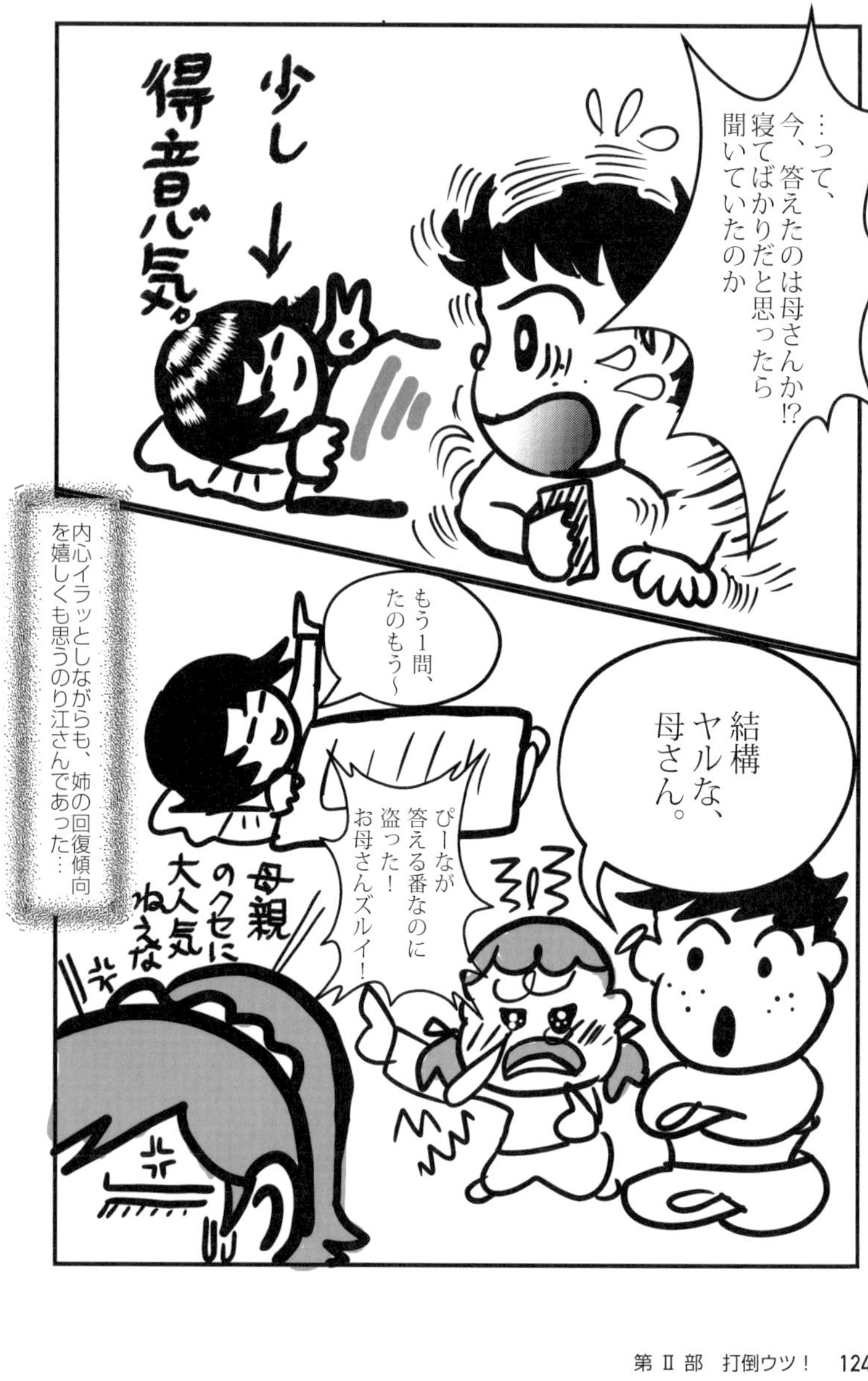
…って、今、答えたのは母さんか!?
寝てばかりだと思ったら聞いていたのか
少し
得意気。
結構ヤルな、母さん。
もう1問、たのもう～
ぴーなが答える番なのに盗った！お母さんズルイ！
母親のクセに大人気ねえな
内心イラッとしながらも、姉の回復傾向を嬉しくも思うのり江さんであった…

4 しっかり呼吸

「息をする」……だから生きることができ、当たり前のことなのですが、普段、人は「呼吸する」ということをいちいち意識していません。

しかし、意識していなくても人の呼吸と精神状態は密接に関連しています。パニックを起こしている時には呼吸が早くなり息苦しさを感じますし、緊張した時には浅く早い呼吸になります。また、徒競走のスタート前「ヨーイ、ドン」の「ヨーイ……」の時、ほとんどの人は心臓がバクバクして、呼吸も速くなり、自然と身体は「戦闘態勢」に入っています。逆に、ゆっくりと呼吸をしながら「心臓をバクバクさせ脈拍数をあげて闘争準備をする」ことはできません。つまり、「落ち着く」「緊張する」という「精神状態」は、自分でコントロールできなくても、「呼吸」は意識して「速めたり、ゆっくりにしたり、浅くしたり、深くしたり」と、コントロールが可能です。

このことを利用すれば、呼吸を整えることにより自分の心を「落ち着かせ」たり、「集中させ」たりすることが可能となります。呼吸を整える鍛錬を続けると「ウツ」や「不安」の軽減になるという報告もあります（Lally, 2016 ; Alderman et al., 2016)。

Point

精神状態は自分で操ることは難しいが、「呼吸」は自分でコントロールできるまた、腹式呼吸は呼吸循環リハビリテーションの観点からも、効率よく酸素を取り入れることができるので、臨床場面でもよく使われています（青木、２００９；石川・仙石、２０１０；千住、２００４）。

腹式（横隔膜）呼吸の利点

- リラックスできる
- 酸素が身体に行きわたるので血行がよくなる
- 横隔膜が下がることで腹部の内臓を刺激し、お通じがよくなる
- 声を出す力も強くなる
- 痰や咳を出す力をアップさせる

「マインドフルネス」の観点からすると、「呼吸」を整えたり、「呼吸」に意識をむけたりすることで、セルフコントロール能力を向上させ、レジリエンス力（折れない心の力）を強くすることができると言われています（Lally, 2016 ; Alderman, 2016 ; マクゴニガル、２０１４）。

では早速やってみましょう！

①呼吸を意識してみよう

いつも当たり前のことのように息をしていますが、「息を吸っている」「息を吐いている」ということを意識してみましょう。意識してみると、案外自分が浅い呼吸をしていることに気づきます。

（1）背筋を伸ばして座る
（2）（最初は目を瞑《つぶ》った方が意識しやすいので）目を瞑る
（3）口からゆっくり（頭の中で四つ～八つ数えながら）息を吐く
（4）鼻からゆっくり（頭の中で二つ～四つ数えながら）息を吸う
（5）（3）、（4）を数回繰り返す（吐く長さが吸う長さの倍になるように練習する）
例）吐く長さ：吸う長さ＝2：4　or　4：8……など

Point

「パニック」状態に陥っている時は、「吸い過ぎる」ということが起こりがちなので、「吐く」ということから始めた方がよいでしょう
「吐く息」の長さは、「吸う息」の倍の長さの時間吐くように練習してみましょう
（無理はしない範囲で）

呼吸を意識してみよう
Exercise

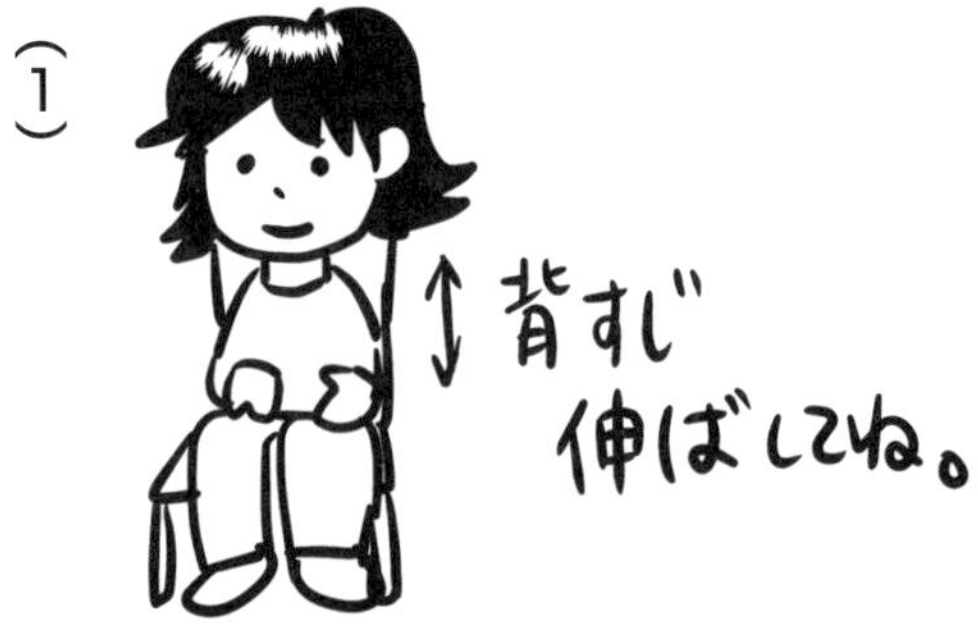
①
背すじ
伸ばしてね。

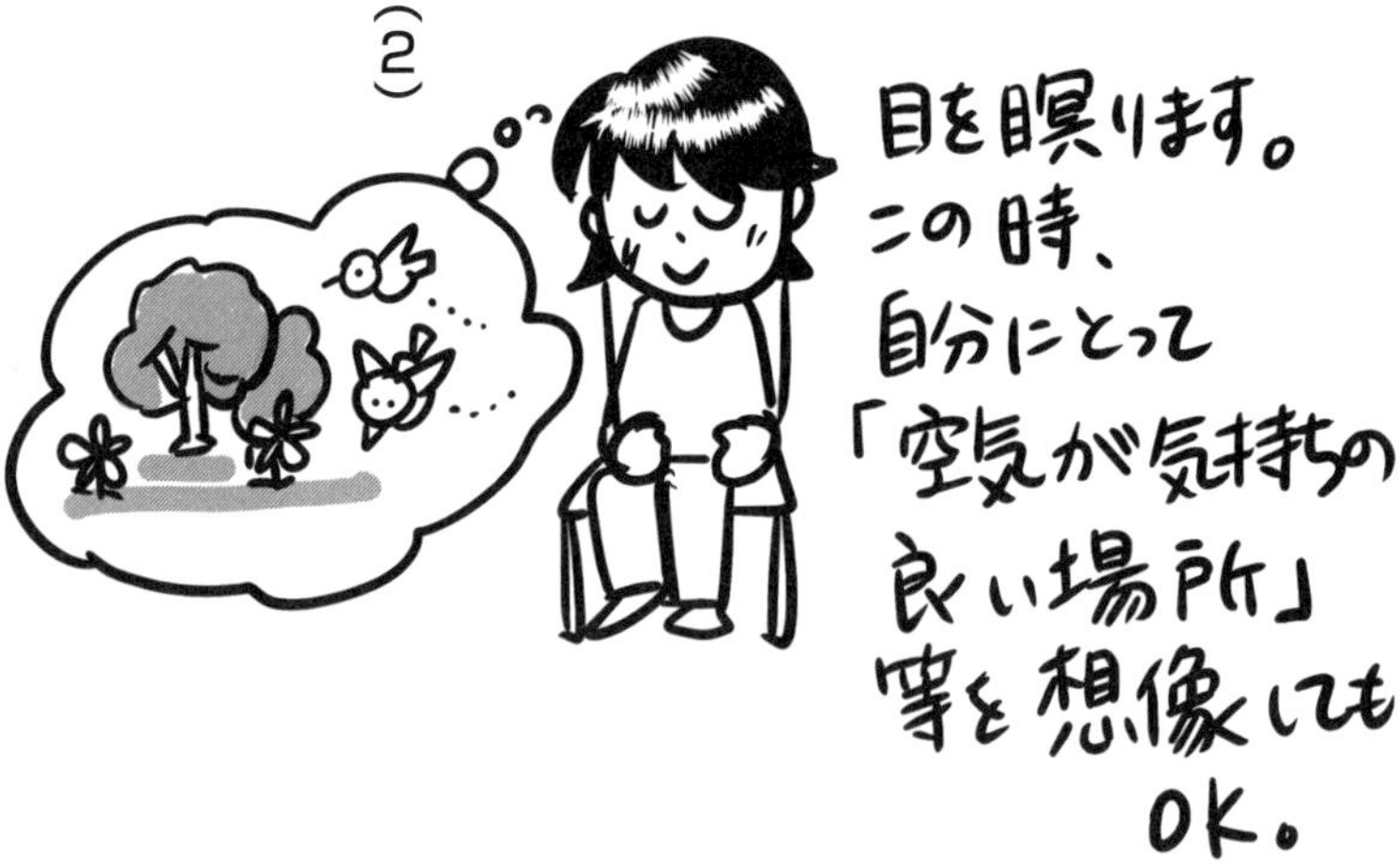
②
目を瞑ります。
この時、
自分にとって
「空気が気持ちの
良い場所」
等を想像しても
OK。

私もはじめは「呼吸を意識とは何だろう?」とコツがつかめませんでしたが、そんな時は、鼻から吸う時に「吸う息の冷たさ」を感じると、「吸ってるなー」と意識できます(外気は冷たい)。逆に「口から吐く息」は、「生温かいなー」と、温度を感じながら呼吸すると「吸う」「吐く」を意識しやすくなります。(肺から口を通って出る息は、吸う息より生温かい)。ゆっくり長く吐き、深呼吸を続けると脈が落ち着いてきます。私が保健師として血圧を測る時、住民の方が息を切らしてやってきて血圧を測ると、いつもより高く測定されます。そのような時は、深呼吸していただき再度測定するとたいていの人は血圧も落ち着きます。

Point

深く、ゆっくり、吐く息長く
⬅
脈が落ち着く
⬅
心臓のバクバクが収まってくる
⬅
緊張が解ける
⬅
リラックスする。不安な気分から注意がそれる呼吸と身体の連動を感じることは、大人だけでなく子どもにも大変いいことです。

②お子さんと一緒にレッツ「風船呼吸」

（1）あぐらか正座で、床に座るか、もしくは仰向けに寝る
（2）目を瞑る
（3）お腹に両手の平を当てる
（4）息を吸うと風船のようにお腹が膨らむ
（親御さんや大人が、「いち、に、さん、し、吸いましょう……」、「お腹に風船があるような気持ちで……」、「お腹の風船が膨らみまーす」というような声かけをする）
（5）息を吐く時にはお腹の風船がしぼむ
（大人が、「今度はゆっくり八つ数えるので息を吐きましょう～」、「お腹の風船がしぼみまーす」というような声がけをする）

Point

お腹に手を当てると、膨らみやへこみで、「腹式呼吸」を意識しやすい。難しい時は、「両手で少しお腹を押して風船をしぼませましょう」という声がけで息を吐くと、だんだん自然にコツがつかめるようになっていく

おなかに風船呼吸

Exercise

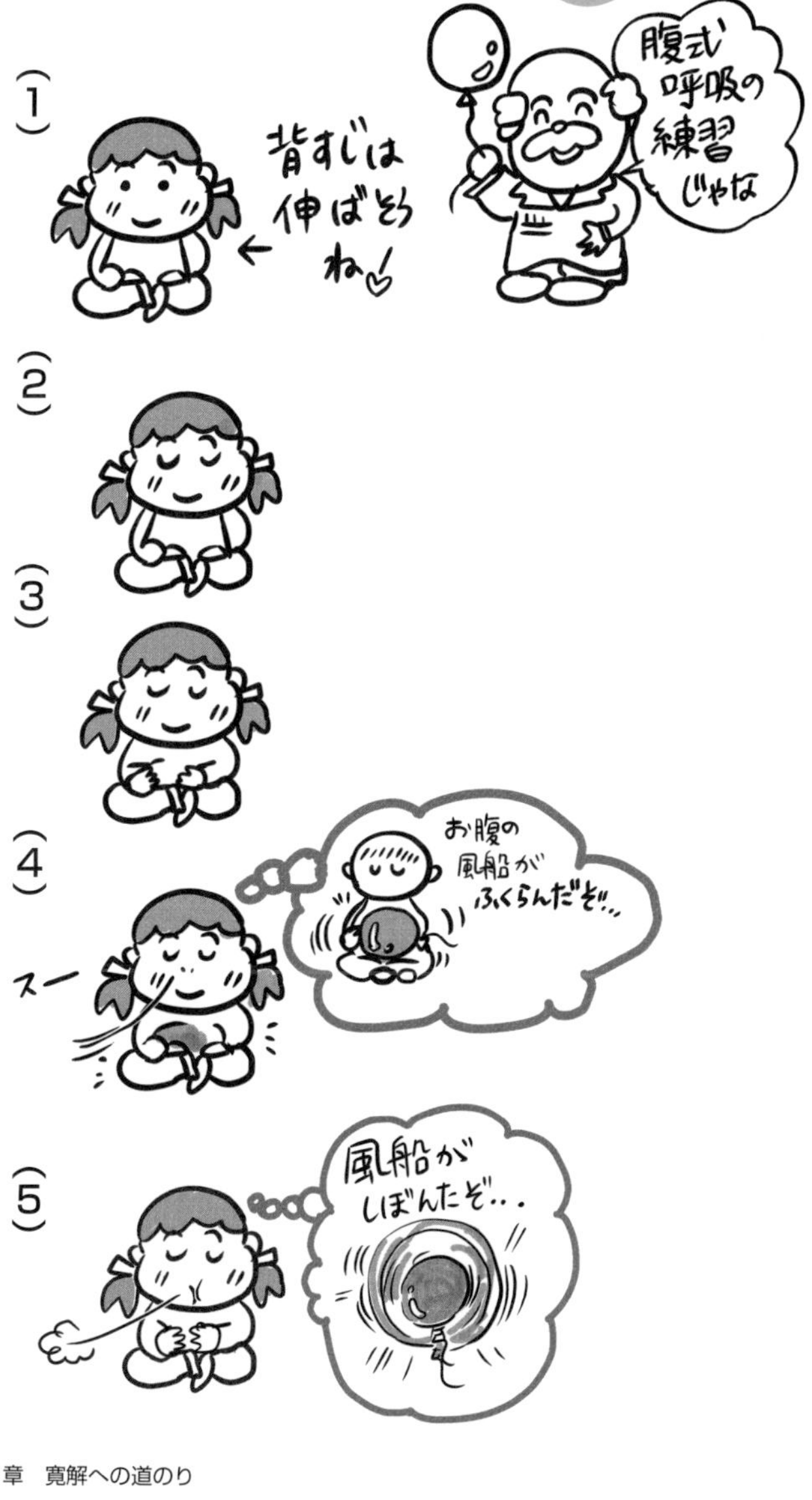
①
背すじは
伸ばそう
ね♡
腹式
呼吸の
練習
じゃな
②
③
④
スー
お腹の
風船が
ふくらんだぞ…
⑤
風船が
しぼんだぞ…

③口すぼめ呼吸

口をすぼめてローソクを吹き消すような呼吸方法です。

心がざわざわして感情的に苦しい時や、パニック発作の時にも有効です。呼吸循環リハビリの観点からしても、気道の内圧が上がるので1回の換気量を上昇させ、呼吸リズムを整えるとされています（青木、２００９；石川・仙石、２０１０；千住、２００４）。

④お子さんと一緒にレッツ「ローソク呼吸」

（１）あぐらか正座で座る

（２）胸の前で両手を合わせて人差し指だけ残して他の指をからませる（忍者のニンニン、のような形）。この人差し指を「ローソク」に見立てる

大人の声がけ例）「ローソクに火が付きました」

（３）ローソクを少し身体から離して、細く長くふーーーっとゆっくり吹き消す

（４）（２）、（３）を何回か繰り返す

ローソク呼吸

Exercise

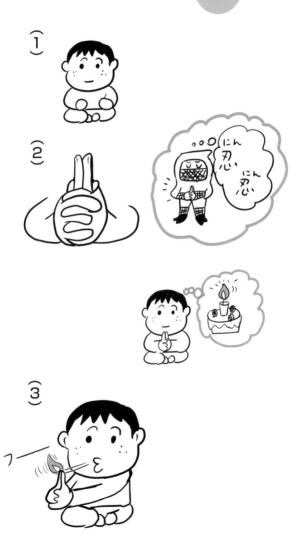

①

②

③

5 寝る

ウツ症状の一つに「睡眠障害」があげられます。

睡眠は、生物に不可欠なものです。適切な睡眠がとれないと、感情の変化・焦燥感・ユーモア感覚の減少・不安・対処能力の喪失・集中力・記憶力・複雑な課題の遂行・論理的／批判的思考の減退・新しい情報を吸収し分析する能力の減退を引き起こす(Maas, 1998；マース、１９９９)とも言われ、睡眠には感情脳の回路を修復する効果があります（Science 2.0 News Staff, 2007）。

しかし、どれくらいが正常な睡眠時間かということは、個人差もありますし、「時間の長さ（量）」より「質」の方が大切です。というのも、長時間寝たとしても実は浅い眠りで、朝起きても「熟睡した」という感覚もなく疲労感一杯で、ちっとも脳が休んでいないことがあります。「ちゃんと寝る」ということは、人間の欲求として「食べる・飲む」と同レベルに重要なことなのです[注13]。

ウツ歴の長い私も、現在、子どもたちは成長し「育児で寝られない」ということはなくなりましたが、仕事が多忙で睡眠不足に陥りがちです。再発予防のために、クリニックに通院し抗不安剤や睡眠薬は御守りのように処方してもらっています。

近年「睡眠薬の依存性」についても知られるようになってきました。怖いと感じる人も多いと思

注13）マズローの欲求５段階説でも、１階層の「生理的欲求（生きていくための基本的・本能的な欲求）に分類され、この欲求がある程度満たされると次の階層「安全欲求」を求められるようになれます。

います。私も、初めて「睡眠薬」「抗不安薬」「抗うつ薬」を服薬する時は、主治医がいくら説明してくれても依存性が心配でしたし、「将来減薬や断薬ができるのだろうか」と不安になりました。書籍やネットで、よその人の「減量できました」とか「しっかり寝れてよかったです」というような安心する情報を多く見るようにしたり、逆に怖い物見たさのように、嫌な情報や書き込みも見てしまいました。

しかし、しっかり指示された量を守り「睡眠を確保する」ということは大変重要で、「ぐっすり寝る」という一つの手段としての服薬は、断然アリだと私も確信しました。心配であれば医師に相談しながらの減量も可能でした。

質のよい睡眠は、ウツに限らず、日頃の「想像力」「意志の力」すべてによい影響を与え、パフォーマンスもあがります（Maas, 1998；マース、１９９９；Science 2.0 News Staff, 2007）。

では、よく眠るためのＰｏｉｎｔをいくつかあげてみます。

- 夜にカフェインをとらない
- 寝る前にパソコンやスマホをいじらない
- 寝る前に刺激的な映画やドラマ、ニュースを見たり、音楽を聴くことを避ける
- 寝る直前に激しい運動はしない（ストレッチや柔軟体操はＯＫ）
- 寝る数時間前（約３時間前や夕方など）に軽い散歩程度の運動をする

・風呂や足湯で体を温める
・寝る前に過食しない
・暗くする（特に青いＰＣの光やスマホの光刺激は脳を覚醒させてしまうので厳禁）
・静かにする（私は、子どもの部屋の物音でも起きてしまうので、百均で購入した耳栓をして寝ることもあります）

※人によっては、寝る前または夜中に目覚めた時に白湯《さゆ》を飲むと眠れるかたもいます。

完全攻略入眠法――「呼吸に集中＋身体の気づき＋心地よい眠り＋腹式呼吸」まるごとＯＫ！

ここで、眠れない時に行う私の「とっておきの入眠方法」をご紹介します。この方法を行ってから私は睡眠薬の使用が減りました。他にも、「ぐっすり寝る」ために瞑想・睡眠アプリ（無料のもの）などをいろいろ試しましたが、この方法が一番効率よく入眠できると思いました。

（１）入眠前の環境（音・明るさ・温度・湿度など）を調整し、楽な仰向けの姿勢で寝る。呼吸に違和感がある人は少し首を横に向けたりして自分が楽な姿勢でもよい

（２）目を瞑って、ゆっくり深呼吸（腹式呼吸、１２６ページ参照）をするが、眠りたい時は特に、吐く息を長くして、全身の呼気を吐ききるくらいの勢いで息を「吐ききる」ということ

に重点をおく。吐ききった時、二つ数えるくらい息を止めてから、吸うようにする。例えば、四つ数える長さを鼻から吸ったとしたら、八つ数える以上の長さで口から吐くようにして、ふーっと息を吐ききる

（3）二つ数える程度息を止めて、

（4）再度吸う。この時、仰向けに寝ているとしたら、呼吸と身体の各部位を意識して連動させるようにする（鼻から吸って、ふーっと、吐ききる時に、頭の中で右足の指から呼気が出ていくようなイメージを描く。次の呼吸は同じように右の膝から下、右の太もも、と身体の部分を意識する）。同じように左足も行う。次にお腹、右手、左手、胸、肩、首、後頭部、頭頂部、顔、というふうに呼吸に合わせて、順々に息が吹き抜けるようなイメージをしていく

身体の1カ所に、4秒（吸う）⬇8秒（吐ききる）⬇2秒（止める）と、14秒かけると合計5分以上はかかります。慣れてきたら身体の部分を細かくします。例えば、右足の小指から息を吐ききり、全部の指を行うようにするというように、意識していきます。最初は頭がくらくらするほど「吐ききる」というのが重要です。

よく「ヨガは『呼吸』と『身体』が連動していることを意識する」という教書の言葉が出てきますが、コツをつかむのが難しいです。ですが、呼気がそこから抜けていく、というイメージはわかりやすく、私にはとてもよい方法でした。目は瞑っていますがイメージとしては、かめはめ波[注14]

の光攻撃みたいなものが「呼気」としてふーっと頭のてっぺんから出ていく、という感覚です（笑）。

身体全部終わるまで寝れなかったら、もう1周して腹式呼吸しながら身体の細かい部位から息を吐ききっていく行為を繰り返してください。何回か繰り返したり、自分流にアレンジしてもかまわないので是非お試し下さい。

また、この方法は「呼吸」と「身体の気づき」の要素も入っており、ヨガやマインドフルネスにも応用が可能です。私がヨガをやる中で[注15]、「屍《しかばね》のポーズ」（「全身すべての力を抜き、まるで死人のようにリラックスした極地に達する」ポーズ）など、最初はうまくできなかったものも、この方法でコツがつかめました。

また、私がウツのマインドフルネスの本を読んだ時にも、本や付録のＣＤだけではうまくいかなかった「身体の気づき」を得るための感覚をつかむ助けになりました。ＣＤ付きのマインドフルネスの良書は現在多数ありますが、「身体に注意を払う」「身体の各部位に意識を集中する」「呼吸と身体の連動」といった感覚が本やＣＤでできない人は、まず、この方法から行ってみてください（「身体の気づき」については、「足指グーパー」の項（２１６ページ）も参考にしてください）。

注14）『ドラゴンボール』（鳥山明著）という漫画に登場する架空の技。体内のエネルギーを凝縮させて一気に放出させるというもので、亀仙人というキャラクターが編み出した。
注15）筆者はヨガインストラクターの資格を持っている。

完全攻略入眠法

Exercise

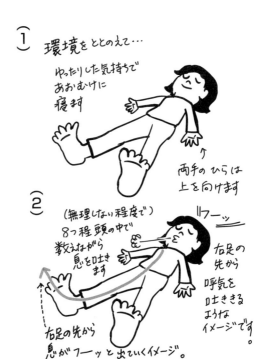

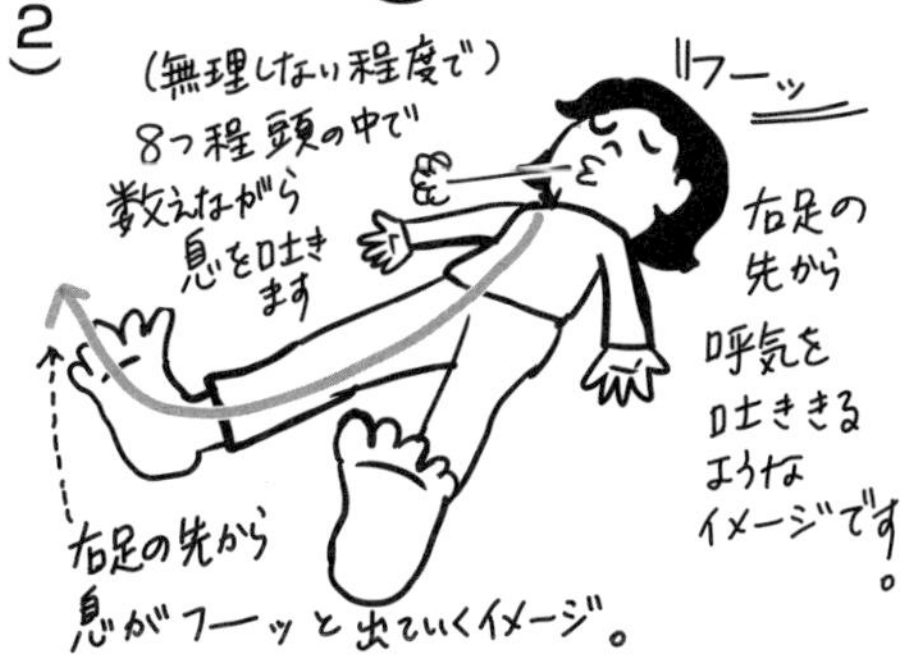

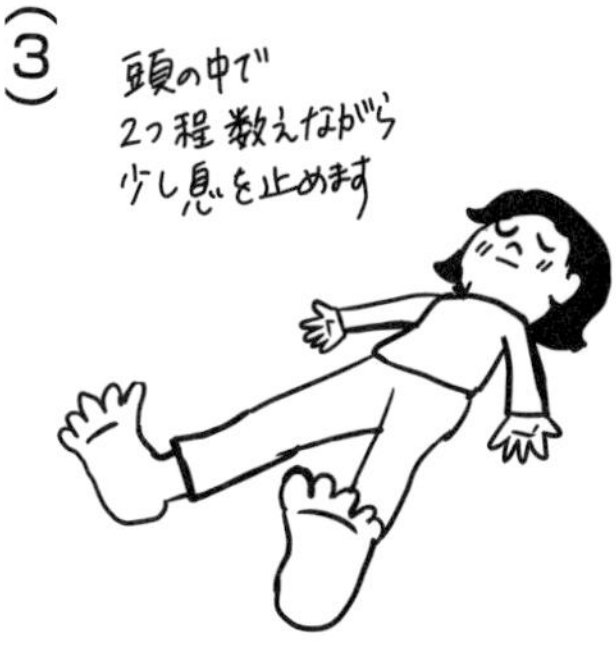

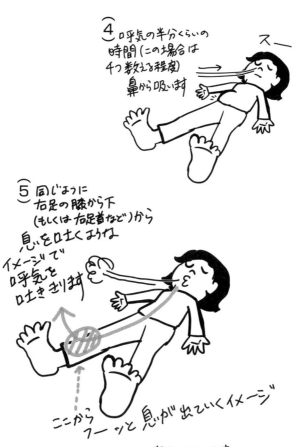

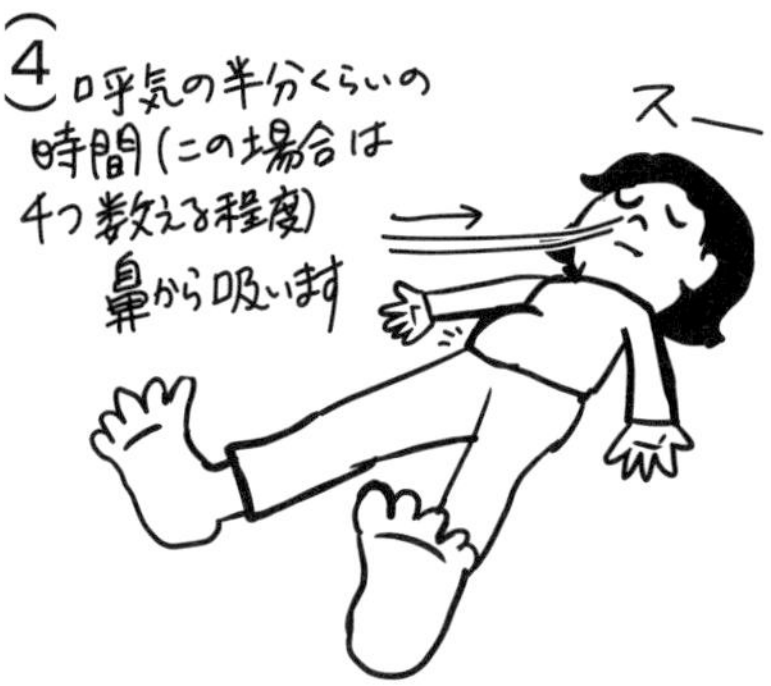

⑥順に(2)~(5)の要領で左側も行います。
そして、「身体の部位から呼気を吐ききる」という
イメージを持ちながら 繰り返していきます。
頭頂部(頭のてっぺん)や 顔も おこないます。
慣れてきたら「右足の小指」「右手の小指」など、
意識する身体の部位を細くしていきます。

6 朝の光を浴びる

これだけ聞くと簡単なように聞こえますが、ウツになると、カーテンを開けることさえ億劫になります。また、ウツが重い時はとにかく暗い部屋で引きこもりたくなります。

ウツでも、まだ少しでも動く気力があれば、とりあえず、「カーテンを開けて光を入れる」という作業をしてみましょう。ちなみに、私はカーテンを開けてまたすぐに布団に入ることもありました。

このことは、ウツ症状が軽い時には「起床」したという行動を意識付け、身体に少しでも「1日が始まった」ということを教えてあげることになります。布団から起き上がる気力もなくなった時でも、妹の「のり江さん」が、朝、強制的にカーテンを開け、ひとりごとのように「朝だねえ。おはよう」と言って、そっとしておいてくれたのが、とても嬉しかったです。

また、光線療法[注16]といって、「ある程度の光（光線）を浴びるという療法」があり、「ウツ」や「睡眠障害」において一定の効果があると言われています。詳細な方法については諸説ありますが、一般的な治療として行われる場合は、2千500ルクス以上で有効とすることが多く、実際は5千～1万ルクス程度の照度を30分～1時間程度照射します[注16]。

注16）高照度光療法の総合サイト 光療法とは
https://portal.lighttherapy.jp/lighttherapy/post_104.html（2019年1月アクセス）

ここで、「5千ルクスとは？　どんだけ？」と、私を含め、疑問に思う方もいるでしょう。調べてみると、なんと、自然の光であると（健康法を目的とする場合は特に）曇り空でも約1万ルクス、雨空であっても約5千ルクスもあり、光療法としての照度は充分なのです。曇りのない朝の光だと、約1万ルクス以上の照度を持つため、可能ならば朝の光を一定時間浴びることを習慣とすれば、1日の生活リズムの乱れを主とする「概日リズム睡眠障害」全般にも有効とされています。人間は、明るい光を浴びると体内時計がリセットされ、それとともにメラトニン（眠気を司る物質）の分泌が抑制され、一定時間後（約15時間後）に再び分泌される（越前屋、２００７）ため、睡眠リズムを生体内から整えるためには光を浴びるということが有効なのです。

次に、光を浴びる時間が少なくなる「冬」になると、結果、セロトニンの欠乏が起因で、ウツ症状となる「冬季ウツ病（季節性情動障害・季節性ウツ病・季節性感情障害（ＳＡＤ）（アメリカ精神医学会、２０１５）とも言う）」が増える傾向にあります。その場合も「光線療法」により、ウツ症状が改善されると言われています。

季節性感情障害の中には躁症状を呈する場合もあります。この傾向のある人は毎年「この季節になるとウツになる」、または「ハイになる」と記憶しておくとよいです。
もともと季節性うつ病はノルウェーなど日照時間の少ない地方で見つかり、日本では北海道や東北、北陸に多いとされています。意外なことに沖縄も日照時間は少なくて全国で35位。このため、沖縄でも9月・11月・1月・5月としばしばウツ病の症状が悪化します。（蟻塚亮二）

私は、だいぶウツ地獄から回復し、朝も子どもたちの弁当や朝ご飯を作れるようになった時に、これを応用して、台所に大変明るい「オシャレライト（撮影の光源になるようなライトの小さなインテリア）」を設置し、顔を照らしながらお弁当を作り、否が応でも光の刺激で脳を覚醒するように自分流に工夫をしました。みなさんも、自分の状態に合わせてできることからお試しください！

Point

朝日を浴びるメリット

- 1日の生活リズムを整えられる
- 睡眠リズムが崩れている場合、体内時計のリセットができる
- 脳のセロトニンが欠乏由来によるウツ症状の場合は、回復効果が期待できる

デキることからちょっとずつ

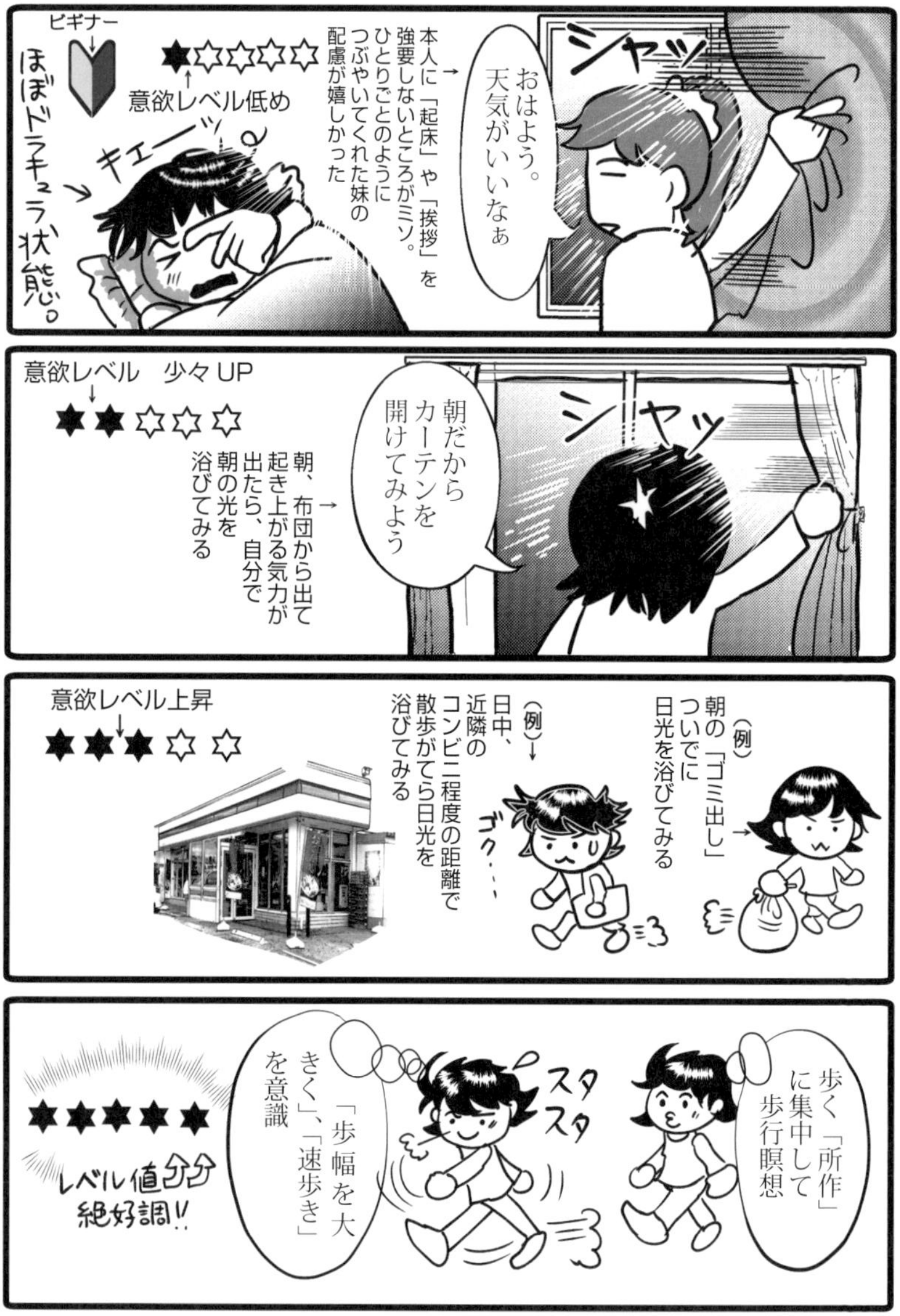
シャッ
おはよう。天気がいいなぁ
本人に「起床」や「挨拶」を強要しないところがミソ。ひとりごとのようにつぶやいてくれた妹の配慮が嬉しかった
ビギナー
意欲レベル低め
キェーッ
ほぼドラキュラ状態。
シャッ
朝だからカーテンを開けてみよう
朝、布団から出て起き上がる気力が出たら、自分で朝の光を浴びてみる
意欲レベル　少々UP
(例)朝の「ゴミ出し」ついでに日光を浴びてみる
(例)日中、近隣のコンビニ程度の距離で散歩がてら日光を浴びてみる
ゴク…
意欲レベル上昇
歩く「所作」に集中して歩行瞑想
スタスタ
「歩幅を大きく」、「速歩き」を意識
レベル値UP
絶好調!!

参考項：10　「歩く」の極意（156ページ）

7 食べる

96ページにも書きましたが、脳の栄養不足は、ウツを引き起こします。

ウツは「やる気がない」からだとか「根性がない」からだという論理は、馬鹿げています。百歩譲って、「では根性ややる気を作るためには？」と言われたら、その「意欲」を生み出すのは「脳」であり、極めて「生化学的」に作り出されています。

「意欲」や「意志の力」や「集中力」を司っているのは「脳」です。つまり、「感情」や「気分」は「脳」が作っています。「悲しい」「楽しい」「嫌悪感」「好きだ」という「感情」が生まれるのは「脳」です。

脳には、膨大な神経の細胞があります。神経細胞は神経伝達物質を介して、情報の伝達を行います。神経細胞や神経伝達物質がうまく機能しないということは、すなわち、脳がうまく機能しないということです。それにともない「意欲」「感情」のバランスも崩れます。

では、その「神経細胞」や「神経伝達物質」は何で作られていると思いますか？　材料は「栄養」です。私たちの身体はおよそ60兆個の細胞でできていますが、細胞を作っている栄養素は、「たんぱく質」「脂質」「糖質」などです。

必要な「栄養素」がなければ、神経細胞も神経伝達物質もその役割を果たせませんし、神経回路も発火しません。

「栄養素」は健常であれば、「口」から入る食べ物や飲み物で供給されますよね。毎日の食事で摂取した栄養素が分子レベルまで小さく分解されたり、合成されたり、複雑な過程を得て形を変えたりし、バランスよく供給されると、脳の神経細胞や神経伝達物質もうまく働くわけです。

神経伝達物質にもいろいろな種類があります。例えばよく耳にするのは、セロトニン、ドーパミン、ノルアドレナリンなどですね。セロトニンは「やる気」に関与しますが、それら、多くの神経伝達物質の材料は「たんぱく質」です。食事で摂《と》ったたんぱく質は消化酵素で分解されてアミノ酸になって脳に運ばれます。ここで、神経伝達物質のおおもとの材料であるたんぱく質を摂ることはもちろん重要ですが、それを、消化・分解・吸収・合成というさまざまな過程の中で、原材料ではなくても大事な役目をするのがビタミンやミネラルです。

また、「脂質」と聞くと、「太る」とか「悪玉コレステロール」を思い浮かべる人も多いかもしれませんが、細胞膜を作っているのは「脂質」です。細胞膜の形や柔らかさに関わるのは、コレステロール（脂質）や「脂肪酸（脂質の主成分）」です。脂質すべてが悪者ではないのです。ひとくちに「脂肪酸」と言っても種類があります。身体にとって「よいもの」と「悪いもの」があるのです。極端に偏った食べ方はいけませんが、脂肪酸の中でもトランス脂肪酸はあまり摂取しないようにし、逆に多価不飽和脂肪酸という種類の、特に「オメガ3系（えごま油・亜麻仁油）」を積極的に摂るようにしたらいいと思います。

私が保健師の時に毎回健康相談に来られる方の中で、糖尿病の手前ということで、自己流の過剰なダイエットに取り組まれた方がいました。

しかし、摂取すべき種類の「脂質」「糖質」も制限したため、激しい気分の落ち込みが出るようになってしまいました。その方は、ウツ症状に陥り市内のクリニックを受診したところ、「まずは栄養をきちんと摂るように」と医師から言われ、おかずは青魚を中心にし積極的にたんぱく質や良質な脂質の摂取を開始しました。そしてサプリメントで亜鉛も摂り、糖質はＧＩ値[注17]の低いものを中心に摂るようにして偏食を改善したところ、ウツ症状もなくなり、体重や血糖値も落ち着いてきました。私は、保健師という立場で健康教室でしか関わっていませんでしたが、毎回顔を合わせていたその方が、嬉しそうに報告してくれて、本当に私も学びましたし、嬉しくなりました。

また、私も「ウツ（脳の機能不全）」が先か「脳の栄養不足」が先なのかわからない負のループに陥った経験もあります。「卵が先か鶏が先か」という感じですが、

「食べられない（食べない）」➡「脳の栄養不足」➡「食べる意欲が出なくなる」➡「ますます脳の栄養不足」➡「食べる・動く、というすべてにおいて意欲・気力・体力低下」➡「身体・脳の栄養不足」➡……

という、悪循環にはまり、どんどんウツ状態になりました。

ウツにならないための食生活としては、次のようなことが大事です。

注17）ＧＩ値：グリセミック・インデックス値の略。血糖値がどのくらいのスピードで上がるかを示した値で、この値が高い食材は、血糖値を急激に上げてしまうので、低ＧＩ値の食品を摂ることが望ましい。

・偏ったダイエットはしない
・ドカ食いしない
・バランスよく食べる
・糖質を摂るときはGI値の低いもの（ゆっくり血糖値が上がるもの）を意識する

Point

・脳の栄養不足は神経伝達の機能低下やウツにつながる
・食生活の改善は脳のはたらきを正常にする

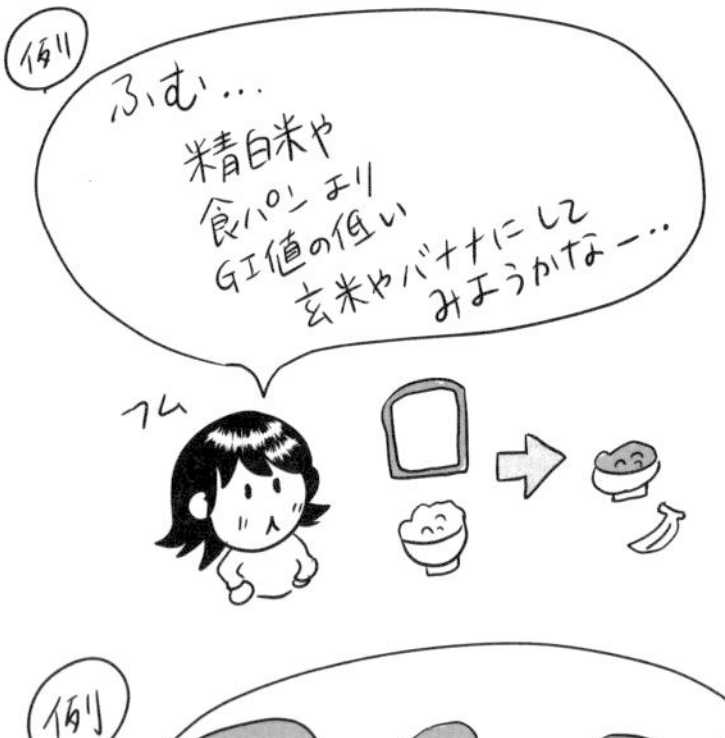
例
ふむ…
精白米や
食パンより
GI値の低い
玄米やバナナにして
みようかなー…
フム

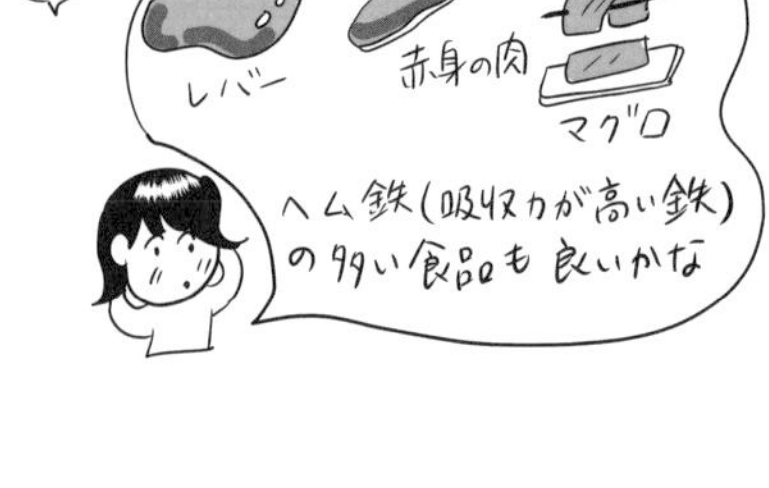
例
レバー
赤身の肉
マグロ
ヘム鉄（吸収力が高い鉄）の多い食品も良いかな

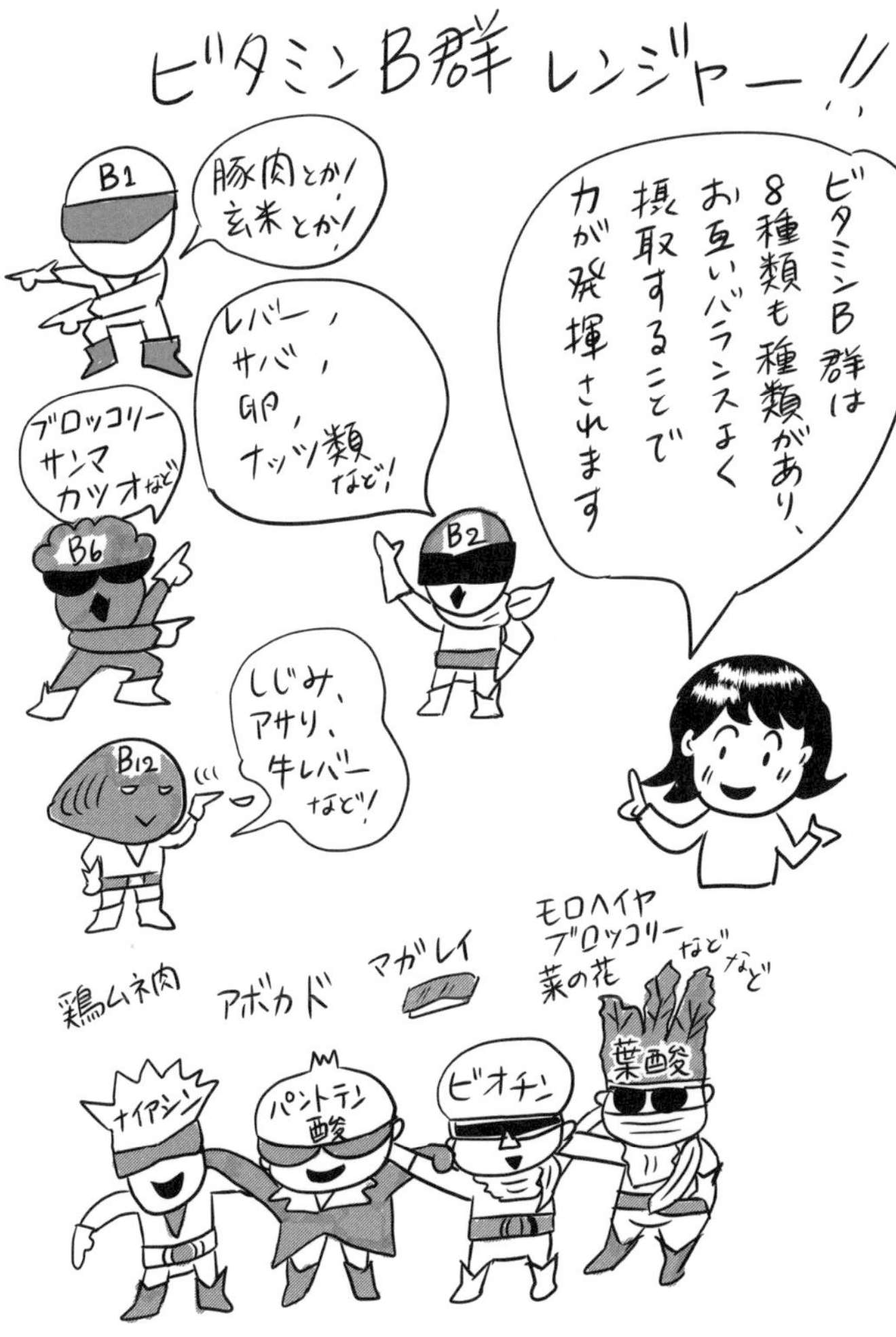
ビタミンB群レンジャー!!
B1
豚肉とか! 玄米とか!
レバー、サバ、卵、ナッツ類 など!
B2
ブロッコリー サンマ カツオなど
B6
しじみ、アサリ、牛レバー など!
B12
ビタミンB群は8種類も種類があり、お互いバランスよく摂取することで力が発揮されます
鶏ムネ肉
アボカド
マガレイ
モロヘイヤ ブロッコリー 菜の花 など など
ナイアシン
パントテン酸
ビオチン
葉酸

8 体が重い……非定型うつ病と鉛様麻痺《なまりようまひ》（蟻塚亮二）

従来の内因性うつ病では「朝に理屈抜きでつらい」という「朝の憂うつ」（morning depression）を示すことが特徴的でした。これに対して、最近多い非定型うつ病では、「夕方に淋しくなり、わけもなく涙する」という「夕方の寂しさ」を訴えることが特徴的です。パニック障害に併発することが多く、鉛様麻痺（lead paralysis：朝に体が鉛のように重い）、気分反応性（楽しいことならやれる）、拒絶過敏性（否定されるとドカンと体が重くなってひどいウツ気分に落ち込む）、過去のつらい記憶がフラッシュバックする、夜に甘いもの（特にチョコレート）が食べたくなる、不眠と過眠などの症状を呈します。

従来型うつ病であれば、1週間の間に不調が7日間続くのに対して、非定型うつ病の人の場合には、1週間のうち半日か1日は気分のいい時間があります。

朝に体が重くて物理的に起きれないので、ある人は布団の上から丈夫な紐を垂れ下げておき、その紐につかまって起きたとか、あるいはベッドの上をコロンコロンと横に転がってベッドから落ち、ベッドの端につかまって腕力で起きるという人もいました。たいていは朝に1～2時間ですが、時に午前中いっぱい、はなはだしい人では夕方まで体が重くて起きれない人もいました。いったん起きて二度寝して昼頃に起きる人もいます。

とてもつらい気分で悶々としていたのに、夜に楽しい友だちが訪ねてきたら気分が明るくなり、バーベーキューをやって楽しみ、しかし友だちが帰ったらガックリと落ち込んでしまうという気分反応性の人もいました。否定的な言葉をかけられると「どかーんと落ち込む拒絶過敏性」とは、気分反応性の裏返しの現象です。気分のいい時もあるので、周囲から疑われたり、患者自身、「私は本当に病気なのだろうか？　怠けているのではないか？」と悩むこともあります。

東日本大震災の被災者の方たち、虐待や性暴力の被害者、適応障害の人たちによくみられます。トラウマ反応性のうつ病とも言えます（非定型うつ病については『非定型うつ病のことがよくわかる本』〈貝谷、２００８〉参照）。

9　肥満とウツ

ウツになると、「頭が重い」「思考回路が重い」「気持ちが重い」「何をするにも身体が重い」……と、すべてにおいて、「重い」と感じます。このような「ウツ」を経験すると、ちょっと身体が重く感じられただけで「ウツの再発ではないか!?」と恐れおののきます。

しかし、そのような時は、自分のＢＭＩ（肥満度）を出してみて下さい。「ウツ」だとか「気のせい」ではなく、物理的に本当に「体重」が増えておりませんでしょうか。体重が増えていたら、「身体が重い」と感じるのは当然です。

例えば、体重が５kg増えると、膝の負担は、その２～３倍になり、特に階段などを降りる時は、６～７倍になると言われています。理学療法やリハビリ業界では周知のことですが意外に知られていません。つまり、体重が５kg増えると、膝には10kg以上の負担がかかります。これでは、立ち上がるのも歩くのも億劫になるのは当然で、出歩くのも億劫になります。

また、ウツと肥満は一見、無関係のように見えるかもしれませんが、実は大いに関係があります。「肥満の人」――特にＢＭＩ（肥満度）が30以上の人は、ウツになりやすいという調査があり、これは海外でも証明されています。日本成人病（生活習慣病）学会では、はっきりと「肥満は病気」と断言しており、肥満外科治療が検討されるような高度な肥満患者は約半数が「ウツ病や不安障害」を抱えているという結果も出ています（林、２０１６）。肥満の人は、「運動・食事・間食（特に甘い物）の調整等」で、少しずつでも、標準体重に近づけていきましょう。

いまや「肥満」は、生活習慣病のみならず、癌や認知症とも関連があると言われています。「肥満」を完全解消とまでいかずとも、５kg減らすだけで、小さな米袋一つ分の荷物を手放したと同様に軽く感じ、膝においては10kg以上の負担、大きな米袋一つ分の負担から解放されるわけです。肥満を解消すれば、身体が軽く感じるのは当然です。実際、物理的に体重を（適正な方法で）落とすことは、物理的に身軽になるわけですから、活動範囲も広がり、運動もしやすくなることは明確です。

私は、１日１回全力で３曲踊るという汗のかき方を８週間続けて３kg以上落とし、「立ち上がる」のも億劫にならなくなり、動画をみて「ムーンウォーク」ができるようになり、子どもに披露して驚かせた時、とても嬉しくなりました。見た目はまだまだデブでしたが、「デブがムーンウォークしてる！」とぴーなとぷーたが叫んだ時、思わずにんまりしてしまいました。

是非みなさんも、自己流の気分があがる減量方法をあみだし、身体も心も軽くなる達成感を味わってみてください。

Point

BMI（肥満度）＝体重kg÷（身長m）^{2}

BMI	判定
18.5～25未満	普通
25～30未満	肥満1度
30～35未満	肥満2度
35～40未満	肥満3度
40以上	肥満4度

適正体重kg＝22×（身長m）^{2}

肥満の人で，いきなりBMI 22が難しい人は，まず「BMI 25未満」をめざしてみよう！

BMI 25を目標にする場合⬇
BMI 25×（身長m）×（身長m）
＝あなたの目標体重（kg）となります[注18]。
例）身長160cmの人の場合，
BMI 25×(身長1.6 m)×(身長1.6 m)
＝64 Kg

注18）ネットでは自分の身長と体重を入力するだけで自動的に計算してくれるサイトもある。

体重増加で身体が重い

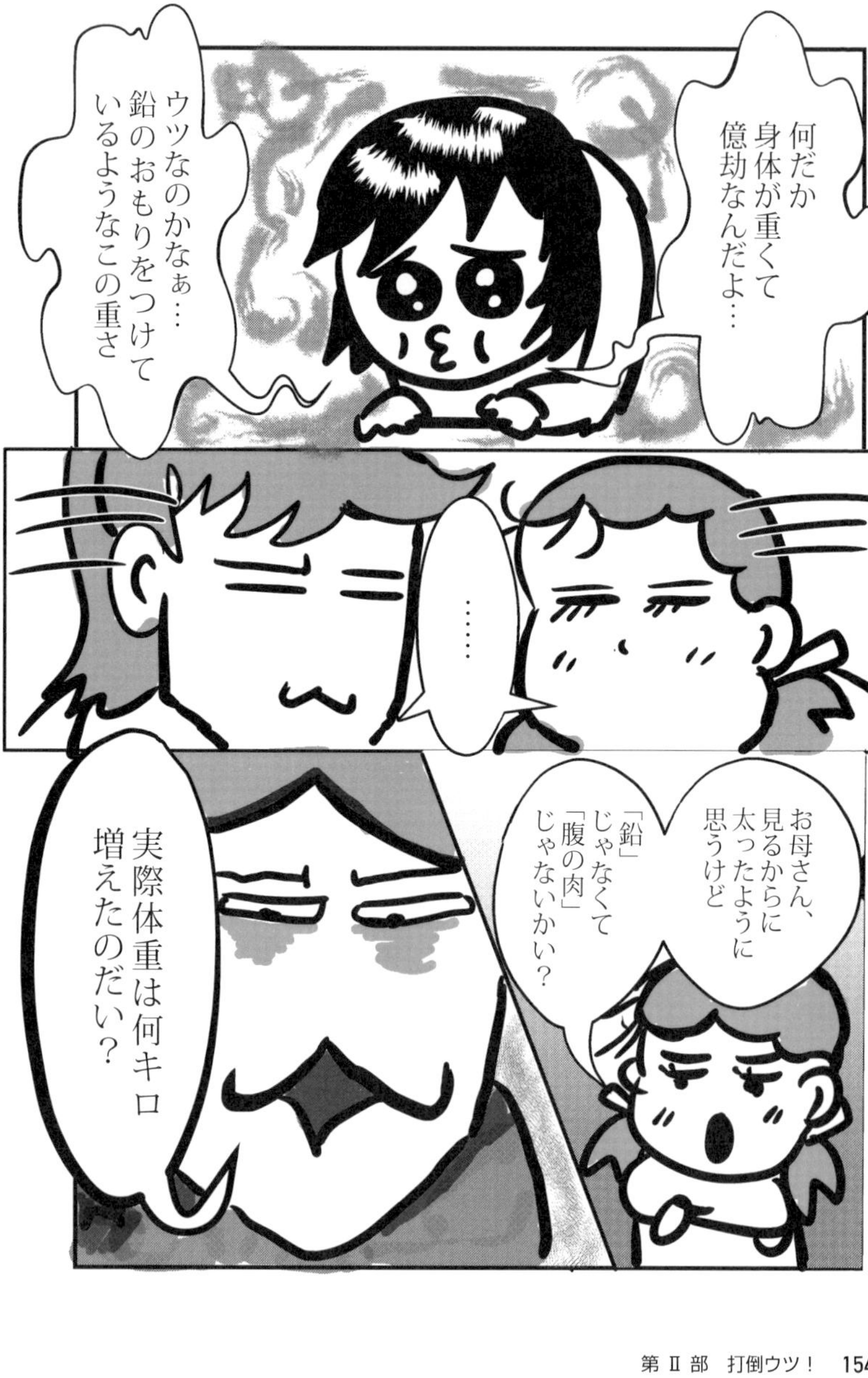
何だか
身体が重くて
億劫なんだよ…
ウツなのかなぁ…
鉛のおもりをつけて
いるようなこの重さ
……
お母さん、
見るからに
太ったように
思うけど
「鉛」
じゃなくて
「腹の肉」
じゃないかい？
実際体重は何キロ
増えたのだい？

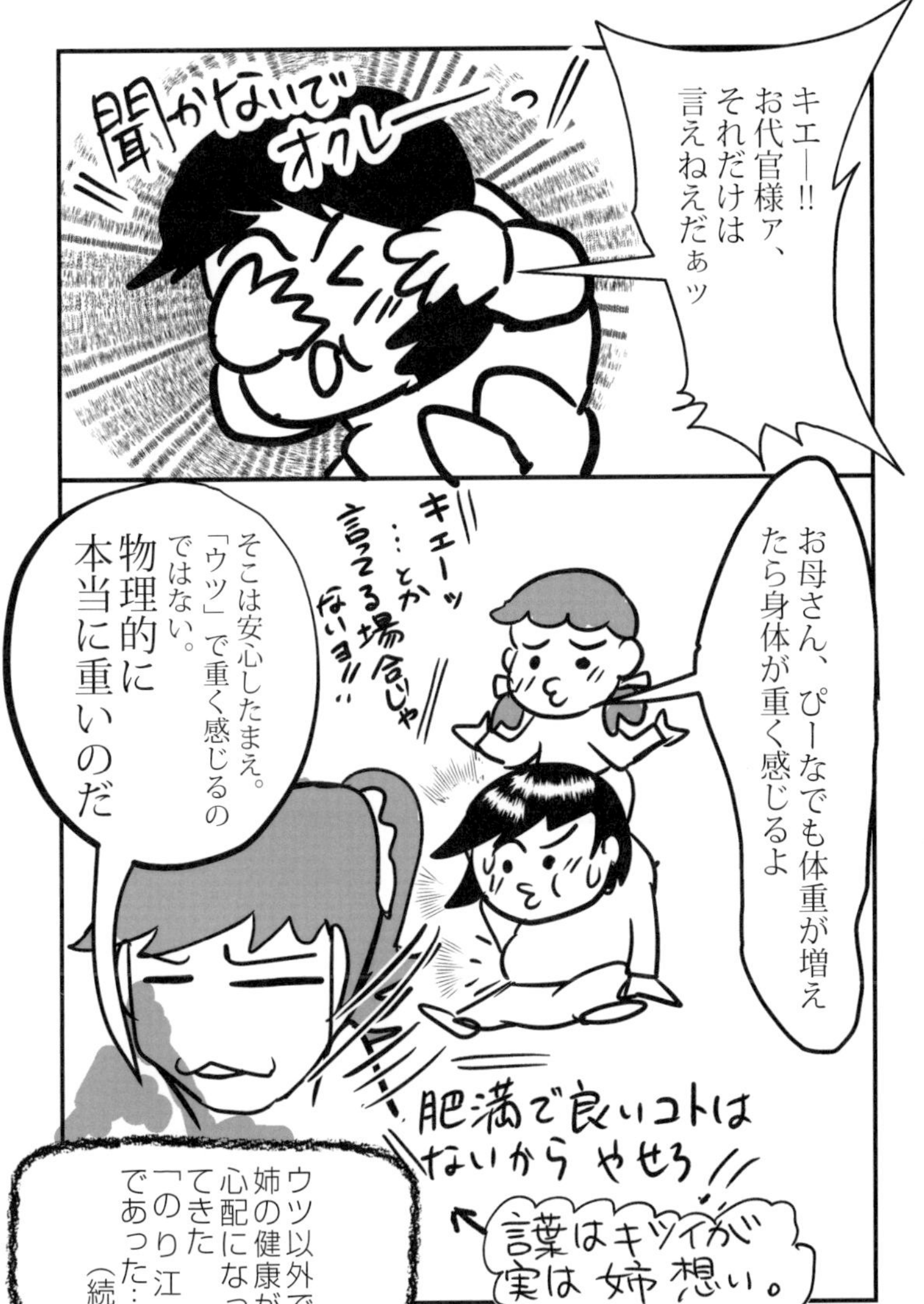
キエー!!
お代官様ァ、
それだけは
言えねえだぁッ
聞かないでオクレーっ
お母さん、ぴーなでも体重が増えたら身体が重く感じるよ
キエーッ…とか言ってる場合じゃないヨ!!
そこは安心したまえ。「ウツ」で重く感じるのではない。
物理的に本当に重いのだ
肥満で良いコトはないからやせろ
言葉はキツイが実は姉想い。
ウツ以外で姉の健康が心配になってきた「のり江」であった…(続)

参考マンガ：「過食や過眠のウツも多い」（29 ページ）

10 「歩く」の極意

①ウォーキング

私は運動が大嫌いで、いきなり「ジョギング」は膝も痛めそうなので「ウォーキング」ならできそうだと思い、「お散歩の進化版」を試したところ、これは効果あり！　と自分でも実感できました。散歩から帰った時のほどよい気持ちよさは、ウツや不安軽減によいと実感しました。

Point

「歩くこと」は取っつきやすく、効果もあり費用もかからない。意欲レベルが低めでも可能
（1）外に興味が出た
（2）ベッドから起き上がれるようになった
（3）玄関で「散歩に出ようか、やっぱりやめようか」と迷う
（4）外に出てみようかな、とちょっとでも思った
……というくらいでも実施できる

（3）についてはよくありました。迷うことなどないはずなのに、なぜか玄関で30分以上も「散歩に行けるか」と不安になり、「行こうか、行くまいか」と立ちすくんで延々迷うのです。元気な

人から見れば、「迷っているくらいなら行けばいいじゃん」と簡単に言うかもしれませんが、これがなかなか、難しかったです。（3）のような時は、「考える前に外にとりあえず出てしまう」とうまくいきました。

「とりあえず靴を履く」
「とりあえず玄関を出る」
「とりあえず近くのコンビニに行く」
「とりあえず大好きなプリンを一つ買う」

……というふうに小さな「とりあえず」を一つ一つ積み重ねてゆき、そんなこんなで15分ほど、とりあえず「行動」しているうちに、後から「気持ち」がついてきて、「気持ち」も「お散歩モード」になるという戦法です。

迷った時は「とりあえずの積み重ね！」です。

話が少しそれますが、「不安で迷い続けている」「不安な考えが頭の中でぐるぐる回り続けて何もできない」という時は、「気持ちは後回しにしてとりあえず歩く・行動する」ということから始めると、後から気持ちがついてくることが多いものです。認知行動療法にもつながるところがありますが、「とりあえず外に出て」「とりあえず歩く」ことを始めてみましょう。

Point

迷った時は「とりあえず目の前にある小さなこと」をする
「とりあえず」の積み重ねをしているうちに後から気持ちがついてくる

また、私は、ウツ発症前には「無目的にお散歩って、無意味で時間の無駄」と思っていたので、無理矢理「自分なりの目的」や「自分なりの意義」を作りました。

例えば、「好みの文具や本をリサーチするために事務用品店まで歩く」とか、「好きなスイーツを買うためにコンビニに行く」とかです。

「15分以上歩く」と聞くと「結構長いのでは?」と最初は思いましたが、好きな曲を3曲から4曲聴きながら歩けば15分経ちます。帰宅後に気持ちのよい汗を感じたら、

「あんなに迷ったけど、ウォーキングに出てよかった」と、感じられるはずです。次回、玄関で散歩に出るか迷ったら、この時の「行ってよかった」「やってよかった」という感覚を思い出してみましょう。

早歩き

具体的に示すと、早歩きは時速3・2km未満のゆっくりした歩きを「1」とすると、時速3・2〜

4・8㎞の早歩きは「1・9」倍、時速4・8㎞以上で早歩きする人は2・68倍も健康寿命（ガンや糖尿病、心疾患や脳疾患や認知障害もなく健康な状態でいられる）が長いという報告があります。つまり1時間に4800m、30分で2400m、15分で1200m、7〜8分で600m、3〜4分で300m、歩くことになります。カップラーメンやレンジでチンする3分の間に、ご近所の一区画回ればよし、という早さでしょう。

大股歩き

次に歩幅ですが、理想的には身長×0・45と言われています（Sun et al., 2010 ; Studenski et al., 2011）。つまり、身長150㎝の人は約67㎝、160㎝の人は約72㎝程度です。

②歩いてマインドフルネス（グナラタナ、2014：グリーンランド、2018：ウィリアムズ他、2019）

最近、「マインドフルネス」という言葉が出てきました。詳しくは204ページ以降で再度紹介しますが、いろいろな方法があります。「マインドフルネス」は日常の中で取り入れられることも多いので、難しく考えることはありません。また、「ストレス軽減」「集中力アップ」「自律神経回復」などの効果が実証され、海外では企業や政府機関の研修でも取り入れられています。

ざっくり説明すると『今、ココ』にただ集中している心のあり方」または「そのような状態を目指す過程」のことです。

普段の私たちは「あれこれ考えすぎ」ているので事実が見えなくなっていたり、否定的な内心の声が大きくなってストレスが溜まったりすることで、結果的にパフォーマンスも下がってしまいます。

マインドフルネスとは、そんな精神状態を意識的に改善するものであり、リラックスしているのに感覚は鋭くなり、それまで振り回されていた漠然とした不安感がなくなり、精神的に安定した自分になることができるというものです。ここで一つ試せることは、「歩く」という行為、一つ一つに集中してみましょう。雨の日であれば、室内でもできます。

「歩いてマインドフルネス」やりかた（グナラタナ、2014：グリーンランド、2018：ウィリアムズ、2012）

（1）背筋を伸ばして立つ
（2）はじめは、その場でゆっくり、呼吸に合わせて足踏みをする
（3）息をゆっくり吐きながら右足に体重を乗せる
（4）次に息をゆっくり吸いながら左足をあげる
（5）息を吐きながら左足を下ろして、吸いながら右足をあげる
（3）、（4）、（5）を繰り返す

足の裏が「地面に着く」という感覚や、ふくらはぎに力が入る感覚を感じましょう。慣れてきた

ら、「あげた足」をゆっくり前に出します。歩幅を小さくした方が、足の裏や「歩く」ことに注意を向けやすいので、最初は、踏み出した足のかかとが軸足の指先を越えないくらいの小さな歩幅で始めてみます。心の中で「右足が浮いたなー」と気づき、着地した時は心の中で「右足が地面に着いたなー」と気づきながら、ゆっくり左も繰り出す感じです。最初は、裸足の方が、足の裏や地面を感じやすいです。足の裏全体に感覚を集中させながら歩いていくわけですが、これがなかなか、意識せずに普通の早さで歩いていると、うまくできません。最初は超スローモーションになると思います。上達すると、「足の指の裏」「かかと」など、細かく集中することもできるようになりますが、ふと、心が違うことにそれそうになるのも当然で、他のことが思い浮かんだら、また、足の裏の感覚に注意を戻すようにします。慣れてくると、速く歩く時も、街の喧騒の中でも、「歩く」「方向転換する」という時にも、「歩く」ということに集中して、雑念をはらいながら「歩く」ことができるようになります。

健康的な「早歩き・大股歩き」とは、相反するようですが、静かにじっとするような「マインドフルネス」に苦手意識がある人は、かえって「動きのある」マインドフルネスの方が導入しやすいかもしれません。「歩く瞑想」も、慣れてくると、早歩きしながらでも、集中してできるようになります。「マインドフルネス」についての詳細は後述204ページをご参照ください。

迷った時は「とりあえず」の積み重ね

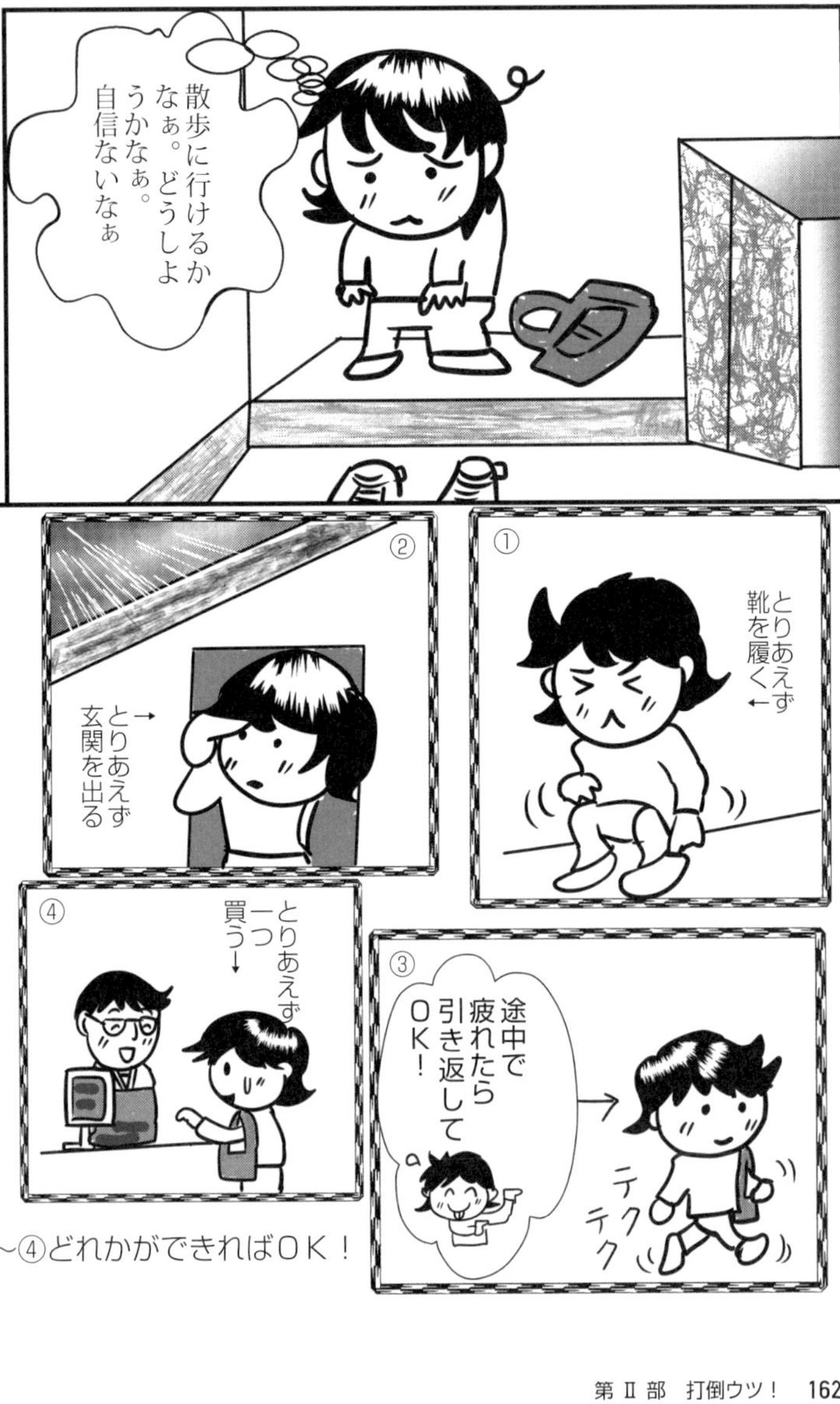

散歩に行けるかなぁ。どうしようかなぁ。自信ないなぁ
①
とりあえず靴を履く
②
とりあえず玄関を出る
③
途中で疲れたら引き返してOK！
テクテク
④
とりあえず一つ買う

①〜④どれかができればOK！

健康的なウォーキング方法に落ち込む母

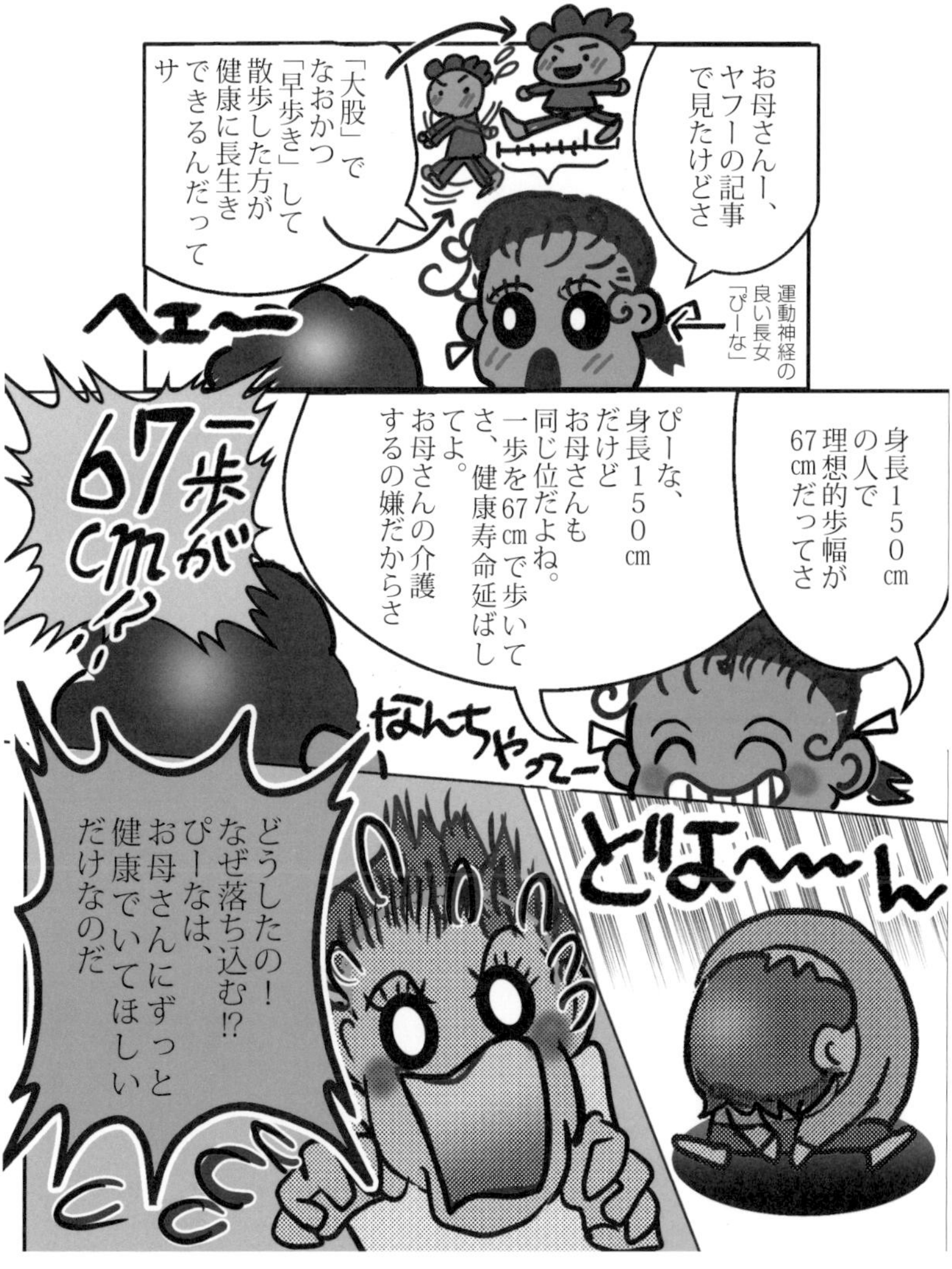
お母さんー、ヤフーの記事で見たけどさ
「大股」でなおかつ「早歩き」して散歩した方が健康に長生きできるんだってサ
運動神経の良い長女「ぴーな」
ヘエ〜
身長150cmの人で理想的歩幅が67cmだってさ
ぴーな、身長150cmだけどお母さんも同じ位だよね。一歩を67cmで歩いてさ、健康寿命延ばしてよ。お母さんの介護するの嫌だからさ
なんちゃって〜
一歩が67cm!?
どはーーん
どうしたの！なぜ落ち込む!?
ぴーなは、お母さんにずっと健康でいてほしいだけなのだ

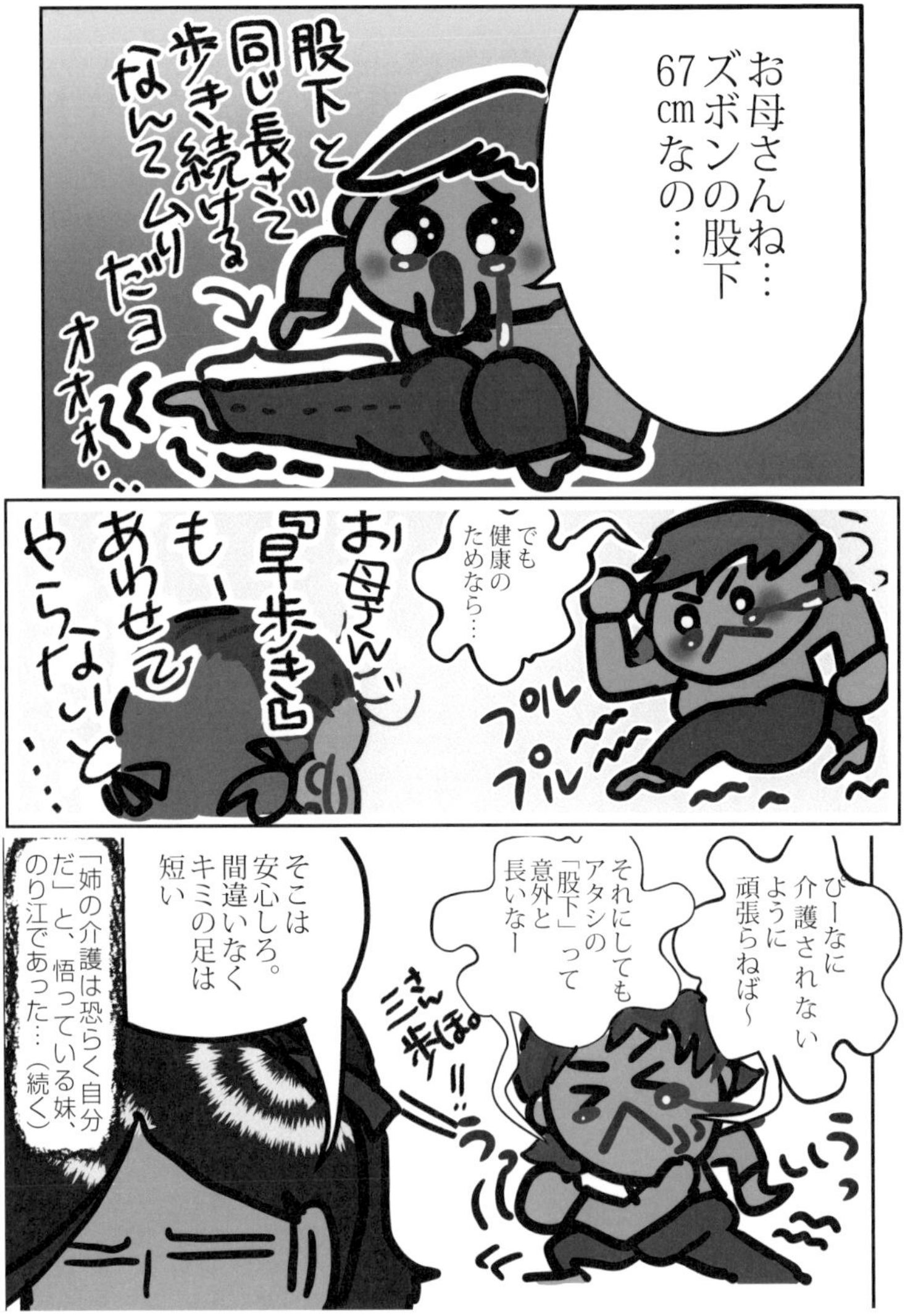

お母さんね…
ズボンの股下
67cmなの…
股下と同じ長さで歩き続けるなんてムリだヨ
うっ
でも健康のためなら…
プルプル〜
お母さんが『早歩き』も、あわせてやらないと…
ぴーなに介護されないように頑張らねば〜
それにしてもアタシの「股下」って意外と長いなー
うっ
そこは安心しろ。間違いなくキミの足は短い
「姉の介護は恐らく自分だ」と、悟っている妹、のり江であった…（続く）

11　運動

運動と聞くと、重いウツの時には、起きることさえ苦痛である場合も多いので、難易度が高いように思えます。ですから、起き上がることもできないような重いウツの急性期を乗り切り、「中〜軽度のウツ状態」に回復したあたりで、無理せず「身体を動かす」ことを始めていくとよいでしょう。意欲があまりなく、心がついていく前にとりあえず「身体」から動かすことによって、自然と気分があがることもあります。気分があがる準備運動として「身体を動かす」という感覚かもしれません。

また、ウツも重くて動けない時期から脱し、少し身体が動かせるようになった時期だけでなく、普段から、ウツの再発予防として運動習慣を日常に取り入れていくとよいでしょう。運動習慣はウツ軽減のみならず、抗不安・抗ストレスの効果もあります（Biddle & Mutrie, 2001 ; Biddle & Fox, 2000 ; Norris et al., 1992)。

①ラジオ体操

精神科病棟にナースとして勤務していた時、自由参加で、朝6時から6時半頃にラジオ体操をしましたが、表情がまったくないような患者さんでも、ふわふわ〜っと病室から出てきて、日課のように体操する患者さんもいたし、体操をしてすぐに病床に戻る方もいました。また、いつも体操をしている患者さんが数日出てこられない時は、「調子が悪くなっている」目安にもなりました。そして、ラジオ体操を「しっかり」気合いを入れて全力で行うと、意外に汗もかき、手足や身体の先、足の裏、背中の感覚に集中すると、ある意味、「自分の身体に集中し没頭」した状態にもなれます。

このことは、自分の身体の「気づき」にもつながると思います。自宅療養中の人は、録音した音源や、スマホのアプリや動画で「ラジオ体操」が聞けるので、自分の都合のいい時間「1日1回しっかり体操する」という目標もよいかもしれません。「しっかり」行ってみると、「胸を開く」「肩より上に両手をあげて開く」「ジャンプする」という動作は意識しないと、日常を過ごす中で、なかなか自分からは行わない動きであることを発見します。「胸を開く」という動作は、しっかり呼吸をすること、息を吸うことにつながり、酸素を身体や脳に送ることにもなります。

②リズミカルな単調運動

代表としては、「ステッパー」のようにひたすら足踏みをするような運動です。イメージとして単調な繰り返しのダンスでリズムに合わせて身体を揺らす感じです。この単調な「ステッパー運動」は好きなドラマを視聴しながら――とか、慣れると漫画や好きな本を読みながら行うことができます。そうすると、いつのまにか、15分から30分以上足踏みをし、「この面白い本を読み終わるまで……」と思った時には2～3時間以上続けており、気がついたら汗をかいています。ここまでできたらしめたもので、Pointは「好きなこと」と連動させることです。

また、一定の運動習慣は「抗ウツ」「抗不安」「抗ストレス」の効果があることがわかっています。ある調査によると、「ウツ病」と診断された中年男性を対象に16週間の有酸素運動をしてもらったところ、同期間行った場合の抗うつ薬「ゾロフト」による薬物治療と同様の症状軽減効果があることがわかりました（Blumenthal et al., 1999）。このように多くの研究結果から、運動は「軽度から中程度のウツ症状」を軽減するのに効果があると言えます（Barbour et al., 2007）。

ですが、職業柄、保健師として運動や減量の指導をする私であっても、実はプライベートではあまり運動は好きではなく、継続するには相当の動機付けを要し、ダイエットとなるととても難しいと感じています。運動を続けるには自分が、「何のために」「自分は、数カ月後、数年後、どうなりたいから」「何を」「どれくらい」「いつ」「何処で」「誰と」運動をするのだ——ということを、始めに明確に考え、サボりそうになった時には、「何のために自分はしようと思ったか」と、いつでも思い出すようにすると、継続できると思います。

次に、運動習慣や減量の方法は、その人にあったそれぞれのやり方があります。生活スタイルも、体質も年齢も違うのですから、「いつ」「どのように」「何を」「どれくらい」「誰と」「何のために」やるのかも、個々により違うわけです。

例えば、年齢や性別を入力すると、標準的なその人の「基礎代謝」が表示される体重計がありますが、この「基礎代謝」が標準より少ない人は、手指などの末端が冷たかったり、汗をあまりかかなかったりする傾向にあります。ですから、1日1回は汗をかくような運動をする、などの一歩から始めるとよいでしょう。

運動の強度は、おおよそ、最大心拍数の70％～85％（その人のめいっぱいの1分間の脈拍数の7割～8割くらいで、おおよそ歩きながら人と話して息が切れそうになる程度）がよいと思います。

また、人は約2カ月（正確には66日とする研究調査もありますが）、何かしら継続すると「習慣」になる（習慣化する）と言われています（Lally et al., 2010）。長い期間のように思えるかもしれませんが、8週間――約2カ月と言えば、2カ月めくりのカレンダーが1回めくれるまで、何かを毎日続ければ、それは習慣になるということです。私は、習慣化されないうちは、シールを毎日貼っていきました。家族や子どもらにも見えるように、大きなカレンダーに貼っていったので、子どもたちの目もあり、シールを貼らないと、何となく嫌な気分になるため毎日続けることができました。その方法で今までに私は「1日1回簡易瞑想する」と「太陽礼拝Aというヨガ手技をする」と「1日1回汗をかく――方法として全力で3曲踊る（汗をかく）」というのを習慣化することができました。（参考項：「慈悲の瞑想」（236ページ））

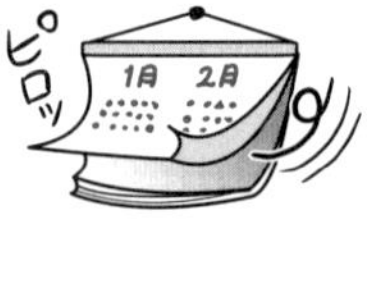

12　他人の乗り越え談を見る

ウツに陥ると「本当に元気になるのだろうか」と不安になる時期が来ます。私は自殺念慮も出た時に入院経験がありますが、急性期は世間の喧騒や雑務や日常から物理的に隔離されたことで大変安らぎました。しかし、その「安らぎ」の時期を過ぎると、今度は「いつ退院できるのだろう」「退院して日常でやっていけるのだろうか」「でも退院したい」という、「不安」「自信の無さ」「焦り」のせめぎ合いとなりました。そんな時、ウツから立ち直ったという内容の漫画や本は勇気が出ました。今では、ＳＮＳやインターネットなどで情報も多く得られるので、文字を見る意欲が出たら、ブログや Twitter などで、「ウツ乗り越え談」を読むとよいかもしれません。他人と比較することはないのですが、やはり、自分と同じように「死にたい」とまで思った人が「乗り越えた」という記事を見ると勇気づけられることでしょう。

注意点としては、まだ、ウツ症状が不安定で不安な時には「暗い記事は読まない方がよい」です。また、Twitter や動画、ニュース、ドラマ、映画なども、気持ちが不安定な時はネガティブな内容には首を突っ込まない方がよいです。

類は友を呼ぶというのはよい仲間もそうですが、ネガティブな仲間もしかりで、愚痴やけなし合いのコメントを見続けるといつの間にか、自分の気持ちも「負」の気持ちになってしまいます(Gregoire, 2015)。

13 楽観主義のススメ

ウツに陥ると、何でも悲観的に感じてしまいます。私もそうでした。ウツになる前から、私は他人より「心配性」で「不安」を感じ、他人の目を「気にする」性分でした。しかし、あのすさまじい地獄から生還でき、自殺念慮で苦しんだあの日に比べれば……と思えるようになり、日常のほとんどの小さな心配事は「たいしたことないこと」になりました。

「楽観主義」になると、生き方がとても「ラク」になりました。楽観的に生きるということは、身体面・精神面の健康に深く関係しており、心身面では特によい効果のあることが多くの研究結果で証明されています（Afflec et al., 1996 ; Chang et al., 1997 ; Goldman et al., 1996）。

楽観主義は、ストレスによるネガティブな影響を予防し、楽観的な人は悲観的な人に比べて、ＰＴＳＤ（Post Traumatic Stress Disorder ; 心的外傷後ストレス障害）やウツ病のようなストレスに関連した精神疾患を発症している割合も低いとされています（Zeidner & Hammer, 1992）。

――とはいえ、私のようにもともと自己否定感も強く、幼少時代から貧乏で、いじめられたり、父親から暴言を吐かれ、自分の存在まで否定され続けたりしたような人間が、楽観主義に変わることは容易ではありませんでした。今、40年以上生きて、ウツ地獄も他の重い出来事も乗り越えてきたからこそ楽観的に生きる術を学べたような気がします。

次からは「楽観主義に変身する練習」をご紹介します。

前向きバカゲームのすすめ

これは、偶然できたことでした。私が別の著者名で執筆した『前向き言葉大辞典』（青木、2014）という本を描いた時のことです。内容は「ネガティブな言葉をすべて前向きに言い換える」という辞典です。ア行からワ行まで作りましたが、例えば「飽きっぽい」「意地悪」「陰気」「うそつき」「がさつ」「頑固」「臭い」「失敗」「死にたい」「小心者」「無責任」「ハゲ」「鈍感」「ばか」「貧乏」「優柔不断」などなど……。

まだありますが、これらすべてを前向きに言い直すという作業です。マンガやイラストもつけましたが、この執筆中私は、日常会話すべて前向きに言い直すという生活をしていました。子どもも巻き込んで、朝から晩まで前向き言葉のオンパレードです。口が達者な娘のぴーなにも手伝ってもらいましたが、最後の方は、「お母さん、ウザイ。もう、面倒くさい!!」と言われ、でも私は「クセ」になっていたため、「『面倒くさいこと』とは、①とても手間をかける価値があること②大きな成功への小さなステップ、……あとは、なんか言い方があるかなあ」

とつぶやき、子どもらに呆れられ、相手にされなくなってしまいました。

ところが、気がつくと、この「前向き思考ゲーム」を数週間しているうちに、何でもかんでも悲観的に思うことがぱったりとなくなりました。そして、子どもらから反抗的な悪口を言われても怒らなくなったのです。職場で優柔不断な人をみて苛々していたことに対しても「いろいろなリスクを考えて困っている優しい人」に思えてきました。

みなさんも、この「前向きバカゲーム」をやってみてください。子どもらに「禿げ」の前向きな言葉を聞いた時は、私も爆笑してしまいました。

前向きバカゲームの効能

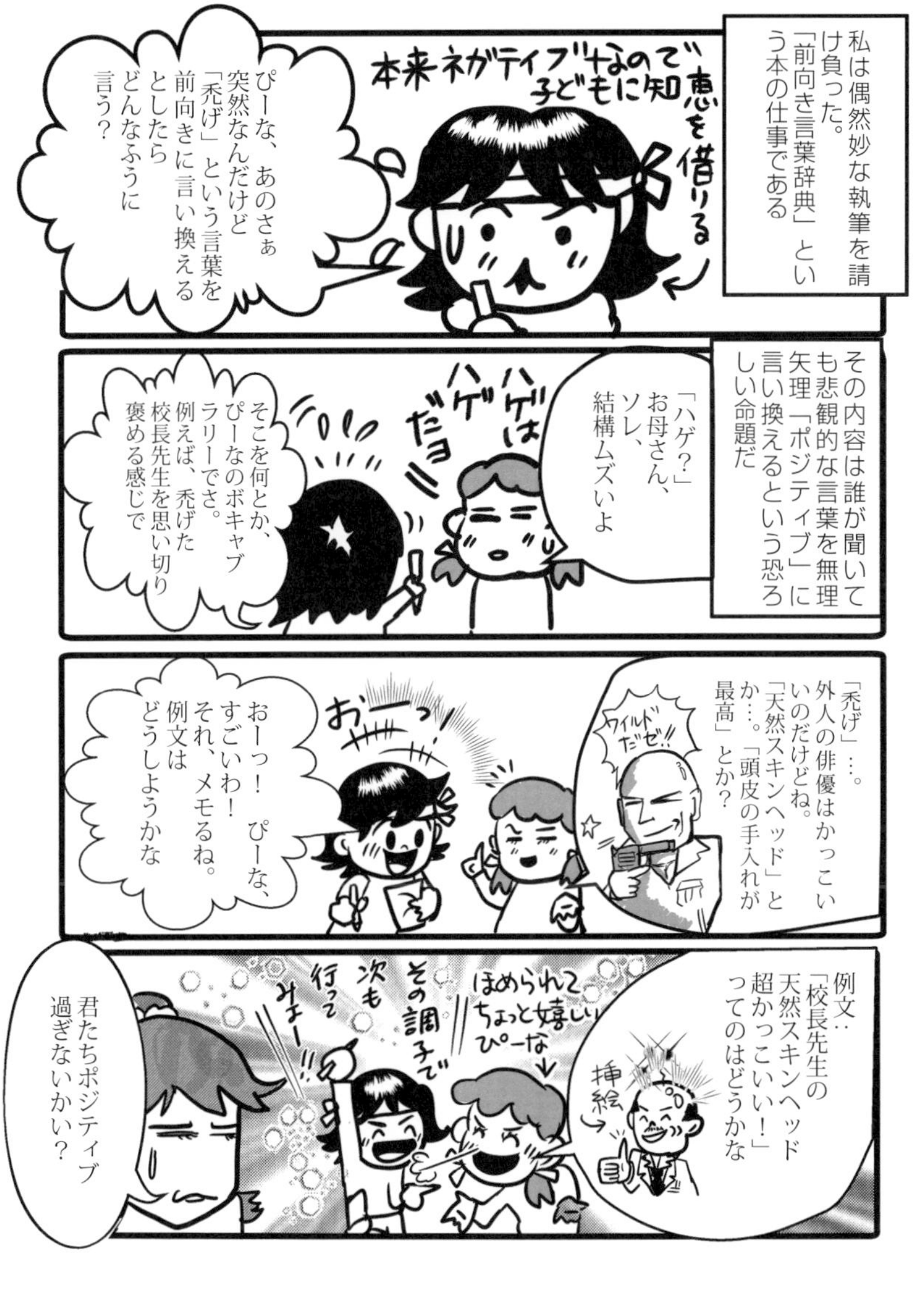
私は偶然妙な執筆を請け負った。「前向き言葉辞典」という本の仕事である
本来ネガティブなので子どもに知恵を借りる
ぴーな、あのさぁ突然なんだけど「禿げ」という言葉を前向きに言い換えるとしたらどんなふうに言う？
その内容は誰が聞いても悲観的な言葉を無理矢理「ポジティブ」に言い換えるという恐ろしい命題だ
ハゲはハゲだョ
「ハゲ？」お母さん、ソレ、結構ムズいよ
そこを何とか、ぴーなのボキャブラリーでさ。例えば、禿げた校長先生を思い切り褒める感じで
「禿げ」…。外人の俳優はかっこいいのだけどね。か…。「天然スキンヘッド」とか「頭皮の手入れが最高」とか？
ワイルドだぜ!!
おーっ!
おーっ！ ぴーな、すごいわ！ それ、メモるね。例文はどうしようかな
例文：「校長先生の天然スキンヘッド超かっこいい！」ってのはどうかな
挿絵
ほめられてちょっと嬉しいぴーな
その調子で次も行ってみよー!!
君たちポジティブ過ぎないかい？

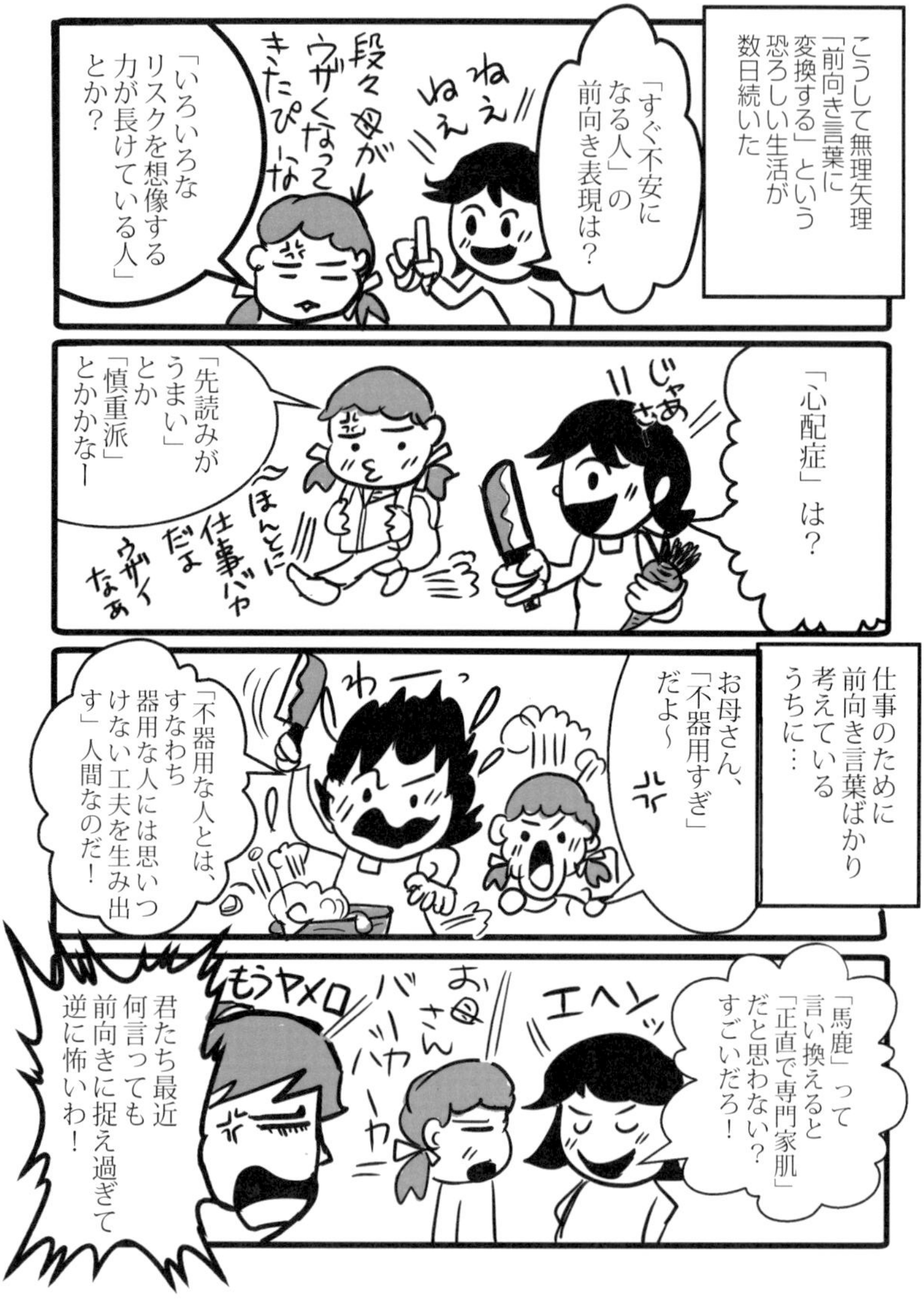
こうして無理矢理「前向き言葉に変換する」という恐ろしい生活が数日続いた
ねぇねぇ
「すぐ不安になる人」の前向き表現は？
段々母がウザくなってきたぴーな
「いろいろなリスクを想像する力が長けている人」とか？
じゃあさー
「心配症」は？
「先読みがうまい」とか「慎重派」とかかなー
ほんとに仕事バカだよ
ウザイなぁ
仕事のために前向き言葉ばかり考えているうちに…
お母さん、「不器用すぎ」だよ～
わーっ
「不器用な人とは、すなわち器用な人には思いつけない工夫を生み出す」人間なのだ！
「馬鹿」って言い換えると「正直で専門家肌」だと思わない？すごいだろ！
エヘンッ
お母さん
バカバーカ
もうヤメロ
君たち最近何言っても前向きに捉え過ぎて逆に怖いわ！

14　笑う

感情の崩壊を言葉で表すと左のようになります。

感情崩壊のみちのり

（1）情緒不安定（涙もろくなる、など）
↓
（2）無感情（感情の動きがなくなり、他者からも無表情に見える）
↓
（3）周囲の音・人がうっとうしく、うるさく、喧騒が自分の焦燥感をあおったり、身体や頭の中がいてもたってもいられなくなるような苦痛を感じる

ウツで何もできなくなった私を見かねて、妹の「のり江さん」が面倒を見に来てくれていましたが、（1）、（2）は傍目から見てもわかりやすかったので察してくれました。しかし、（3）の場合は、無表情に見えても、内部では「いてもたってもいられないようなざわざわした感じ」が支配し、するどい妹にも通じませんでした。

私の誕生日に、私は「ウツ」で何も楽しめず、妹が「雰囲気だけでも」と、居間にケーキを用意し、

子どもたちと祝ってくれましたが、その時の私は、居間で子どもたちと妹の３人が「話し」、「笑っている」という場面に行っただけで苦しくなり、頭を抱えて耳もふさぎたくなる衝動に駆られました。子どもたちが「お母さんを祝ってあげよう」と明るい話題や、学校での楽しい話もしてくれましたが、それもうるさく、私は早々に暗い部屋に引きこもり、布団をかぶったことを覚えています。

また、「少しよくなってきたかな？」と思えた頃、長男「ぷーた」のジャージを買いにスポーツ店へみんなで行ったことがあり、妹が先導して、私は「身体慣らし」に買い物カートを押してのろのろついていけば上々、という程度でしたが、買い物カートにもたれながらついて行くうちに、それほど混んでもいない店内であったにもかかわらず、胸の中が「ざわざわ」してきて座り込んでしまうこともありました。

ウツ発症でこのように感情崩壊の一路をたどり、数カ月はどんなに面白い出来事があっても、「笑う」という「快」の感情はまったくわきませんでした。

このことは、わたしだけの実体験だけではありません。

最近は「笑いは健康をもたらす」（Cohen, 2001）という科学的根拠に裏付けられた研究や調査も多くなってきました。笑うことは「リラックス効果がある・痛みの感じ方が軽減する」（Holden, 1993）「不安感が軽減する・ストレスホルモンのレベルが減少する」（Savage et al., 2017）という報告もあります。

ウツに限らず、普段でも気分がふさいでいる時には、「笑顔のマネをする（口角を意識してあげてみる)」だけでも「快」の感情がうまれるという報告もある(Wiswede et al., 2009)ので、副作用のない特効薬として「笑い」をおすすめします。

心から笑えた日

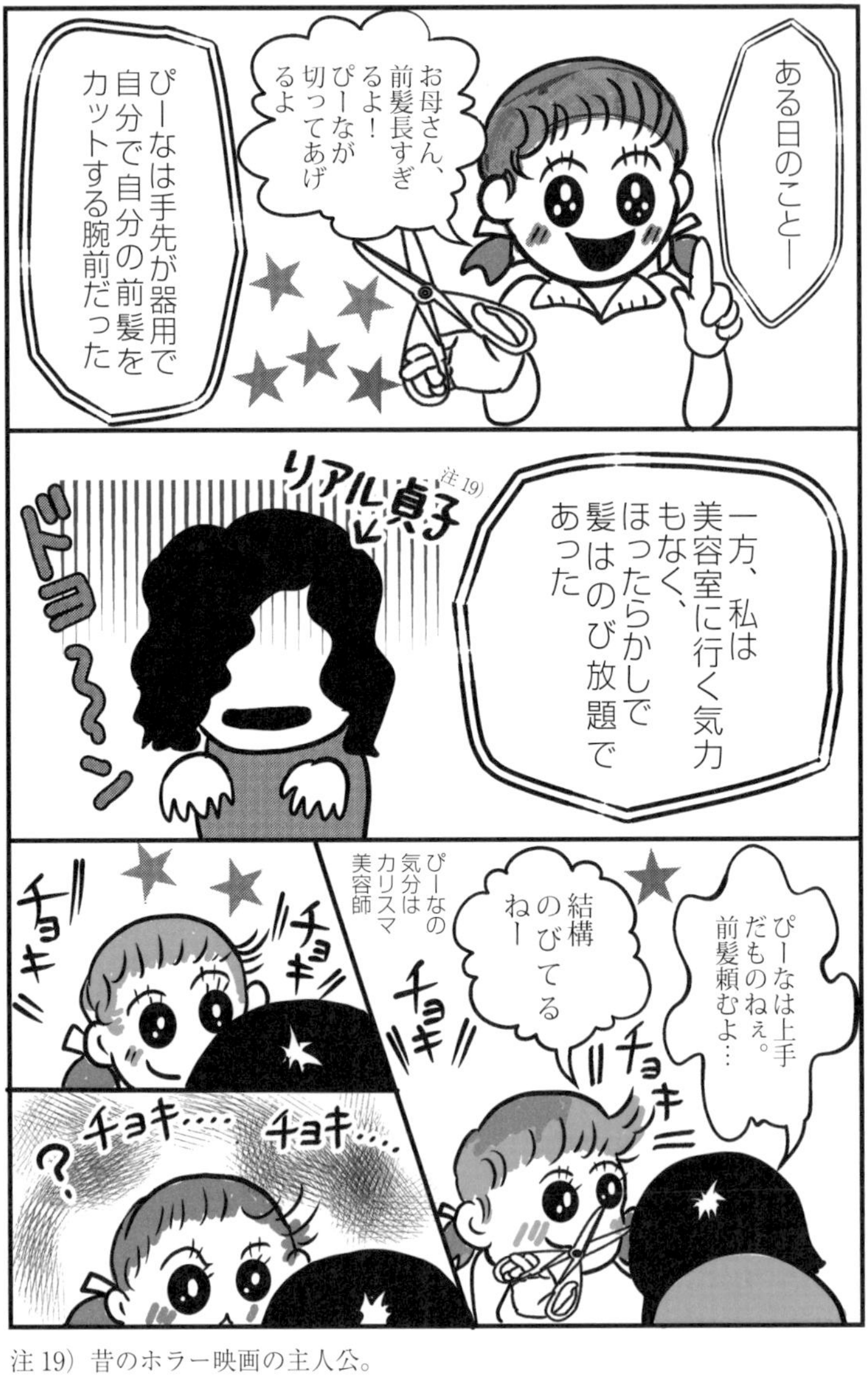

ある日のこと―
お母さん、前髪長すぎるよ！ぴーなが切ってあげるよ
ぴーなは手先が器用で自分で自分の前髪をカットする腕前だった
一方、私は美容室に行く気力もなく、ほったらかしで髪はのび放題であった
リアル貞子 注19)
ドョ〜〜ン
ぴーなは上手だものねぇ。前髪頼むよ…
結構のびてるねー
チョキ
チョキ
ぴーなの気分はカリスマ美容師
チョキ
チョキ
チョキ….
チョキ….
?

注19）昔のホラー映画の主人公。

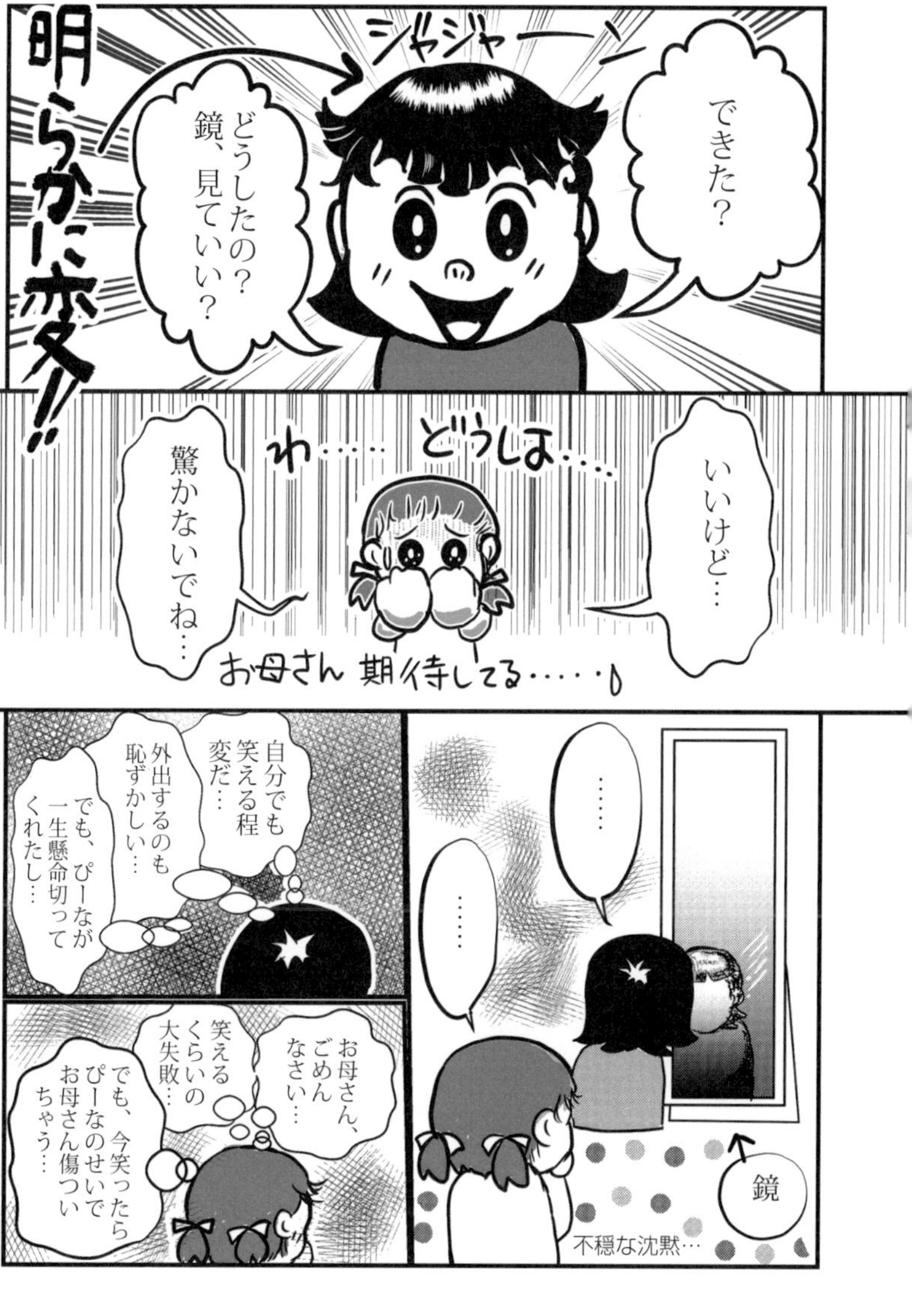
できた？
シャジャーン
どうしたの？鏡、見ていい？
明らかに変!!
いいけど…
わ…… どうしよ……
驚かないでね…
お母さん 期待してる……
……
……
鏡
不穏な沈黙…
自分でも笑える程変だ…
外出するのも恥ずかしい…
でも、ぴーなが一生懸命切ってくれたし…
お母さん、ごめんなさい…
笑えるくらいの大失敗…
でも、今笑ったらぴーなのせいでお母さん傷ついちゃう…

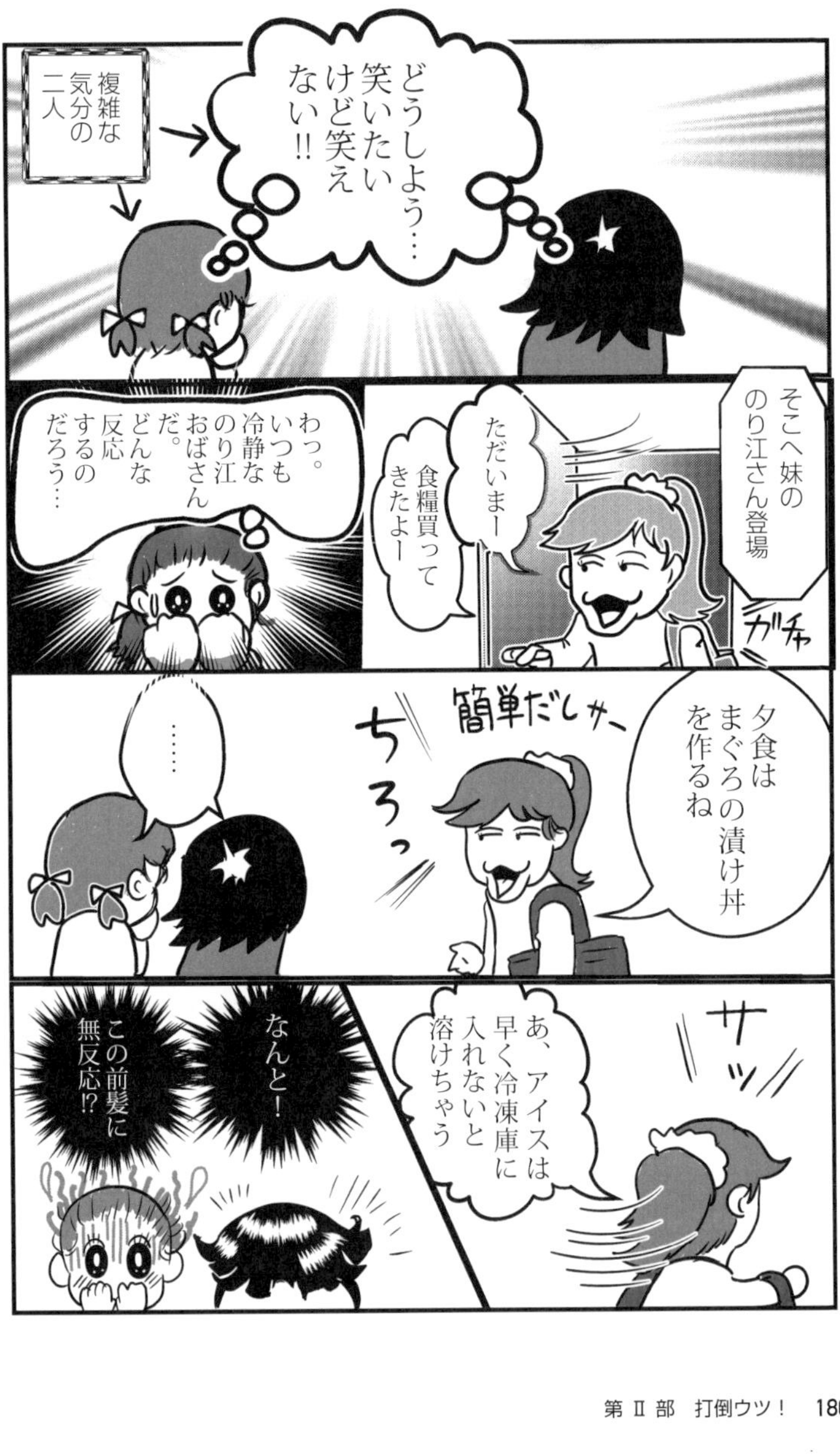
どうしよう…
笑いたいけど笑えない!!
複雑な気分の二人
そこへ妹ののり江さん登場
ガチャ
ただいまー
食糧買ってきたよー
わっ。いつも冷静なのり江おばさんだ。どんな反応するのだろう…
夕食はまぐろの漬け丼を作るね
簡単だしサー
ちろっ
……
サッ
あ、アイスは早く冷凍庫に入れないと溶けちゃう
なんと！
この前髪に無反応!?

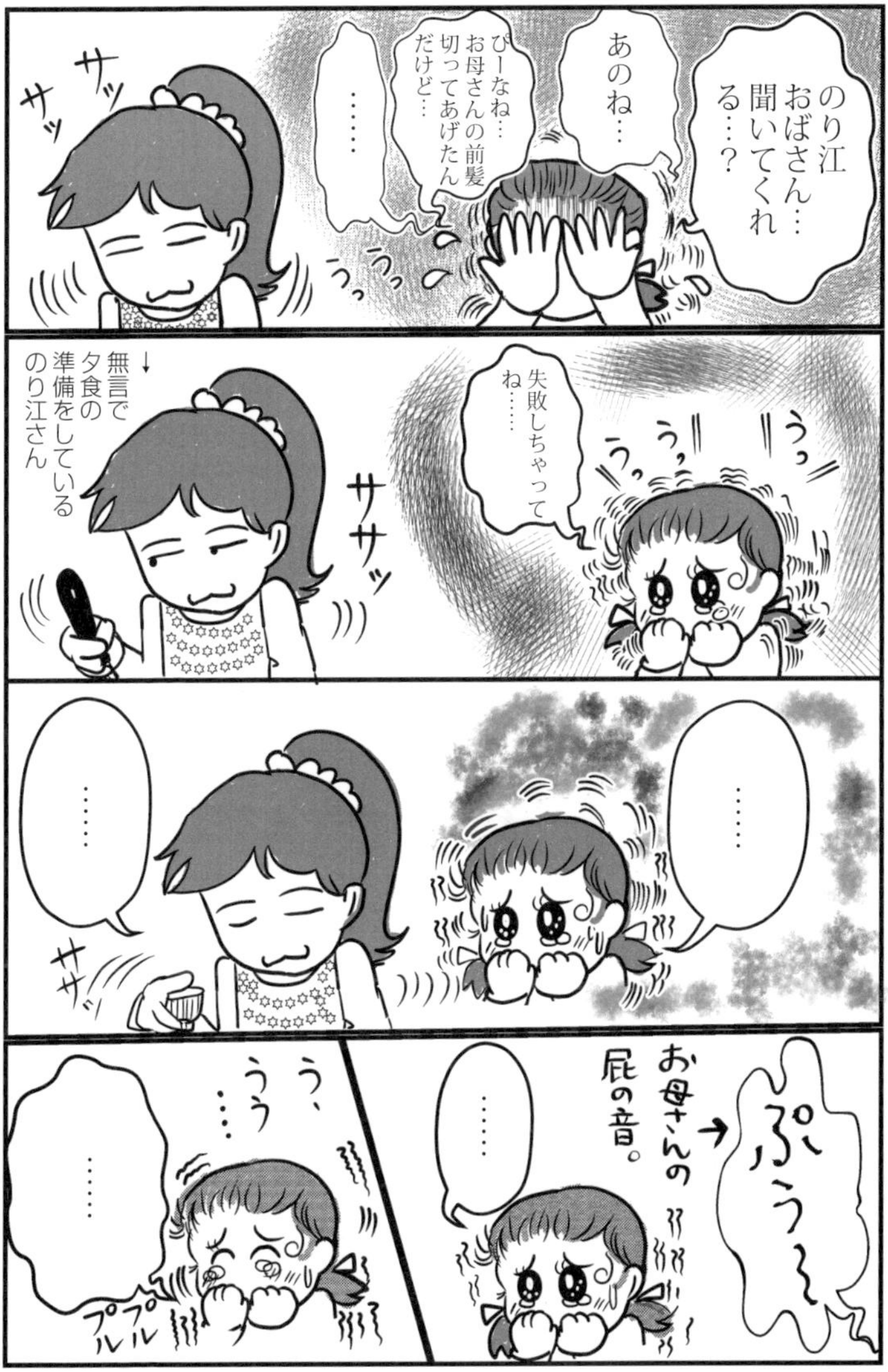
のり江おばさん…聞いてくれる…？
あのね…
ぴーなね…お母さんの前髪切ってあげたんだけど…
……
うっうっ
サッサッ
うっうっうっ
失敗しちゃってね……
ササッ
↓無言で夕食の準備をしているのり江さん
……
……
ササッ
ぷぅ〜
お母さんの屁の音。→
……
う、うう……
……
プルプル

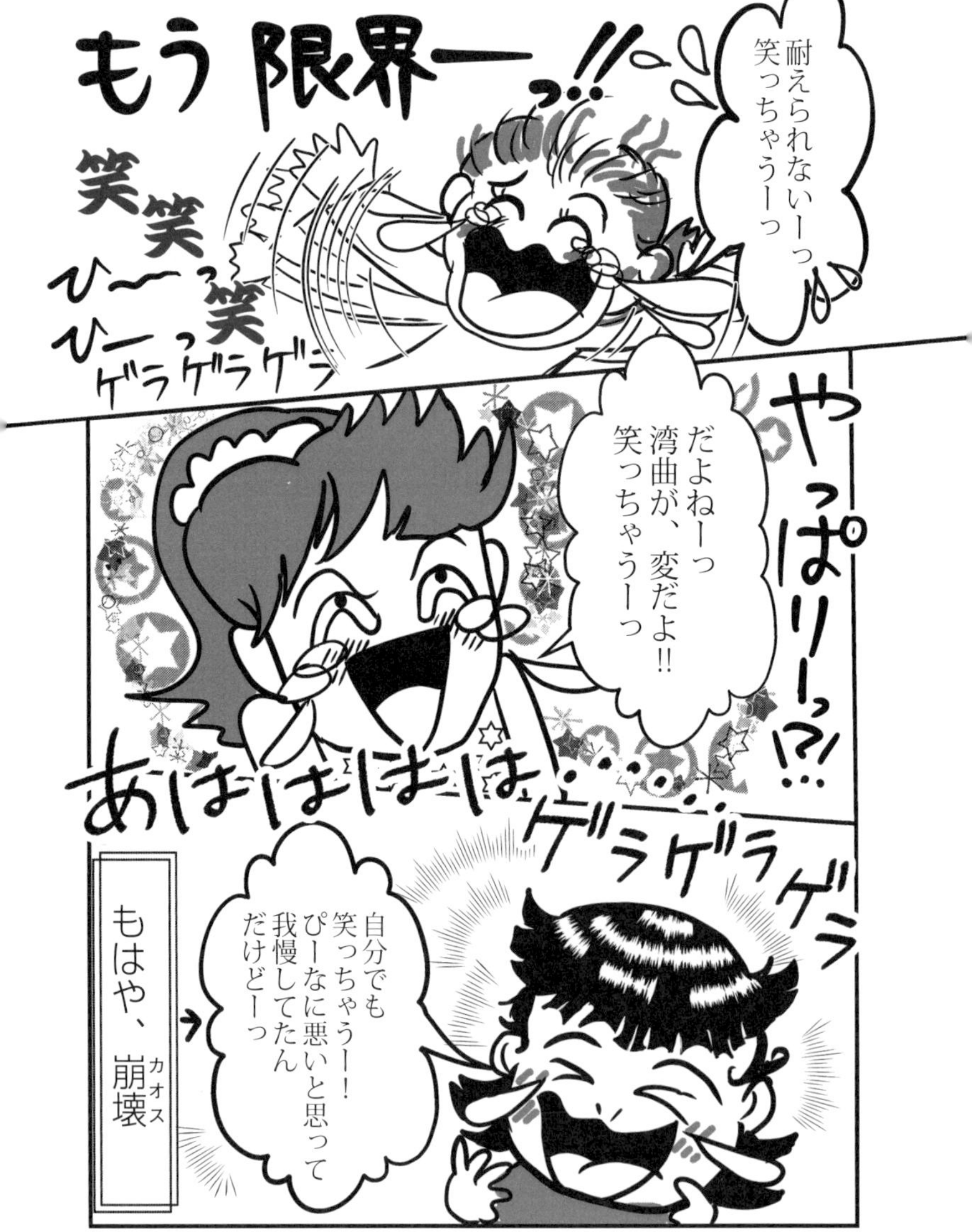
耐えられないーっ
笑っちゃうーっ
もう限界ーっ!!
笑 笑 ひ〜っ ひーっ 笑
ゲラゲラゲラ
やっぱりーっ!?!!
だよねーっ
湾曲が、変だよ!!
笑っちゃうーっ
あはははは…
ゲラゲラゲラ
もはや、崩壊《カオス》
自分でも
笑っちゃうー!
ぴーなに悪いと思って
我慢してたん
だけどーっ

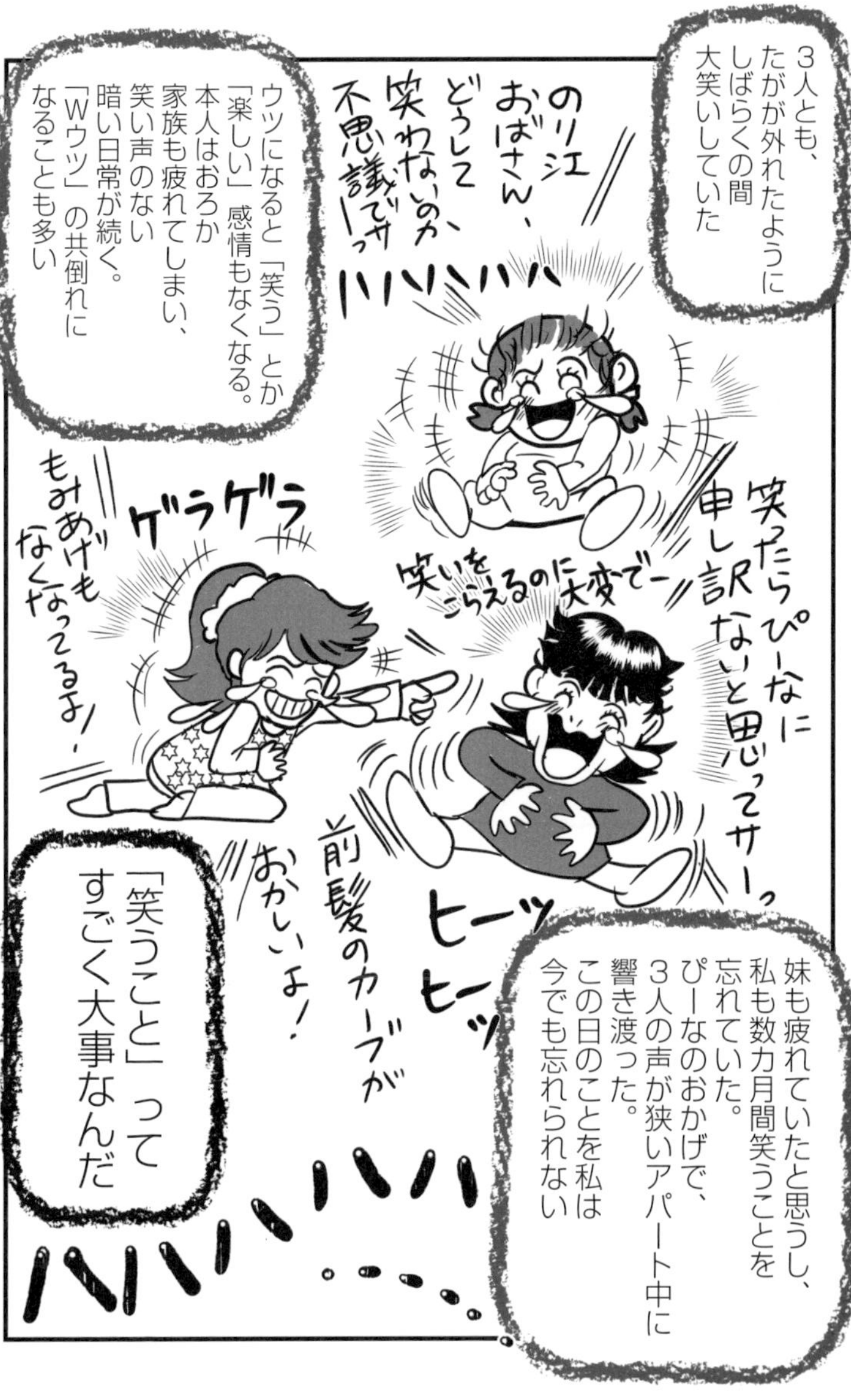

3人とも、たがが外れたように しばらくの間 大笑いしていた
のリエおばさん、どうして笑わないのか、不思議でザーっ
ハハハハハハ
ウツになると「笑う」とか「楽しい」感情もなくなる。本人はおろか家族も疲れてしまい、笑い声のない暗い日常が続く。「Wウツ」の共倒れになることも多い
笑ったらぴーなに申し訳ないと思ってサーっ
笑いをこらえるのに大変でー
ゲラゲラ
もみあげもなくなってるよ！
ヒーッ ヒーッ
前髪のカーブが
おかしいよ！
妹も疲れていたと思うし、私も数カ月間笑うことを忘れていた。ぴーなのおかげで、3人の声が狭いアパート中に響き渡った。この日のことを私は今でも忘れられない
「笑うこと」ってすごく大事なんだ
ハハハハハ……

自分の意欲レベルにあわせて日常に笑いを取り入れてみよう

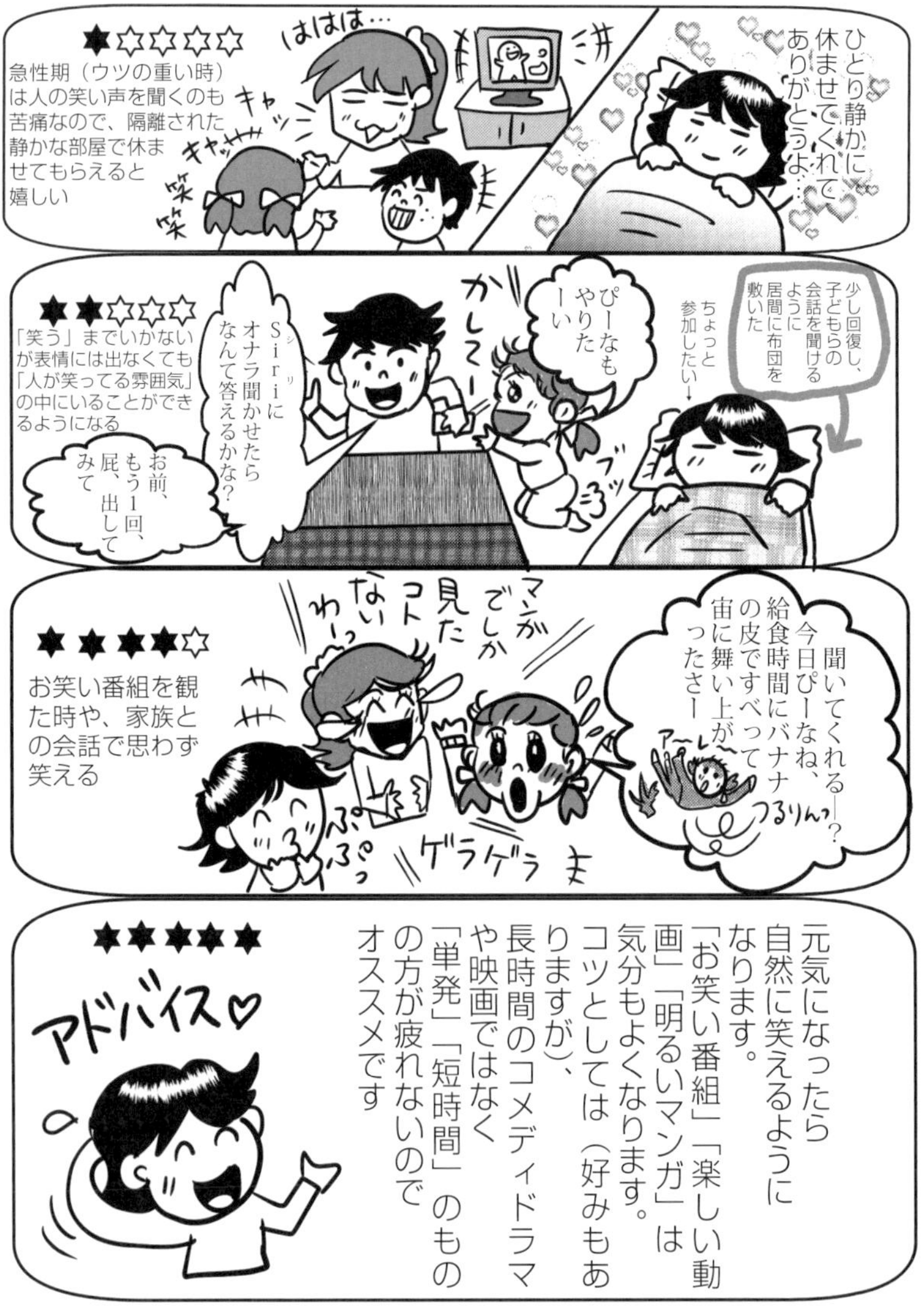
★☆☆☆☆
急性期（ウツの重い時）は人の笑い声を聞くのも苦痛なので、隔離された静かな部屋で休ませてもらえると嬉しい
はははっ…
キャッ
キャッキャ
笑笑
ひとり静かに休ませてくれてありがとうよ…
★★☆☆☆
「笑う」までいかないが表情には出なくても「人が笑ってる雰囲気」の中にいることができるようになる
少し回復し、子どもらの会話を聞けるように居間に布団を敷いた
ちょっと参加したい↓
ぴーなもやりたーい
かして～
Siri《シリ》にオナラ聞かせたらなんて答えるかな？
お前、もう1回、屁、出してみて
ブッ
★★★★☆
お笑い番組を観た時や、家族との会話で思わず笑える
聞いてくれる―？今日ぴーなね、給食時間にバナナの皮ですべって宙に舞い上がったさー
アーレ～
つるりんっ
マンガでしか見たコトないわーっ
ゲラゲラ
ぷぷっ
★★★★★
アドバイス♡
元気になったら自然に笑えるようになります。「お笑い番組」「楽しい動画」「明るいマンガ」は気分もよくなります。コツとしては（好みもありますが）、長時間のコメディドラマや映画ではなく「単発」「短時間」のものの方が疲れないのでオススメです

15　再発が怖い人は「自分の乗り越え談」を考えよう！

「重いウツ地獄」に陥った時は、自殺念慮もあり、出口のない暗闇のトンネルにいるようで、とても今のように元気になれるとは思えませんでした。

しかし、今だから言えることですが、もしあの時のつらい「ウツ」という症状がなかったら、がむしゃらに完璧主義を貫き、心臓や別の病気で死んでいたかもしれません。振り返ると、ウツが重くなる前に、身体症状や精神的な面で「これ以上このままの生活スタイルでいたら、いつかあなたは命を落とす」というサインがところどころに出ていたように思います。

「ウツ」は「このまま突っ走ったら、命を落とすよ」というサインです。ウツ地獄を味わった人は、「もう二度とあんな思いはしたくない」と誰もが思うでしょうし、再発の恐怖に怯えることと思います。

ウツの経験は、嫌なことではありますが、考えようによっては、命を落とす前に「このままではいけない」というサインとして、「ウツ」という症状が出て命が助かったのだと思います。ですから、復職しようと思う人や再発を恐れる人には、ウツ症状がよくなっても、発症前の生活スタイル・勤務状況・考え方に戻ることが「回復」ではないと言いたいです。

「ウツになった」という事実を受け入れずに、また、同じ生活スタイルや勤務状況・考え方に戻ろうとすると、またウツ再発につながります。

ウツから復職すると、「以前のようにまたバリバリ勤務するんだ」と意気込んでしまったり、「休職した分、更に取り返して頑張らねば」と思いがちです。そのような頑張り屋さんが、ウツになりがちなのです。本当の「回復」というのは、発症を機に、自分なりの新しい生き方を見つけることであると私は思います。

Point
回復＝《イコール》「発症前の生活に戻る」ことではない！

再発予防のコツ

ウツ再発はとても怖いです。再発予防のコツがいくつかあるのでご紹介します。

自分なりの兆候を考えてみる

人によって違いますが、振り返るとウツの小さなサインがありませんでしたか？　過去にウツになった時の兆候がわかれば、早い段階から再発のサインとして気づくことができます。

例えば私は、28ページにあるような身体症状が出て、循環器や内科を受診した結果、原因不明となりました。このように、原因不明の身体症状は私なりの「ウツの前兆」であったと思います。

また、「今から思えばアレがウツの前兆だった」という心当たりがあります。例えば、壁のカレンダーが、たわいもない雑用程度でもびっしり書き込まれるようになっていきました。

具体的には、普段は特にどこに記入しなくても「木曜の朝は燃えるゴミを出して、出勤する」ということが自然にできていたのに、「木曜：燃えるゴミ」「金曜：不燃ゴミ」「火曜：プラスチックゴミ」というふうに、全部書き入れていきました。

また、食料の買い物に行くと、買い物かごが二つ以上にもなり、結局晩ご飯は何の料理にするかわからなくなっていました。

調理もできなくなっていきました。カボチャの煮物をつくろう、ホウレン草を使った調理をしようと買ったはいいものの、いざ帰宅すると、調理する元気がなく、腐らせてしまうことが多くなりました。

なぜが不安になり、レトルト食品や缶詰やマヨネーズを買いだめしてしまい、結局使わないということも出てきました。

このように、今から考えると自分なりの兆候がわかります。

- 壁のカレンダーや手帳が予定でびっしりになる
- 買い物した野菜や果物を調理できなくなり腐らせてしまうことが多くなる
- ゴミ出しができなくなる（火曜日をのがして次週にためることが多くなるなど）
- 新聞を読まずにどんどんためる

・楽しい・嬉しい・面白い……という感情がなくなる
・涙もろくなる（もっと酷くなると、泣く感情もなくなる）
・予約した受診や歯科のドタキャンが増える

――などです。

自分がウツだった時のことを振り返り、再発に備えて自分なりの兆候を捉えましょう。

再発の兆候と回復のきっかけは表裏一体

自分が普段からとても「好きなこと」「趣味」「こだわっていること」にさえ関心がいかなくなったら要注意です。

しかし、このことは逆に「回復の手がかり」にもなります。

発症前から自分の「大好きなコト」「趣味」があったら、ウツからの回復では、まずはそこからやってみましょう。

私の場合は、書くことや読書が好きだったので、「手帳に文字を書ける」ということ、「漫画を読む」ことからできるようになりました。散歩も運動も嫌いな方でしたが本屋に本を見にいく・文具コーナーを見るという目的だと、散歩にも行きやすくなりました。まさに「回復のきっかけ」となるのは、自分の「好きなこと探し」、自分が本当に「求めていること探し」です。

また、私はある俳優さんが好きで、特に好きなドラマがありましたが、ウツになると、それらのドラマや映画も観る意欲はなくなり、騒音のようにも感じました。しかし、入院中、あるいは自宅で、そのドラマを楽しんで観れるようになった時、私は「ああ、ウツから少し回復した！」と実感できました。

この時の感覚は忘れられません。

そして、再発しそうになった時は、その「回復を実感できた行為」「回復を実感したドラマ」を再現してみます。すると、「回復したという その時の実感やその時の臨場感」が記憶の中でつながっていて、気持ちを持ち直すことが今でもあります。

みなさんも過去にとても楽しかったこと、達成して嬉しかったことと連動している行為があれば、気持ちが沈みそうになった時、その「行動」を実際にやってみてください。記憶とは不思議なもので、その行動が気分と関係のないような内容でも、その時の「嬉しかった」「楽しかった」という気持ちを呼び起こすことがあります。

楽しかった記憶が簡単に思い出せない人は、園児や小学校時代に楽しかった遊びや行動を思い出してみてください。

例えば私は、保育園の砂場でお山を作ったことや、保育士（当時保母さん）だった母親が相手してくれたトランプ遊びが「楽しかったこと」として思い出されます。このように童心にかえって、園児や小学校時代に楽しかった遊びや行動、身体の形をとってみるのもいいと思います。

私が講師としてある自助グループに行った時に、会員の方々に、自分が楽しいと思った時のことを思い出して、その格好をしてもらいました。私自身は、床に這いつくばって、のぞき見するような格好をしました。会の方々は、小学校の時に初めて1等賞をとった時の走り終わったジェスチャーをした人や、歌う格好をした人などがいて、集団の雰囲気が不思議と楽しい空気になりました。

みなさんも自分なりの「回復のてがかり」を見つけてみてください。

自分なりの危ない兆候を探ってみよう

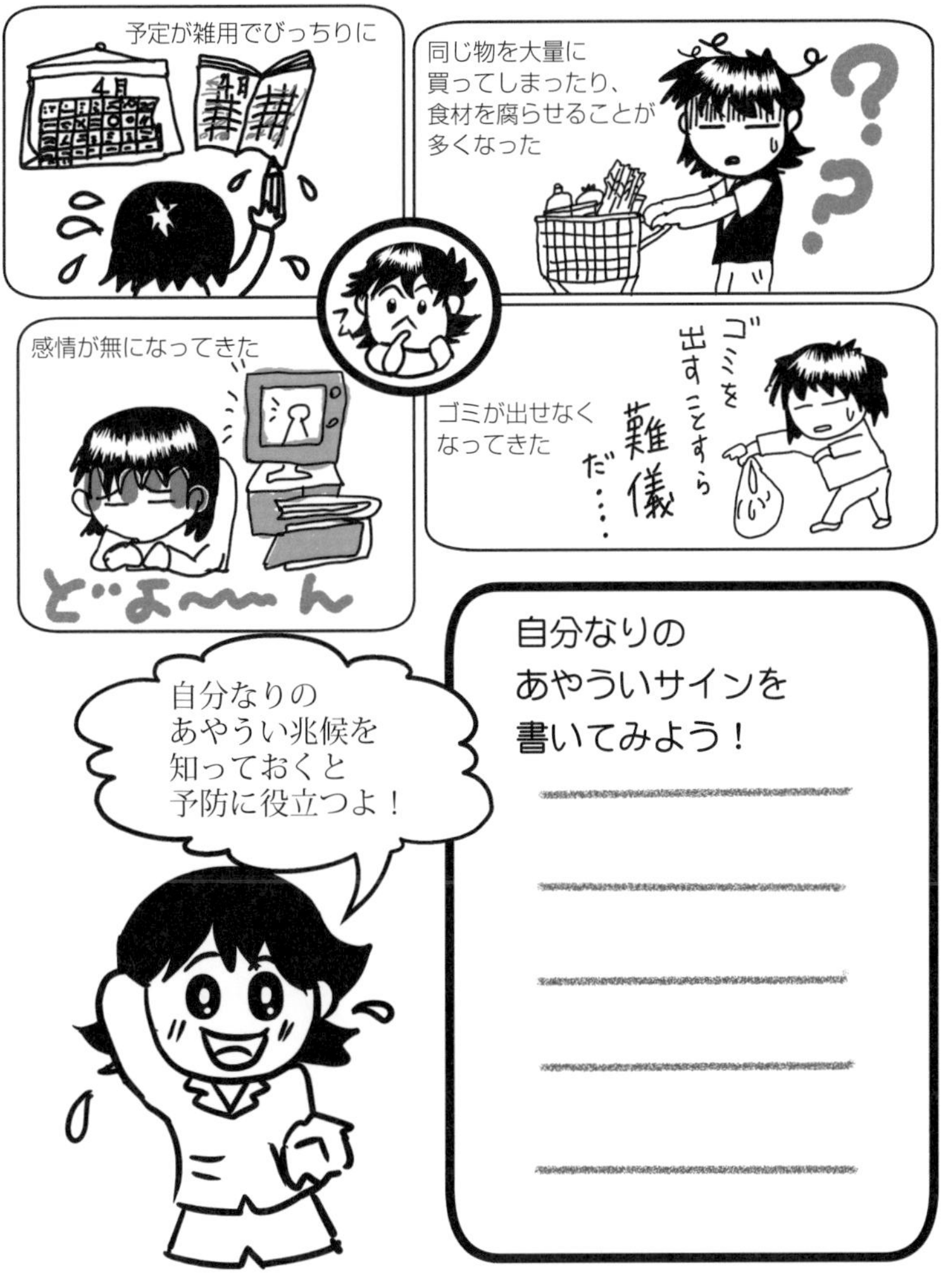

予定が雑用でびっちりに
4月
同じ物を大量に
買ってしまったり、
食材を腐らせることが
多くなった
感情が無になってきた
どよ〜〜〜ん
ゴミが出せなく
なってきた
ゴミを出すことすら難儀だ…
自分なりの
あやうい兆候を
知っておくと
予防に役立つよ！
自分なりの
あやういサインを
書いてみよう！

「ウツ再発のサイン」と「回復のヒント」は表裏一体

例：家事の中でも元来「洗濯」好きではない。中でも「干す」ができなくなっていった

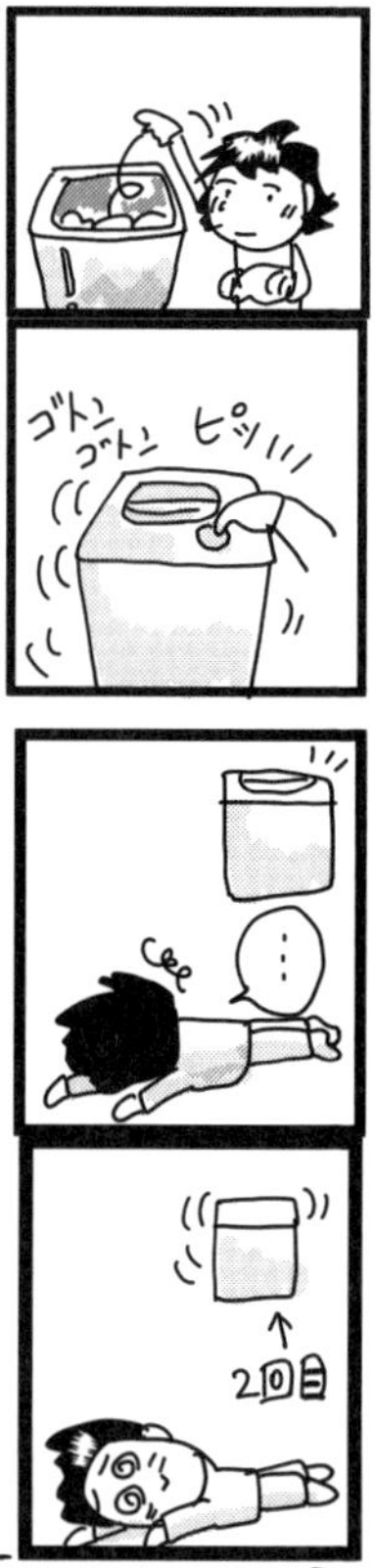
ゴトン ゴトン ピッ
…
2回目

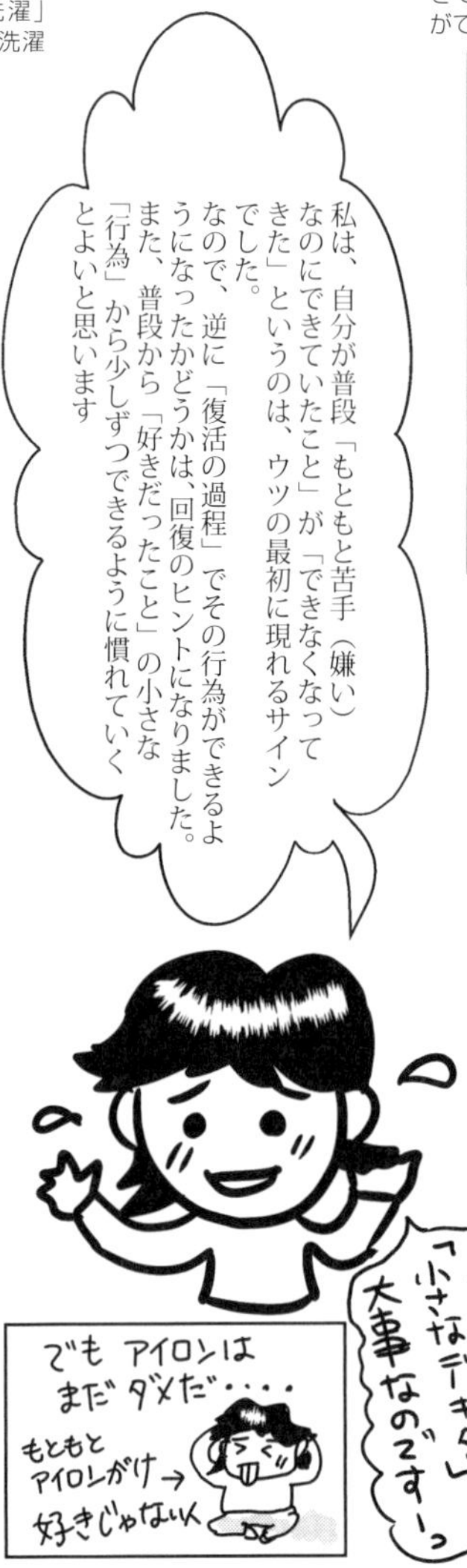
私は、自分が普段「もともと苦手（嫌い）なのにできていたこと」が「できなくなってきた」というのは、ウツの最初に現れるサインでした。
なので、逆に「復活の過程」でその行為ができるようになったかどうかは、回復のヒントになりました。
また、普段から「好きだったこと」の小さな「行為」から少しずつできるように慣れていくとよいと思います
でも アイロンは まだダメだ….
もともと アイロンがけ→ 好きじゃないん

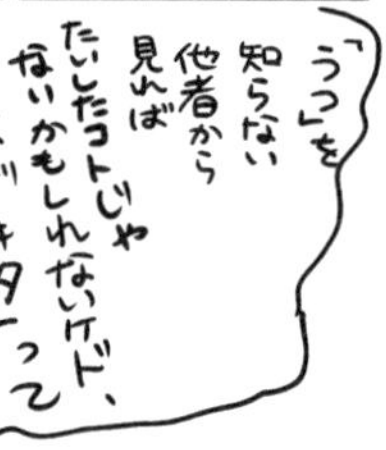

工夫例：回復途上では、「洗濯」の「汚れものを入れる」「洗濯機を回す」から始めた

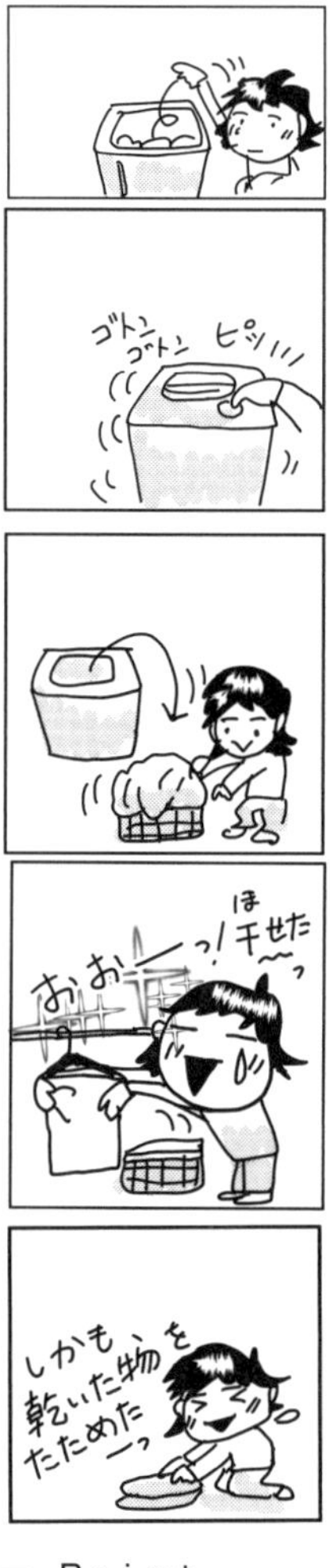
ゴトン ゴトン ピッ
おおーっ！干《ほ》せた〜っ
しかも、乾いた物をたためたーっ

Point
細かく「行為」を分けて「小さなデキタ」を積み重ねていこう！

16　復職について

「ウツ」から休職などの経過を経て復職することは、不安が多く大変な勇気が必要かもしれません。職場の復帰方法は、人により違います。

ウツになった誘因に、職場の人間関係や仕事の内容が絡んでいたとすれば、その環境がまったく同じであると、再発を引き起こす確率も高くなるでしょう。

また復職の際に、「ウツ」をオープン（公開）にして復帰するか、クローズ（非公開）にするかによっても違いが出てきます。どちらがよいかというのも、本人・主治医・職場・家族（配偶者）の考えを総合して判断するといいでしょう。

次からＰｏｉｎｔを説明していきます。

①本人が大丈夫！　と主観的に思っても、主治医の判断を仰ぐ

本人としては気持ちが焦ったり元気になった気でいても、主治医が客観的にみて、「もう少しリハビリの期間をおいた方がよい」と思われることもあります。自分として納得がいかなければ、率直に医師に尋ねる信頼関係が大事です。

②復職リハビリを行う

長く休職していた人が復職する時には「毎日、または1日おきに図書館に通う」というような活動から始めましょう。

その次には、「会社（職場）の玄関まで行って、中に入らないで帰ってくる」

⬇

「職場に行って朝に30分か1時間滞在する」

⬇

「午前だけ出社して雑用などを行う練習（週4日くらい）」

⬇

「午後3時まで出社」⬇「午後5時まで出社」

というふうに時間をのばしていきます。3カ月間は残業をしません。

③頑張りすぎない

これはウツの人によくあるのですが、復職したら「今まで休んだ分を取り返さなくては」とか「（ウツであったことをクローズにして復職する際は）何事もなく、すっかり体調もよくなったとアピールしたい」と思いがちです。休ませてもらった分、なおさら頑張らなくてはとまじめに思ってしまうのが、私も含めて「ウツ頑張り屋症候群（造語）」です。

④復職に慣れて数カ月頃も踏ん張りどころ

めでたく復職し、はじめは同僚も職場の上司も気を遣い、おそるおそる仕事をさせてくれますが、慣れてくると、周りも「もう大丈夫なんだな」とついつい発症前と同じような仕事量や内容になってくると思います。もし前回のウツ発症の誘因が職場の環境であったとすれば、また同じ事の繰り返しとなり、再発の引き金になりかねません。ですから、

「できない部分はきちんとＮｏと言う」とか、

「できない部分は頼む」などの自分の意識改革も必要となります。「この部分は自分としてはキツいので頼みたい」と具体的に発信しないと、周りの人もどこを助けたらいいのかわかりません。

「ここはできない」

「これは無理」

「これはわからないので、教えてほしい」

「これ以上の残業はできない」

と、相談するのは恥ずかしいことではありません。自分をわかり、意思表示できるという立派な成長です。

⑤復職がうまくいっても通院は継続する

復帰がうまくいくと、ついつい通院や服薬も自己中断しがちですが、再発予防のためには、通院を続けてください。「もう通院しなくても大丈夫でしょう」と判断するのは主治医です。「すっかりよくなったので大丈夫」と思うのであれば、そのまま、そのことを主治医に伝えましょう。

私の場合は、重いウツが再発した時に身体の大病も重なったので、まずは身体の方で受診し、ウツの方は心療内科の主治医に従い、徐々に寛解に向かっていきました。

そのあたりで、復職の話も出てきましたが、元の勤務は自信もなく、再発の恐れもあったので働き方を工夫しました。

私の工夫点

- パート、アルバイト勤務から開始
- 単発の仕事（訪問件数の出来高制度）
- その場限りで終了する訪問の仕事にし、家に持ち帰ることをできるだけしない
- 自分でアポを取り、相手と自分の都合で訪問日時を設定する
- 出来高制度だとついつい上限いっぱい引き受けがちになるが、「これだけできる」と思う5～7割にする

私の場合は、看護職という特殊な立場でしたが、復職リハビリとしては、とてもよいステップになりました。

重いウツ　再発予防の工夫

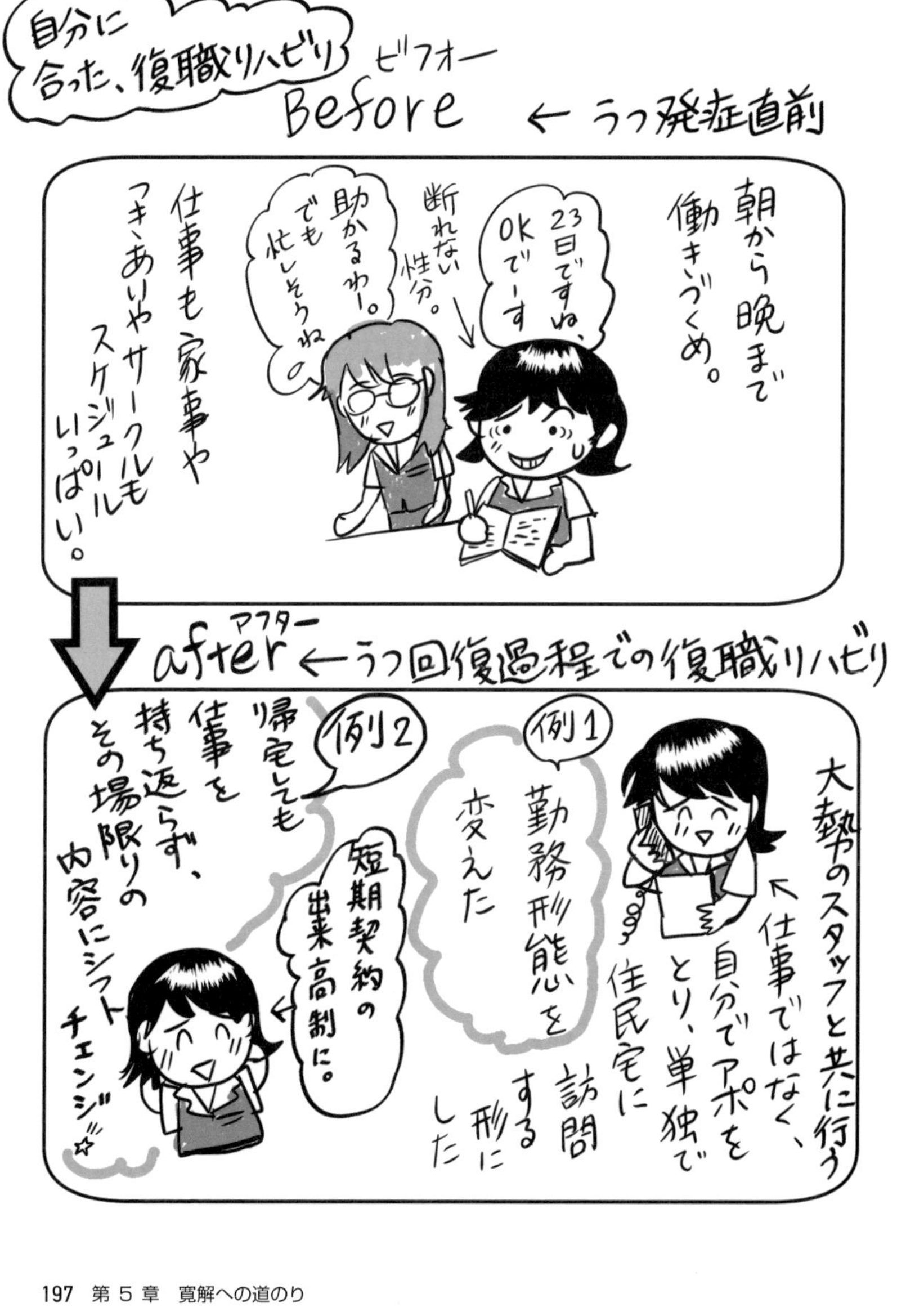

自分に合った、復職リハビリ
Before《ビフォー》 ← うつ発症直前
朝から晩まで働きづくめ。
23日ですね、OKでーす
断れない性分。
助かるわー。でも忙しそうね
仕事も家事やつきあいやサークルもスケジュールいっぱい。
after《アフター》 ← うつ回復過程での復職リハビリ
大勢のスタッフと共に行う仕事ではなく、
自分でアポをとり、単独で住民宅に訪問する形にした
例1
勤務形態を変えた
例2
短期契約の出来高制に。
帰宅しても仕事を持ち返らず、その場限りの内容にシフトチェンジ☆

after《アフター》

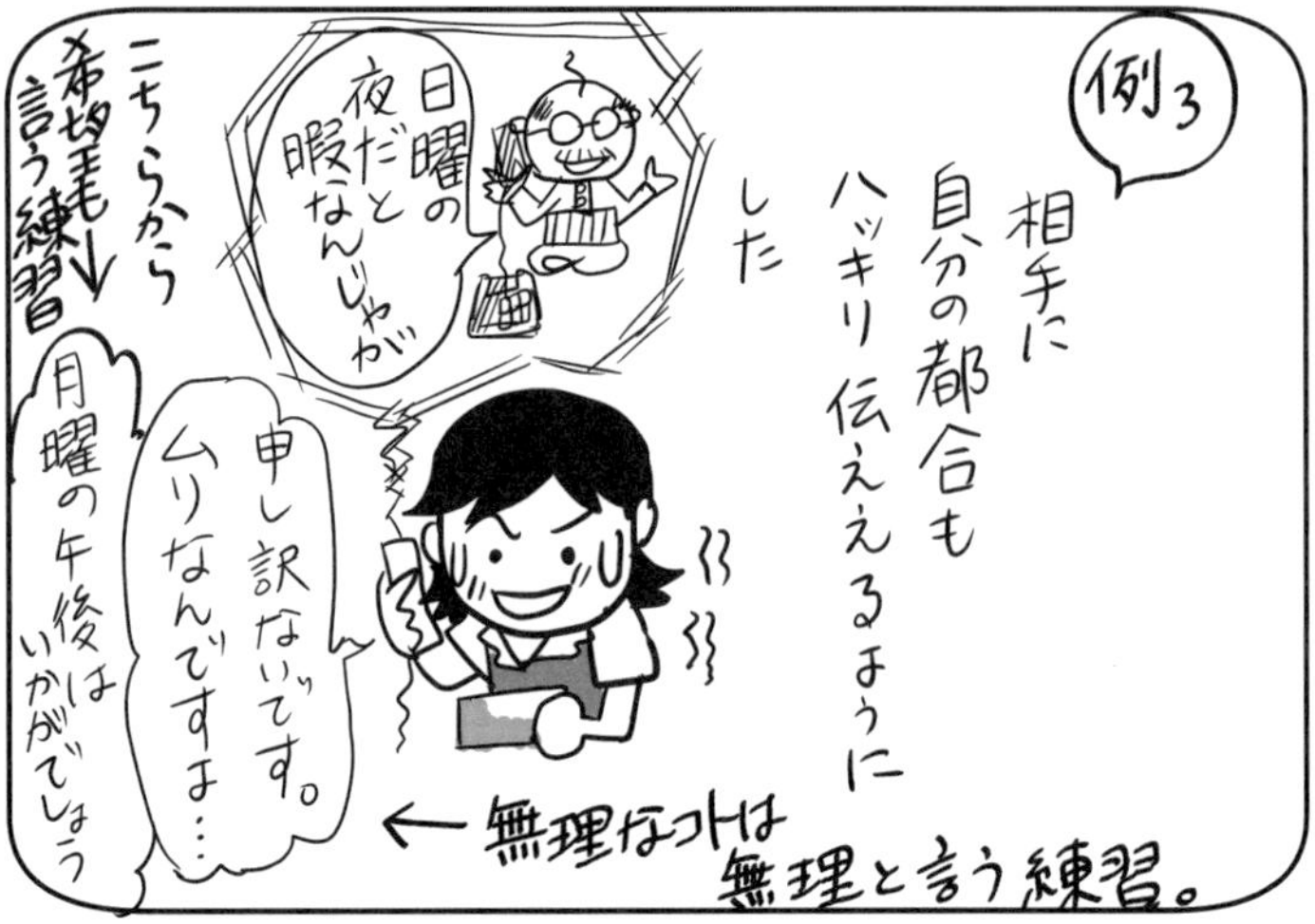

例3
相手に自分の都合もハッキリ伝えるようにした
日曜の夜だと暇なんじゃが
申し訳ないッです。ムリなんですよ…
月曜の午後はいかがでしょう
こちらから希望も言う練習
←無理なコトは無理と言う練習。

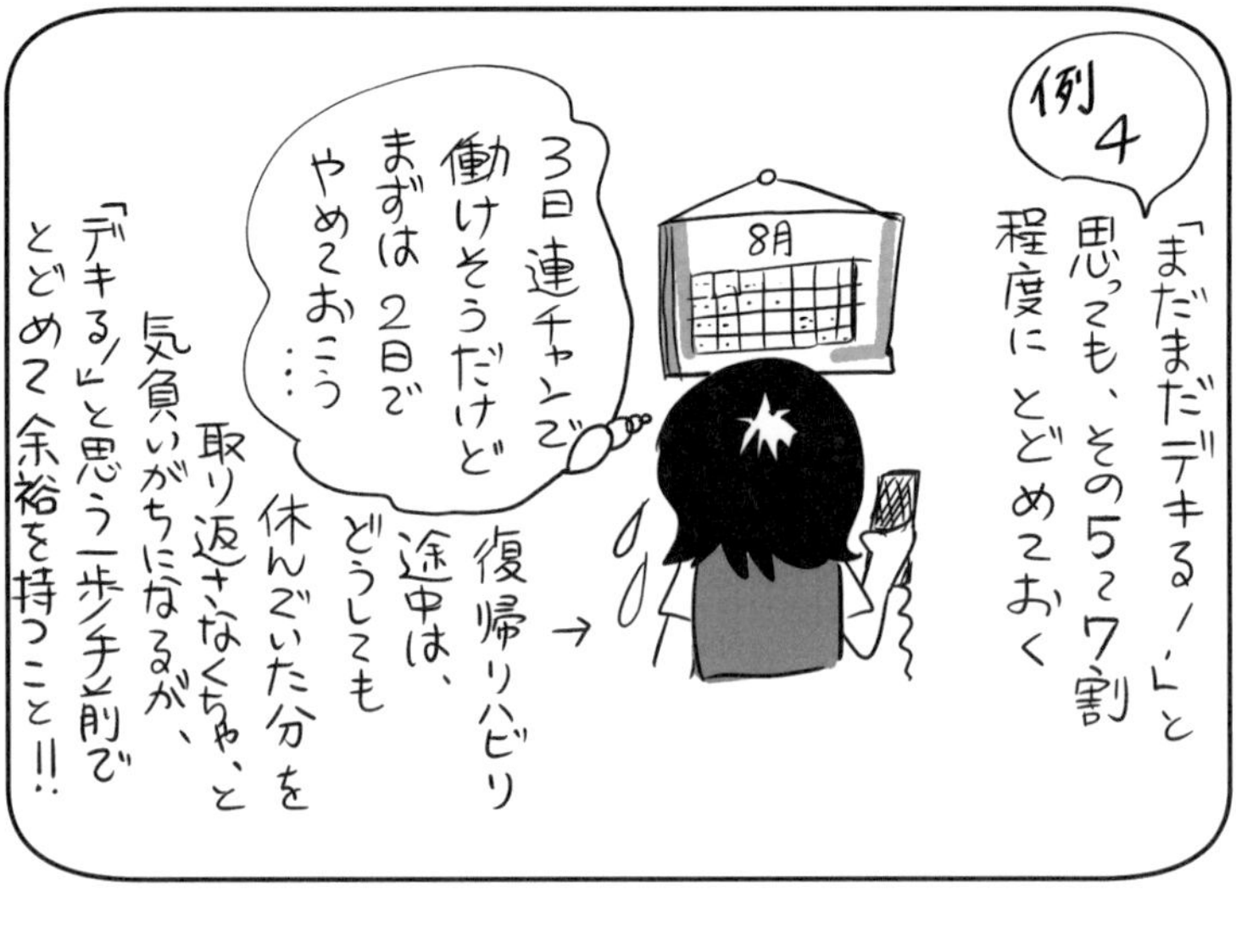

例4
「まだまだデキる！」と思っても、その5〜7割程度にとどめておく
8月
3日連チャンで働けそうだけど まずは2日でやめておこう…
→復帰リハビリ途中は、どうしても休んでいた分を取り返さなくちゃ、と気負いがちになるが、「デキる！」と思う一歩手前でとどめて余裕を持つこと!!

鬼ぐも婆さん＆「できない」を知る力《ちから》

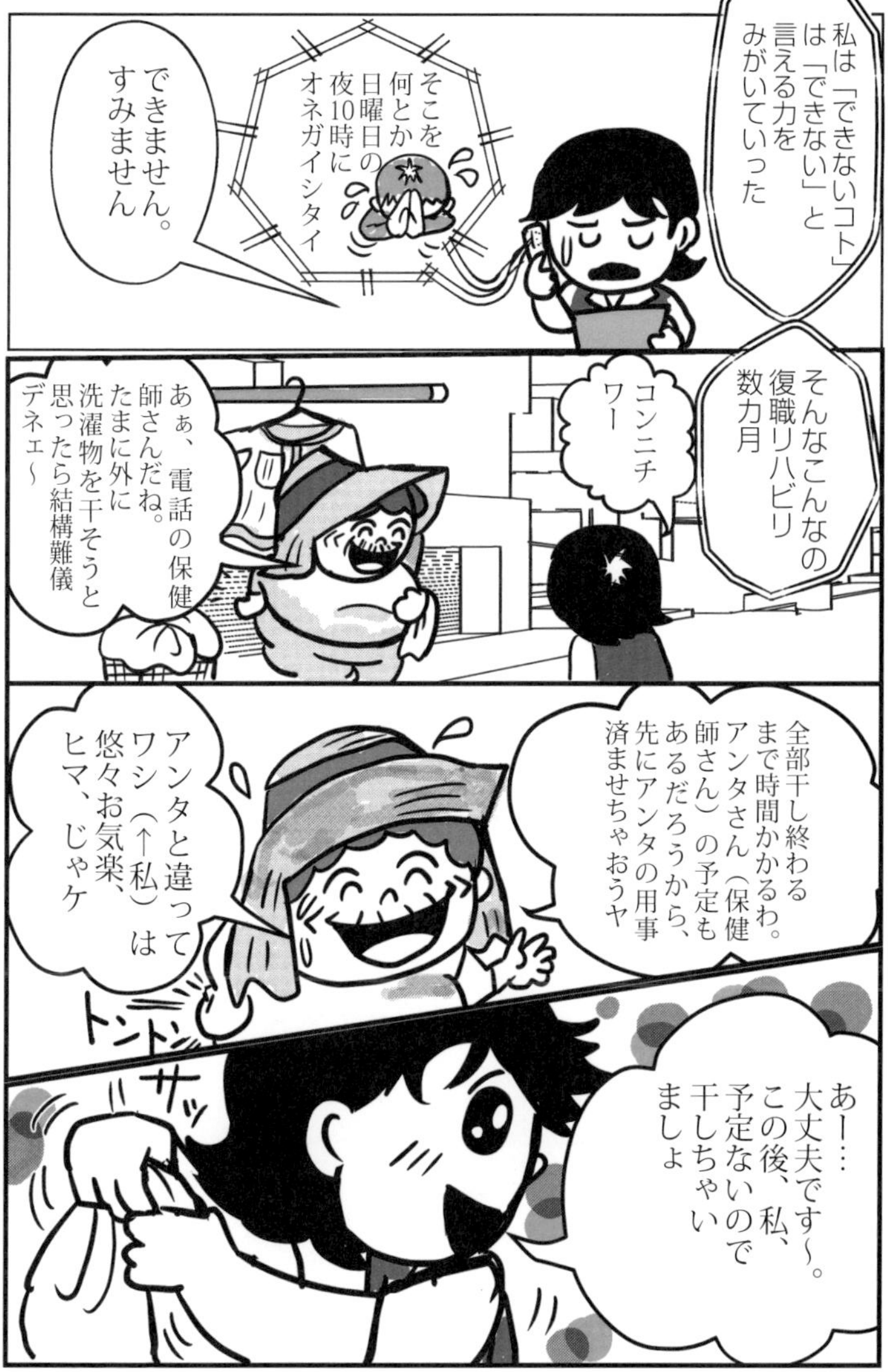

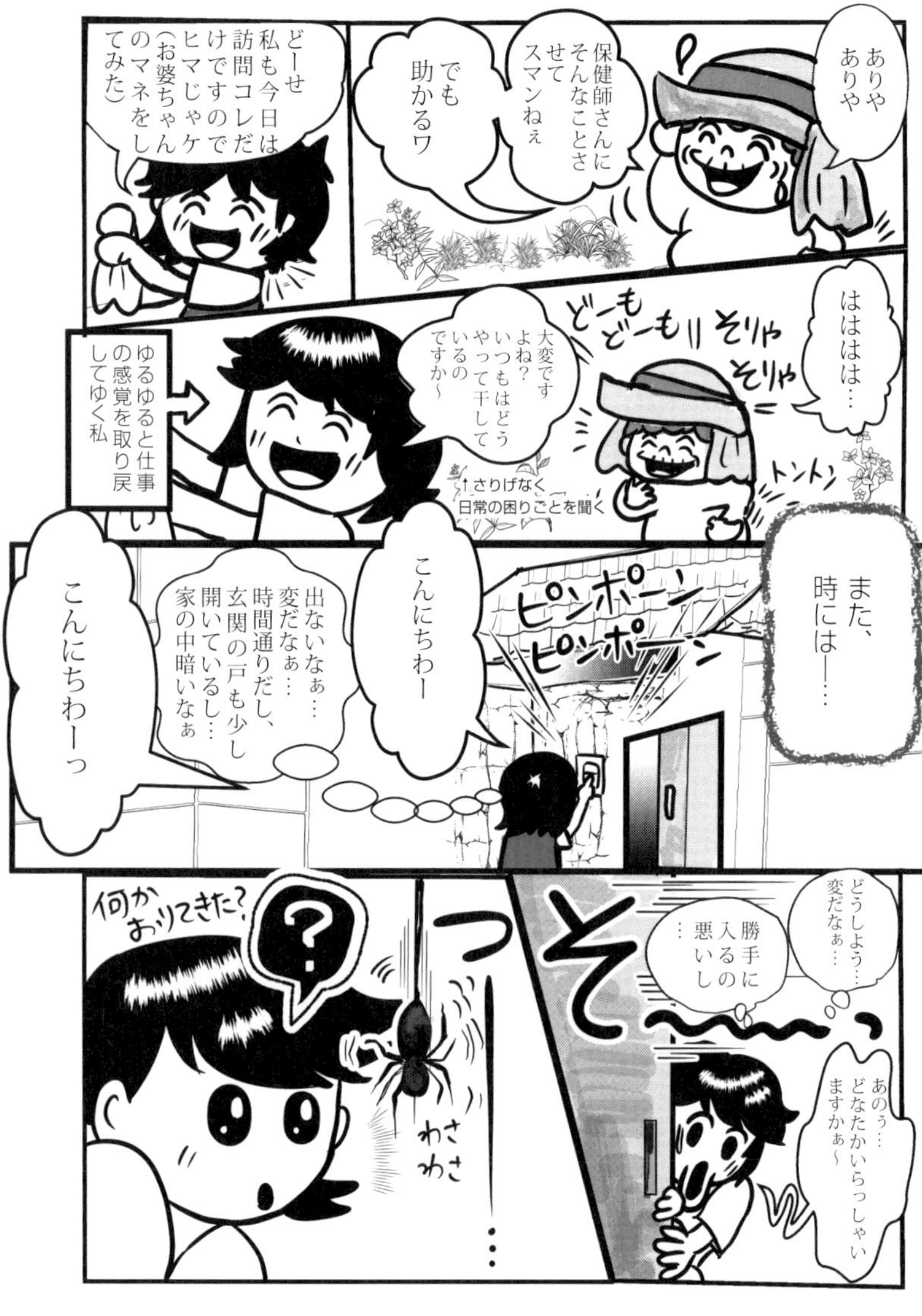
ありや　ありや
保健師さんにそんなことさせてスマンねぇ
でも助かるワ
どーせ私も今日は訪問コレだけですのでヒマじゃケ（お婆ちゃんのマネをしてみた）
ははは…
そりゃそりゃ
どーもどーも
トントン
大変ですよね？いつもはどうやって干しているのですか～
↑さりげなく日常の困りごとを聞く
ゆるゆると仕事の感覚を取り戻してゆく私
また、時には―…
ピンポーン
ピンポーン
こんにちわー
出ないなぁ…変だなぁ…時間通りだし、玄関の戸も少し開いているし…家の中暗いなぁ
こんにちわーっ
どうしよう…変だなぁ…
勝手に入るの悪いし…
そ～っ
あのぅ…どなたかいらっしゃいますかぁ～
つ…
何かおりてきた？
？
わさわさ

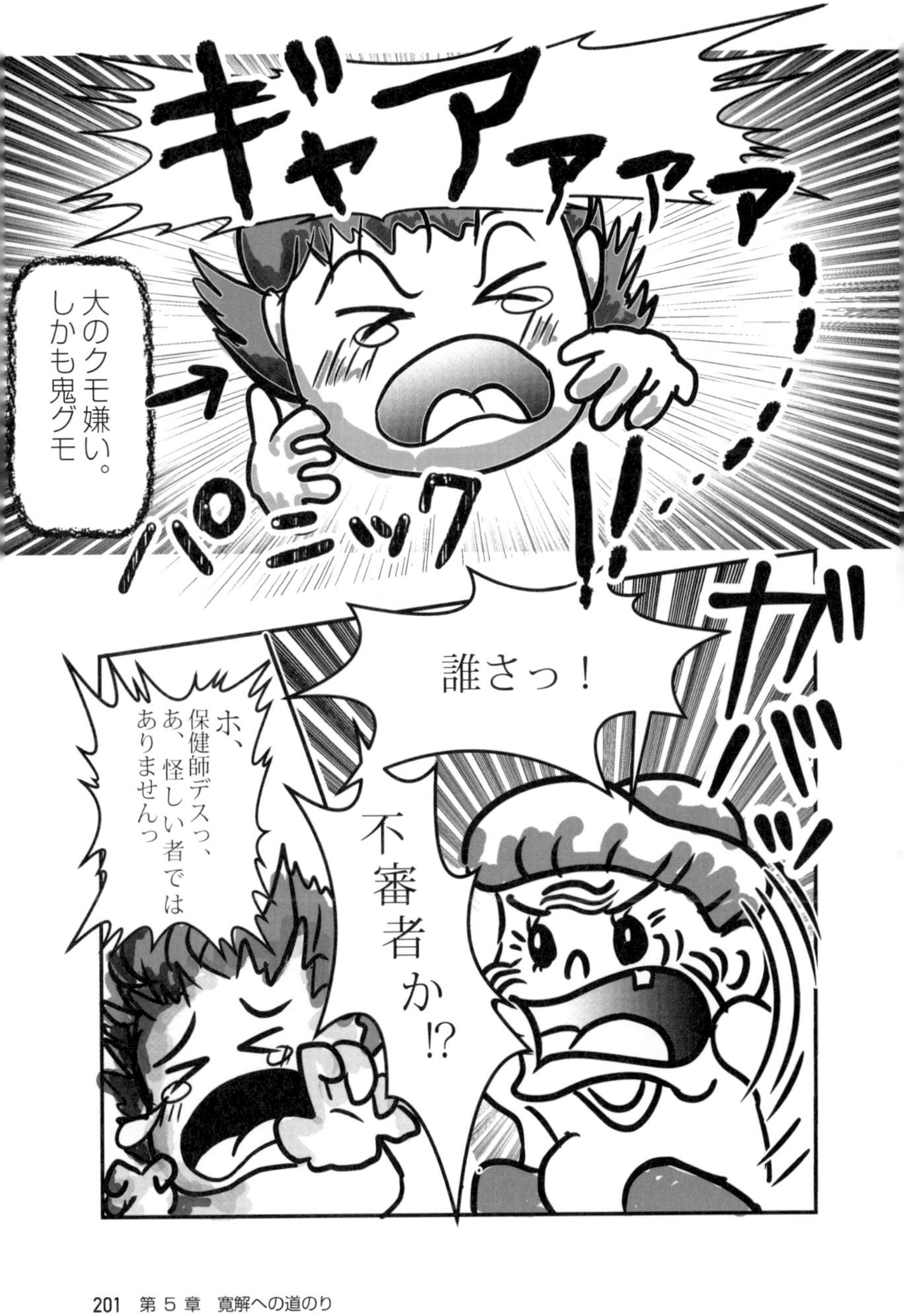
ギャアァァァ――――!!
大のクモ嫌い。しかも鬼グモ
パニック
ガバッ
誰さっ！
不審者か!?
ホ、保健師デスっ、あ、怪しい者ではありませんっ

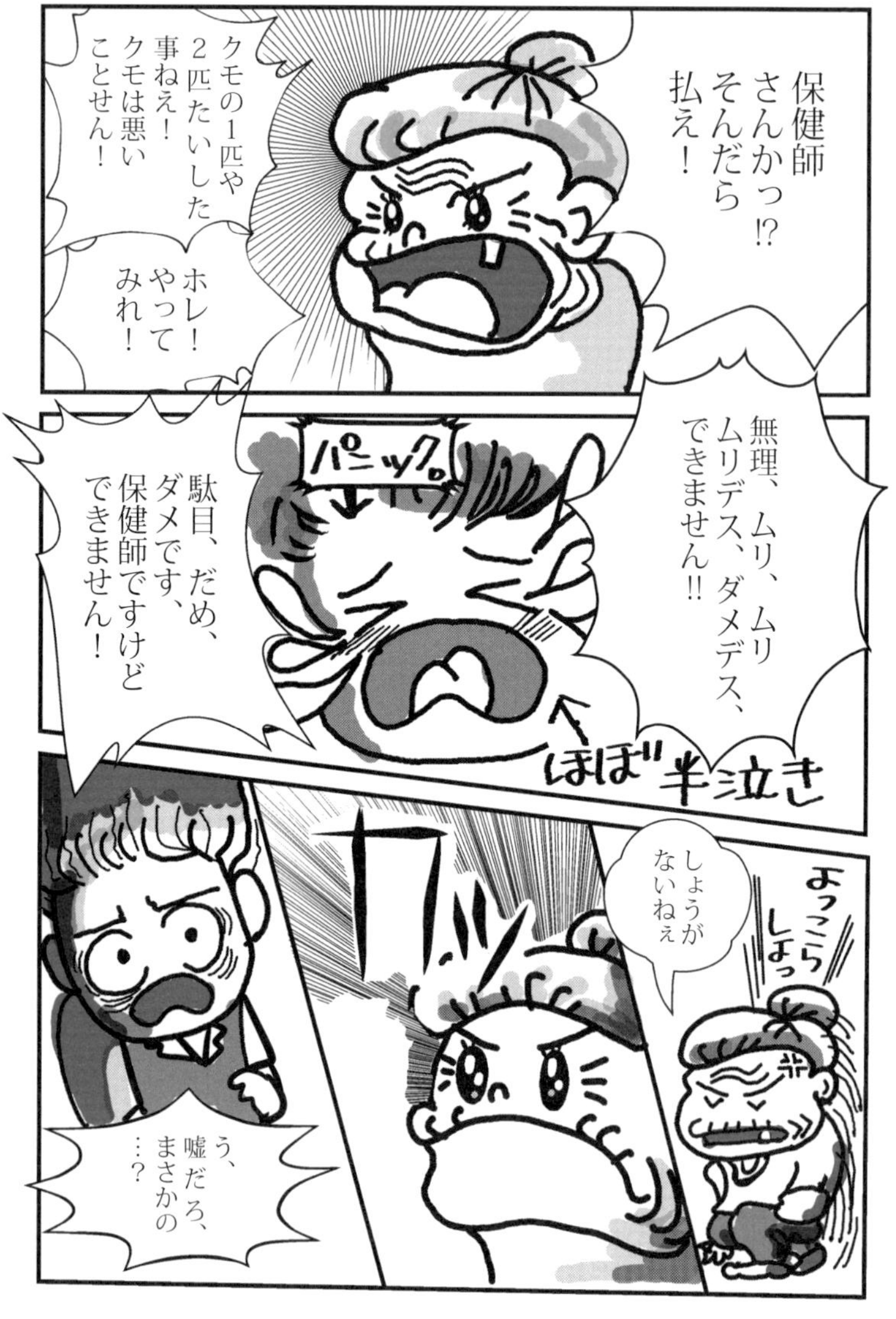
保健師さんかっ⁉そんだら払え！
クモの1匹や2匹たいした事ねえ！クモは悪いことせん！
ホレ！やってみれ！
無理、ムリ、ムリムリデス、ダメデス、できません‼
パニック
駄目、だめ、ダメです、保健師ですけどできません！
ほぼ半泣き
よっこらしょっ
しょうがないねぇ
う、嘘だろ、まさかの…？

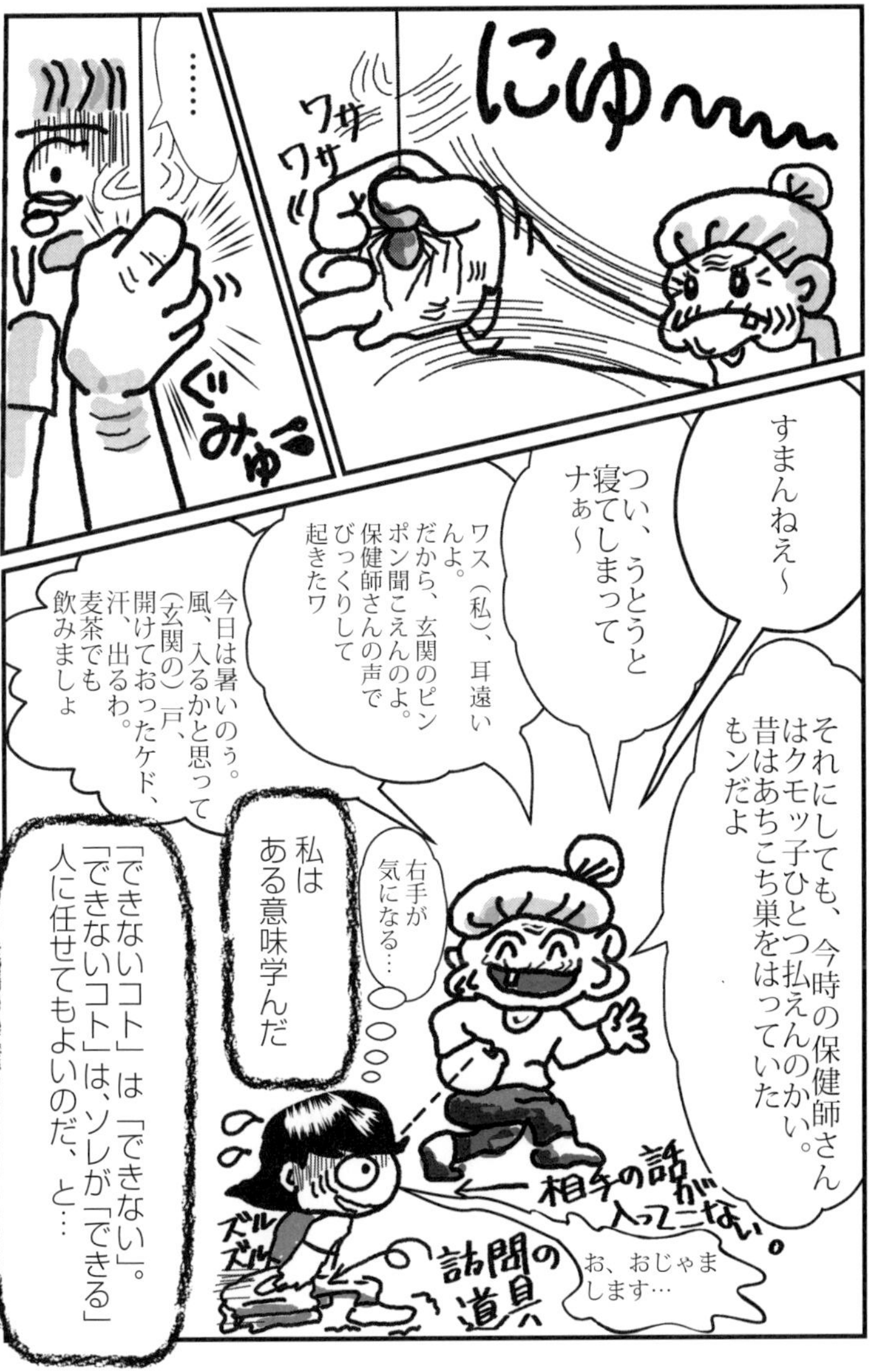
……
ワサワサ
ぐみゅ
にゅ〜〜〜
すまんねえ〜
つい、うとうと寝てしまってナぁ〜
ワス（私）、耳遠いんよ。だから、玄関のピンポン聞こえんのよ。保健師さんの声でびっくりして起きたワ
今日は暑いのぅ。風、入るかと思って（玄関の）戸、開けておったケド、汗、出るわ。麦茶でも飲みましょ
それにしても、今時の保健師さんはクモッ子ひとつ払えんのかい。昔はあちこち巣をはっていたもンだよ
右手が気になる…
私はある意味学んだ
「できないコト」は「できない」。「できないコト」は、ソレが「できる」人に任せてもよいのだ、と…
相手の話が入ってこない。
ズルズル
訪問の道具
お、おじゃまします…

17　マインドフルネスとは

マインドフルネスという概念は、もともとは仏教の「禅」の内観に由来する考え方です（グナラタナ、２０１４；有島、２０１６）。仏教の思想から始まっているため「スピリチュアルなものではないか」と思われがちですが、アメリカのジョン・カバット・ジンが中心となり、宗教性のない具体的な方法として「マインドフルネス・ストレス低減法（Mindfulness-Based Stress Reduction：MBSR）」という方法を開発し、慢性疼痛に応用可能であると提唱しました（Kabat-Zinn, 1982；Kabat-Zinn, 2013）。

今では「マインドフルネス」の応用は、「慢性疼痛（Kabat-Zinn, 1982；Kabat-Zinn, 2013；佐渡・藤澤、２０１８）」「ウツ・不安障害、緩和医療、生活習慣の改善」に有効（佐渡・藤澤、２０１８）であり、更には医学だけでなく、教育・ビジネスにも利用されるようになってきました（de Vibe et al., 2012；Gotink et al., 2015；Kabat-Zinn, 2011）。

ざっくり解説すると、マインドフルネスとは、「今、この瞬間の体験に意図的に意識を向け、評価をせずにとらわれのない状態で、ただひたすらに観る（見る・聞く・嗅ぐ・味わう・触る……を含む）。そして『観ることによって生じる心の動き』もそのまま感じること」と言えます[注20]。

注20）日本マインドフルネス学会による定義を参考（http://mindfulness.jp.net/concept.html(2019.1)access）。

今、ココに集中するとは？

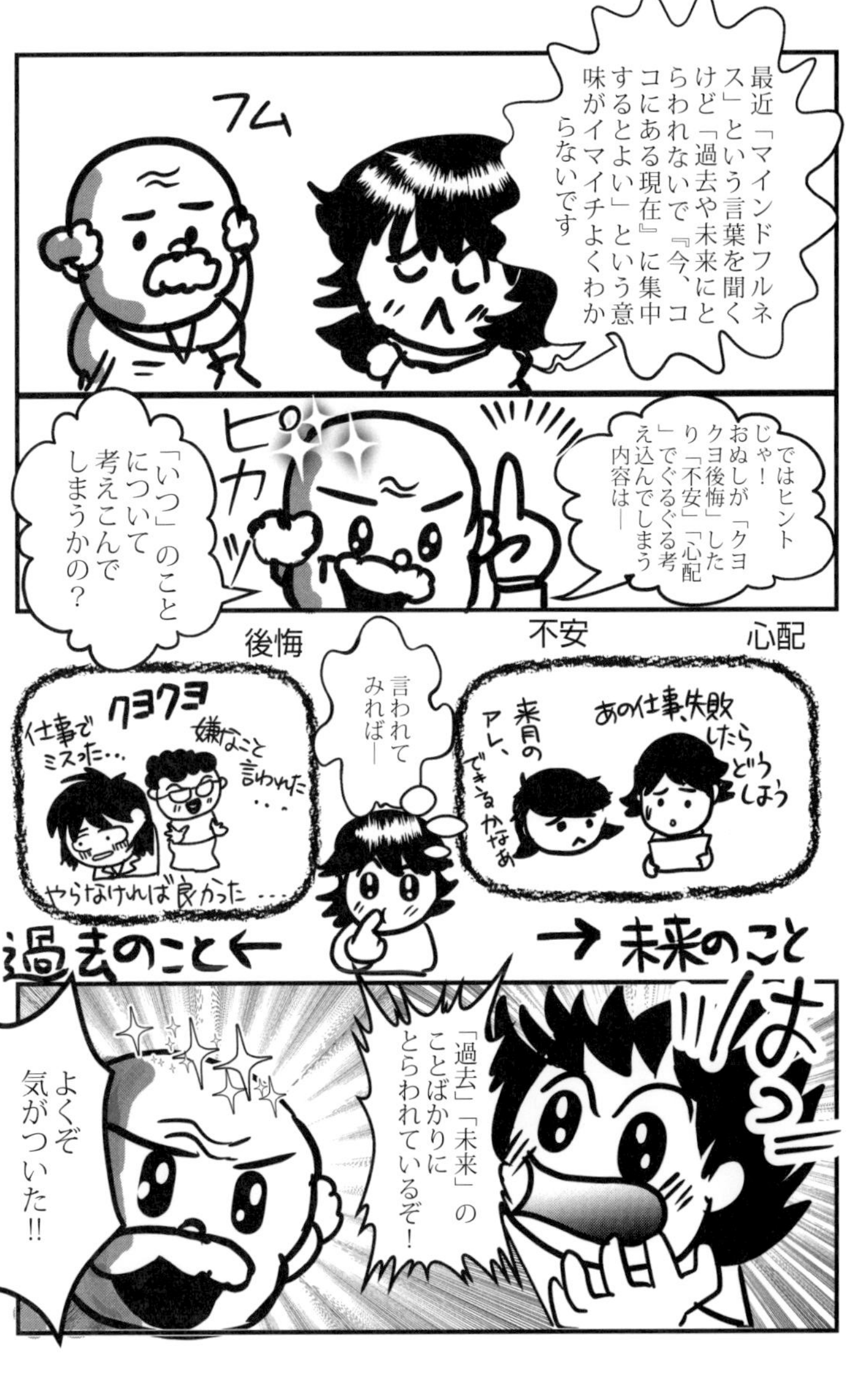
最近「マインドフルネス」という言葉を聞くけど「過去や未来にとらわれないで『今、ココにある現在』に集中するとよい」という意味がイマイチよくわからないです
フム
ではヒントじゃ！おぬしが「クヨクヨ後悔」したり「不安」「心配」でぐるぐる考え込んでしまう内容は―
ピカッ
「いつ」のことについて考えこんでしまうかの？
心配
不安
あの仕事失敗したらどうしよう
来月のアレ、できるかなあ
言われてみれば―
後悔
クヨクヨ
仕事でミスった…
嫌なこと言われた・・・
やらなければ良かった・・・
→未来のこと
過去のこと←
はっ
「過去」「未来」のことばかりにとらわれているぞ！
よくぞ気がついた!!

Point

マインドフルネスの考え方のキモ

「『今、ココ』にあるがままに目を向ける」

⬅

「過去や未来にとらわれない」

マインドフルネスを日常に

――とは言え、

・どうやって日常に取り入れるのだろう

・本屋の専門書も難しそうだが……

・「今、ココ」に集中せよと言われても……

このように、「何からどう始めたらよいのやら……」と、初めての人なら感じると思います。

きちんとした専門家のもとに8週間のプログラムで行えば、さまざまな方面で効果も確証されていますので、こだわりたい方はＤＶＤや解説ＣＤ付きの専門書を参考にしてみてください。

ここでは、専門書はなかなかとっつきづらいという方のために「日常簡単マインドフルネス技」をご紹介します！

①★☆☆☆☆　必殺！　閉眼鍋洗い

私は「台所仕事」が苦手でした。ですから、ウツから回復する過程でも、「調理」「食器を洗う」という家事がテキパキできるようになるまでにかなり時間がかかりました。

当時の手帳に記録してある日記を見ると、重いウツを再発してからおよそ9カ月経った日に、「再発後初めてパスタを茹でて、大きな鍋を洗えた！」……と書いてありました。ウツになってからすべてができなくなっていた私にとって、少し症状がよくなってきた頃でも、パスタを茹でた後の「食器や鍋を洗う」というのもなかなかのイベントでした。そこで、私は「大きな鍋を洗う」という、まさに「今、目の前にある、この動作」だけに没頭・集中することにしました。

（1）大きな鍋をゴシゴシ洗いながら、目を瞑る
（2）見えないので、手の指・持っているスポンジ・鍋の汚れ感・ヌルヌル・こびりつき……など、触覚や音に集中していく
（3）しばらく見えないままで、指先の感覚や持った感覚だけで、気の済むまで洗う

こうしていくうちに、私は、こびりついている焦げや汚れが嫌で、集中して鬼のようにゴシゴシ長い時間こすり洗いしていました。

ふと、その作業を終え、大きな鍋を綺麗に洗い終えた時、私は「いま、すごく、没頭してた」と

感じました。洗っているあいだ**「不安」「心配」「焦燥感」という気持ちはわきませんでした。**

大鍋一つ、小さな家具一つ、小さなスペース（机の上だけ等）、ガステーブルのみ、洗面台だけ、というように、できるところから綺麗に洗う作業に「没頭する」という感覚を取り入れてみてください。「大鍋一つ、目を閉じて感覚を研ぎ澄まして洗う」という作業程度であれば、取りかかりやすいと思います。

②★★★★☆　トイレ掃除

「必殺！　閉眼鍋洗い」の進化版です。

「不安」を感じている時に、他者から「不安になるな」と言われてもなかなかできません。「不安になるな」と言われたら、ますます「不安にならないように、ならないように」と、そのことが逆に重圧になり気になってしまいます。

それよりも「不安になっていること以外の作業に没頭したり、注意を向ける」方が簡単です。

私は、重いウツ再発直前やウツのまっただ中の時には、掃除ができませんでした。回復途中、シャワーを浴びる程度の意欲が出てきて、ようやく洗濯ができるようになってきたころ、年末の大掃除の時期が来ました。

ウツになりやすい人は「まじめ」「完璧主義」な人が多いように思いますが、「少々部屋が汚くても死にはしない」くらいに思った方がいいです。

掃除は、できるところからでよいでしょう。

「トイレ掃除」は始めるまでは大変億劫ですが、「狭いスペースなので達成しやすい」ということや、「共同スペースなので『綺麗』『清潔』と家族が気づいて褒めてくれやすい」という利点があり、没頭するにはよいと思います。

私も腰が重くてなかなかできなかった「トイレ掃除」でしたが、「今日はトイレ掃除のみでOKにしよう」と決めて始めてみると、便器を見上げるように這いつくばったり、便器をピカピカに磨いたりと、没頭した後の爽快感は気持ちよい！　と思えました。この、終了後の「気持ちよかった」「やってよかった」という感覚が大事です。次回「やろうか、やめようか」と迷いが出たら、終わった後の「やってよかった感」を想像しましょう。

私は、やる前はあんなに嫌だったのに、いつのまにか没頭してトイレ掃除をした後、億劫だった外出をして、こだわりのトイレ消臭剤や芳香剤を買いに行くことができました。

必殺　閉眼鍋洗い
——今，目の前にある動作に集中

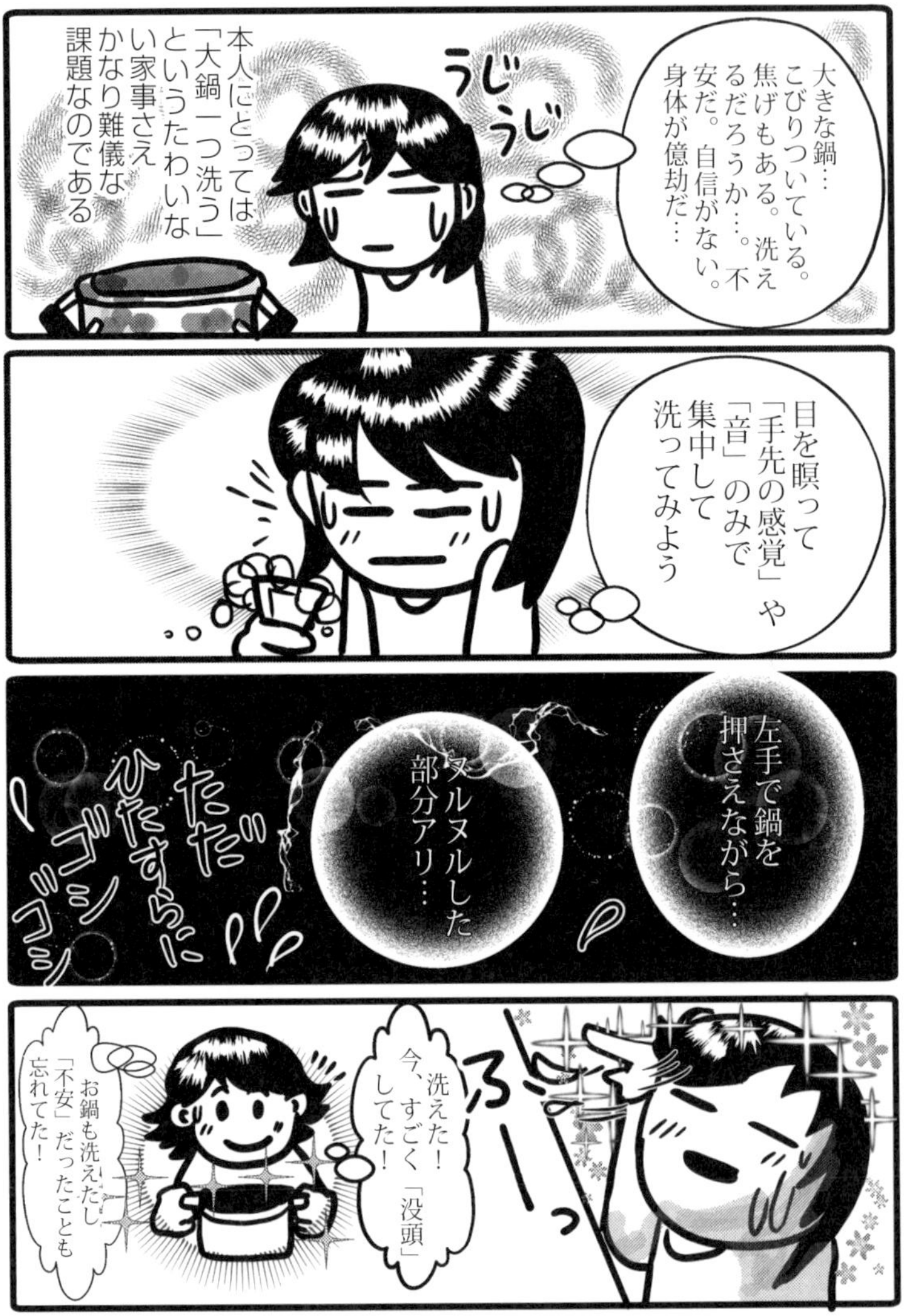

大きな鍋…こびりついている。焦げもある。洗えるだろうか…。不安だ。自信がない。身体が億劫だ…
うじうじ
本人にとっては「大鍋一つ洗う」というたわいない家事さえかなり難儀な課題なのである
目を瞑って「手先の感覚」や「音」のみで集中して洗ってみよう
左手で鍋を押さえながら…
ヌルヌルした部分アリ…
ただひたすらに
ゴシゴシ
洗えた！今、すごく「没頭」してた！
お鍋も洗えたし「不安」だったことも忘れてた！

身の回りにある，今，目の前にあるコトに没頭術

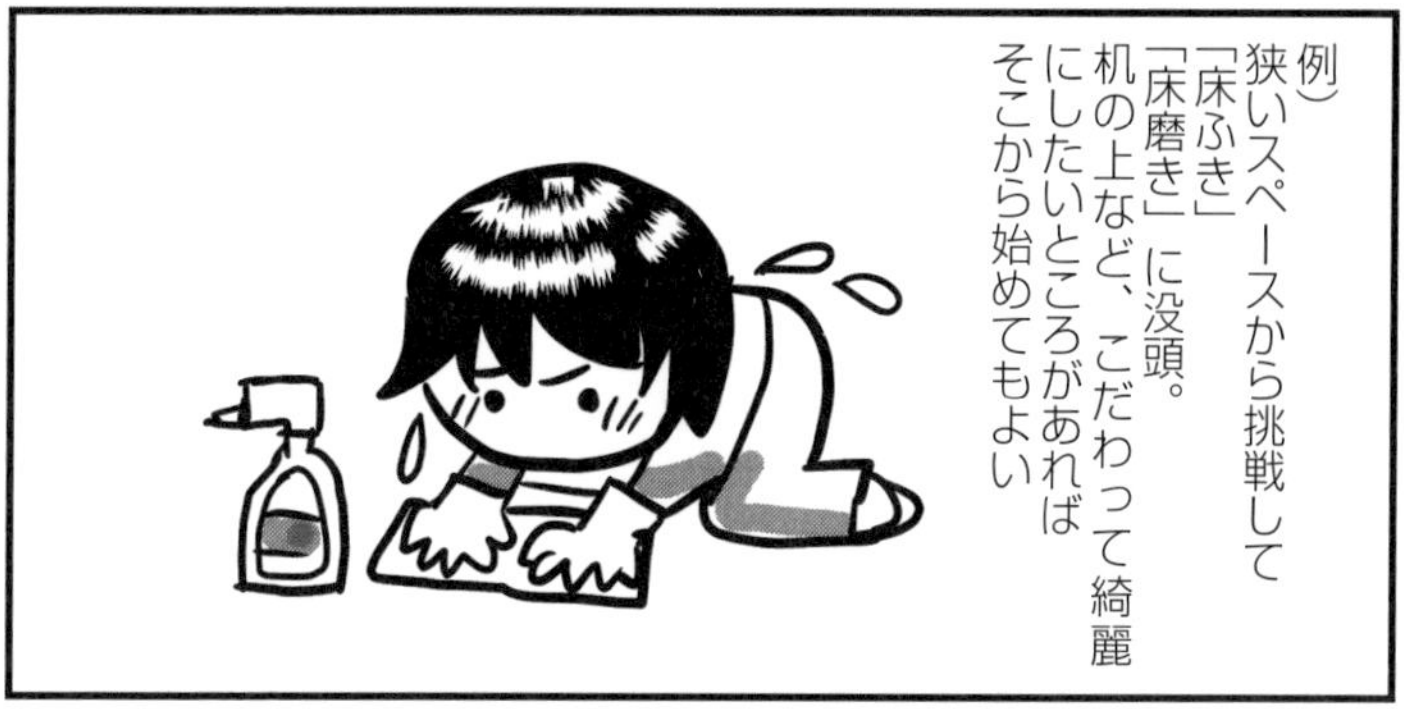
例)
狭いスペースから挑戦して
「床ふき」
「床磨き」に没頭。
机の上など、こだわって綺麗
にしたいところがあれば
そこから始めてもよい

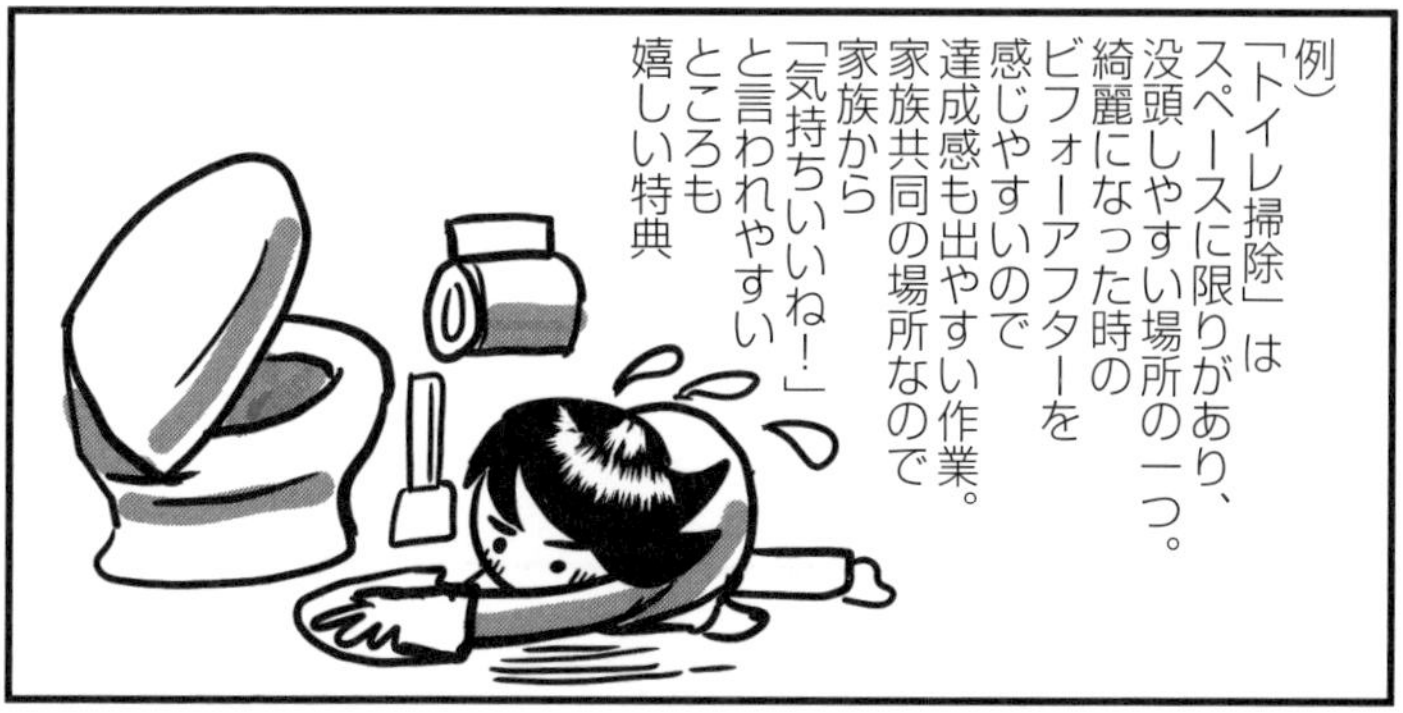
例)
「トイレ掃除」は
スペースに限りがあり、
没頭しやすい場所の一つ。
綺麗になった時の
ビフォーアフターを
感じやすいので
達成感も出やすい作業。
家族共同の場所なので
家族から
「気持ちいいね!」
と言われやすい
ところも
嬉しい特典

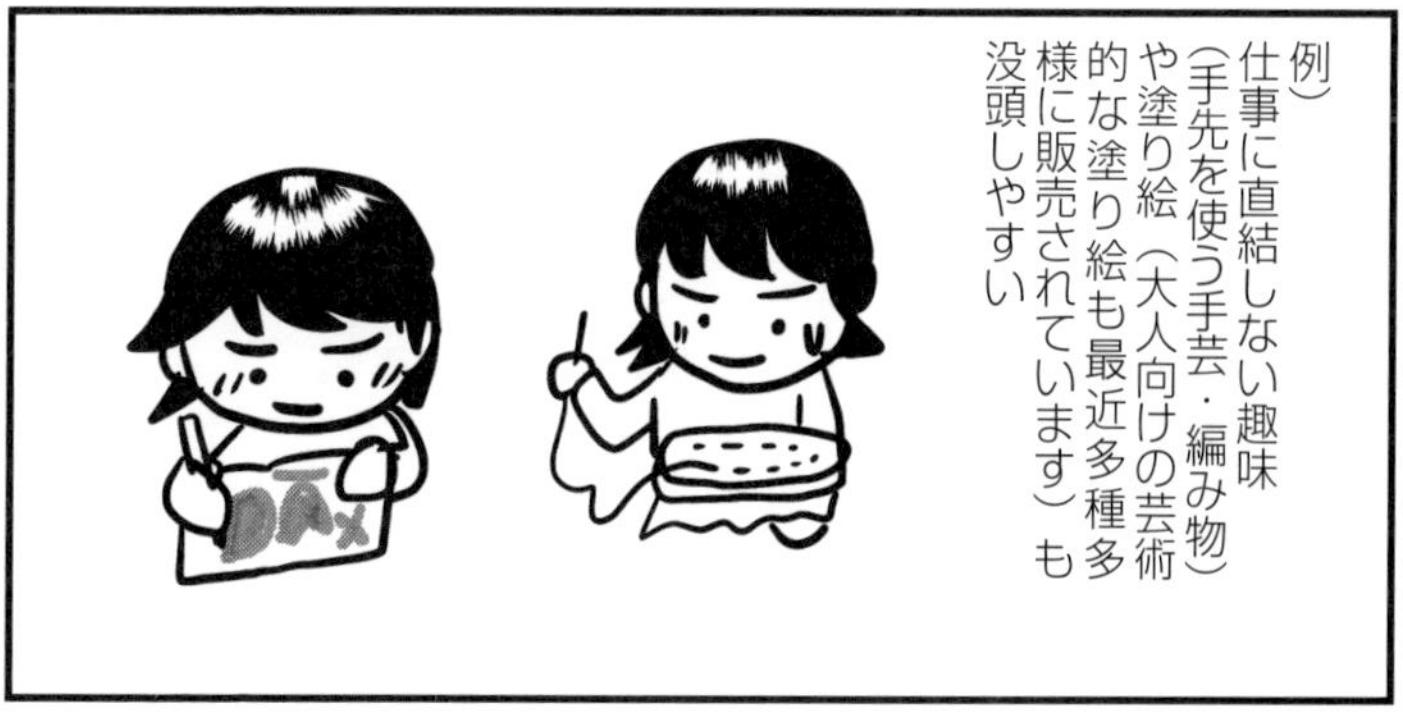
例)
仕事に直結しない趣味
(手先を使う手芸・編み物)
や塗り絵(大人向けの芸術
的な塗り絵も最近多種多
様に販売されています)も
没頭しやすい

③★★☆☆☆　自分の身体に集中

いま、これを読まれているあなた。今日、起きてから「動かしていない身体の部分・関節」がありませんか？

今日、肩より上に両手を挙げましたか？　また、起床時から思い出してみて、空や天井を見るために顔を上げて上を向いたでしょうか？　考えてみると、動かしていない身体の部分や、意識していない身体の部分が多いことに気づくでしょう。

いま、足の小指を動かしてみてください。座っていれば、足の指を思い切り握りしめて「グー」をし、今度は思い切り力をこめて開き「パー」をしてみてください。やってみると「パー」ができない人もいます。小指がうまく開かないぞ、という感じです。足の小指だと、「ああ、そんな指、あったな」くらいに思えてしまいます。

このように、人は「自分の身体に気づく」ことを案外忘れがちです。私もそうですが「身体の末端」や「お尻の感覚」「肩甲骨」「足の裏」など、意識しないと忘れてしまいそうな身体の部分が多いことに驚くでしょう。

そこで、身体を意識する方法をいくつかご紹介します。

空を仰ぐ

（1）肩幅よりやや広く足を広げてしっかり立つ

（2）目を閉じる
（3）ゆっくり両手を上に上げていく（できればゆっくり息を吸いながら）
（4）倒れないよう、ぐらぐらしないよう、全身のバランスに感覚を研ぎ澄ませる
（5）挙上した手をゆっくり後方に持って（倒して）いく（できる人は息を吐きながら）。この時ぐらぐらしたり、倒れたり、腰を痛めないように、膝の屈伸を入れたり上体を落としたりして、自分の安全なできる範囲を確かめながら、両手の平を上にして手を後ろに倒してみる
（6）自分なりのぐらつかない限界にきたら、ゆっくり元の姿勢に戻る

たったこれだけのことなのですが集中していないと（目を閉じて行うと特に）、誰でもぐらつきそうになります。ゆっくりゆっくり、できるところまで倒していく中で、腰を痛めないように、体幹に気を遣い、膝に気を遣い、身体の内部の感覚やバランスに集中します。

室内で、思いついたらやってみてください。「自分の身体に気づく」という意味もありますが、「身体の姿勢」というのは気持ちと連動していて、気持ちが落ち込んでいる時は、いつの間にか「下」ばかり見ていることが多くなります。「空を仰ぐ」という姿勢は視線も上方に行くので、気分も変わると思います。また、胸郭も広がり、呼吸循環にもよいので試してみてください。

空を仰ぐ
Exercise

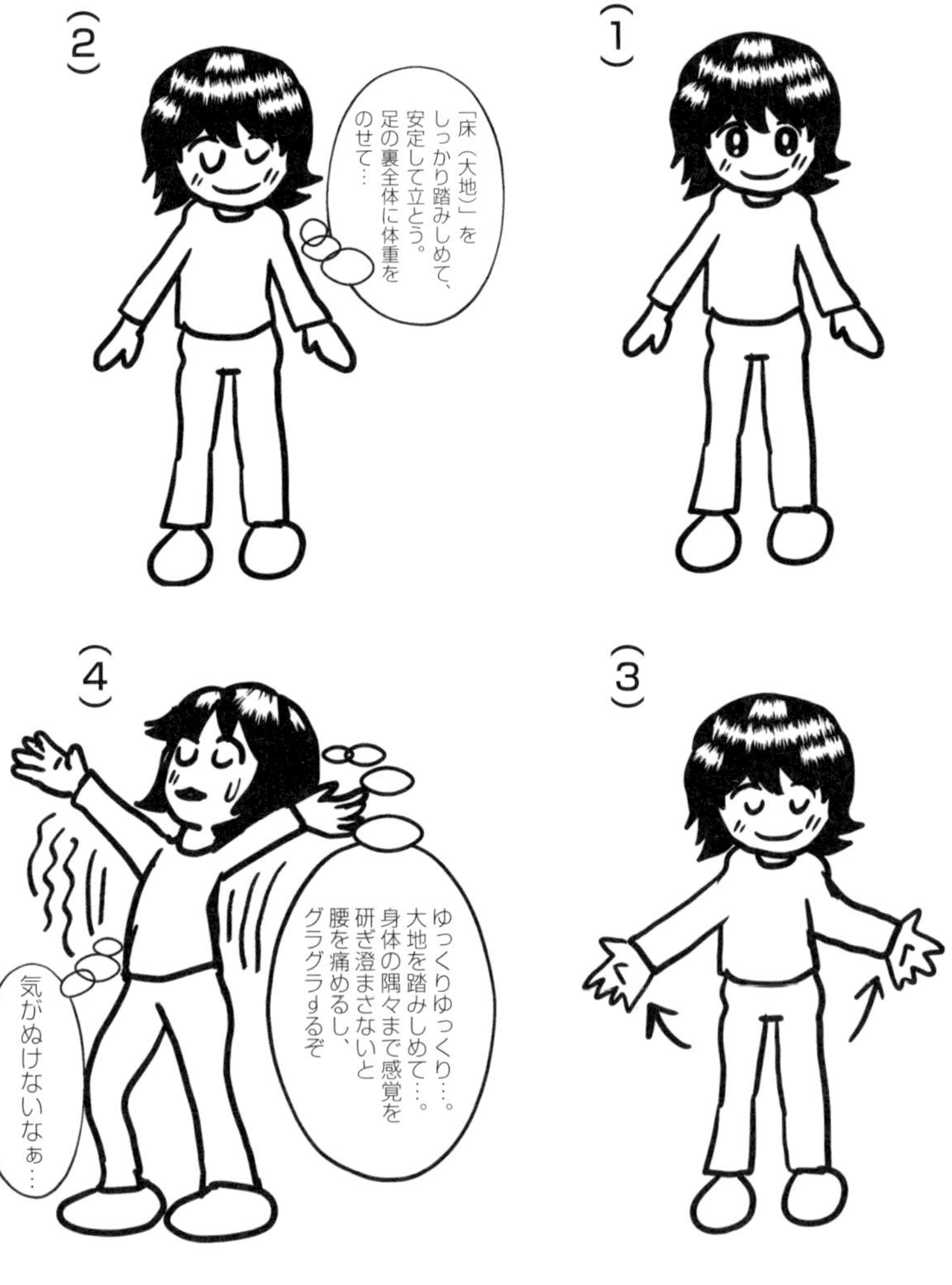

②
「床（大地）」をしっかり踏みしめて、安定して立とう。足の裏全体に体重をのせて…
③
④
ゆっくりゆっくり…。大地を踏みしめて…。身体の隅々まで感覚を研ぎ澄まさないと腰を痛めるし、グラグラするぞ
気がぬけないなぁ…

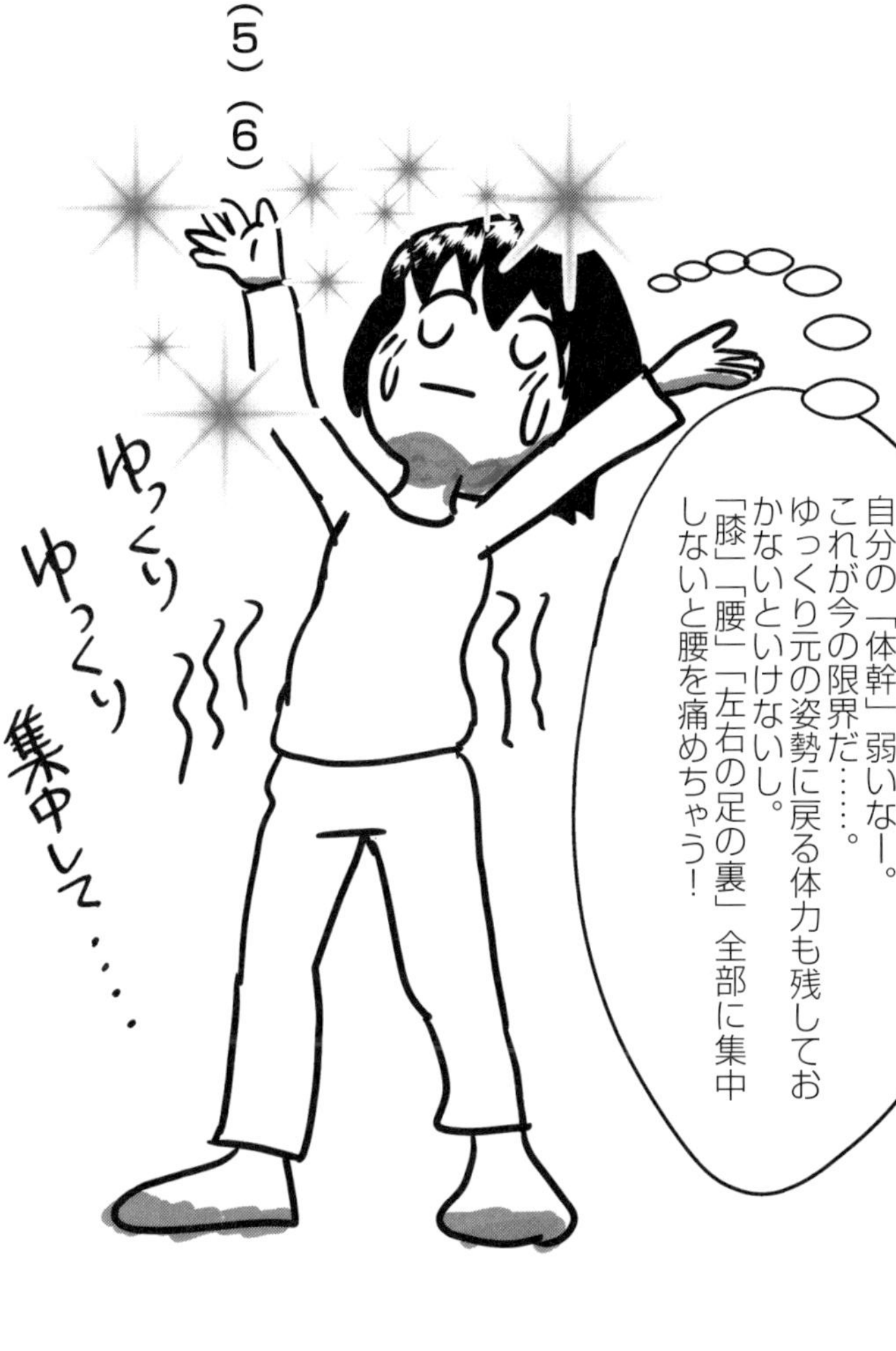
(5)(6)
ゆっくり
ゆっくり
集中して……
自分の「体幹」弱いなー。
これが今の限界だ……。
ゆっくり元の姿勢に戻る体力も残しておかないといけないし。
「膝」「腰」「左右の足の裏」全部に集中しないと腰を痛めちゃう！

足指グーパー＆握手

先程も述べたとおり、意外に自分の身体で使っていないと感じる部分があることに気がつくでしょう。

例えば、「足の小指の関節」や「足の小指の腹」「足のかかとの裏」などです。足の指に思い切り力をこめて「グー」はできても、「パー」の「開く」形を意識的に作るのが難しい人がいます。私もそうでした。

裸足になり、床に足を伸ばして座ってみてください。私もはじめは意識しても「パー」っと足の指が開けませんでした。足の小指に力を入れて開こうとしても、まるで自分の足の小指が脳のどの神経につながっているかわからないような感じで、自分の身体の末端なのに、思うように操れないもどかしさがありました。

そこで、まずは、「足の裏」「足の指」を意識する練習から始めると、数日でどんどん足の指が開けるようになりました。これは、うまくいけば数日で開けるようになってきますし、目に見えて「達成感」を感じやすいので、試してみてください（注意：足の故障がある方や特に膝の問題を抱えている方は主治医やリハビリの先生に相談してから実施しましょう）。

Before

足を「パー」にしようと思っても、足の小指にどう力を入れていいかわからず、できなかった私（写真1）

After

私は、寝る前に1回しっかり、足指握手&足指グー&パーを行い、1週間程度でここまで「パー」ができるようになりました！（写真2）

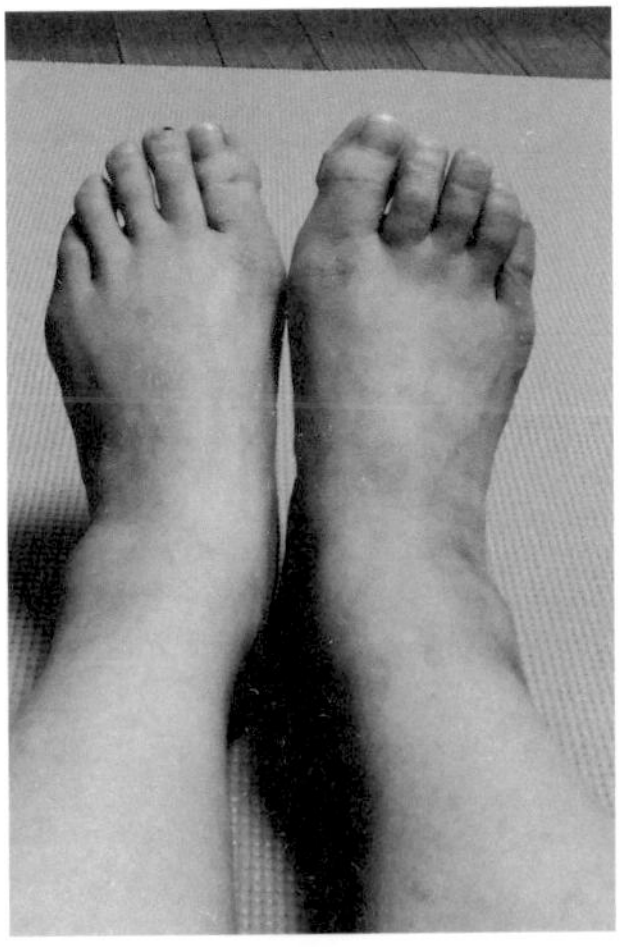

写真1

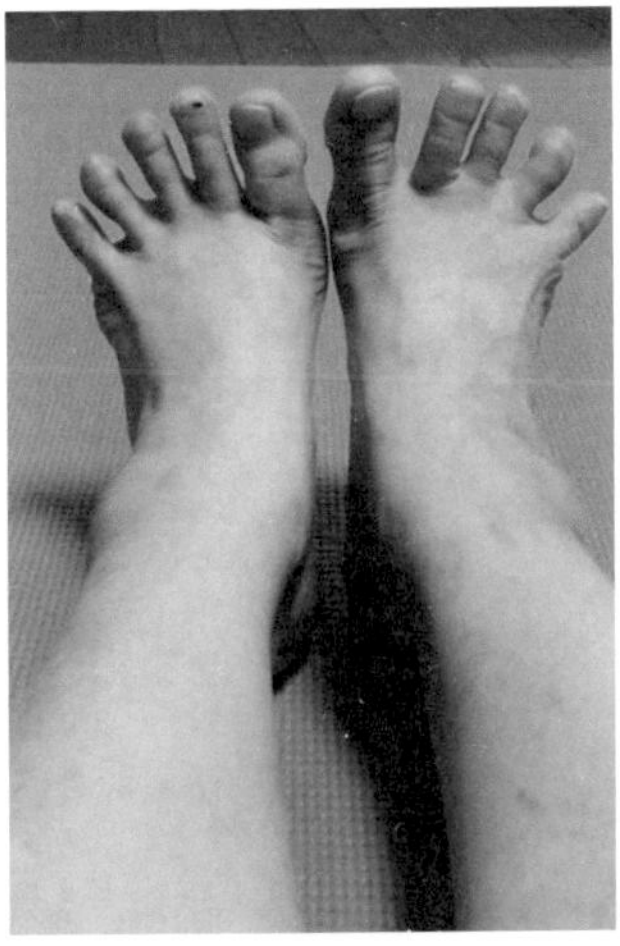

写真2

足指グー握手

（1）裸足になり、足を伸ばして床に座る（長座位）

（2）膝を曲げて（右）、伸ばした足（左）の太ももに足首を乗せる

（3）曲げた足側の手（右手）で足首を固定しながら、左手の指と右足の指を交互に絡ませて握手をする。この時、うまく絡められなければ、右手を使って、1本1本、絡み合うことを手伝ってあげてもよい

（4）ぎゅーっと力をこめて握手をしてみると、小指や薬指のあたりが意識できる

（5）「グー」の力を少し抜いて、握手をしたまま、ぐるぐると足首を回してみる。最初は、「足首を回すために適度に手首や足首の力を抜く」という作業が難しいこともある。グーの形はある程度力が入っているが、足首の関節がリラックスしないと回せない。慣れると感覚がつかめるようになる

（6）足を変えて、反対側でもやってみる

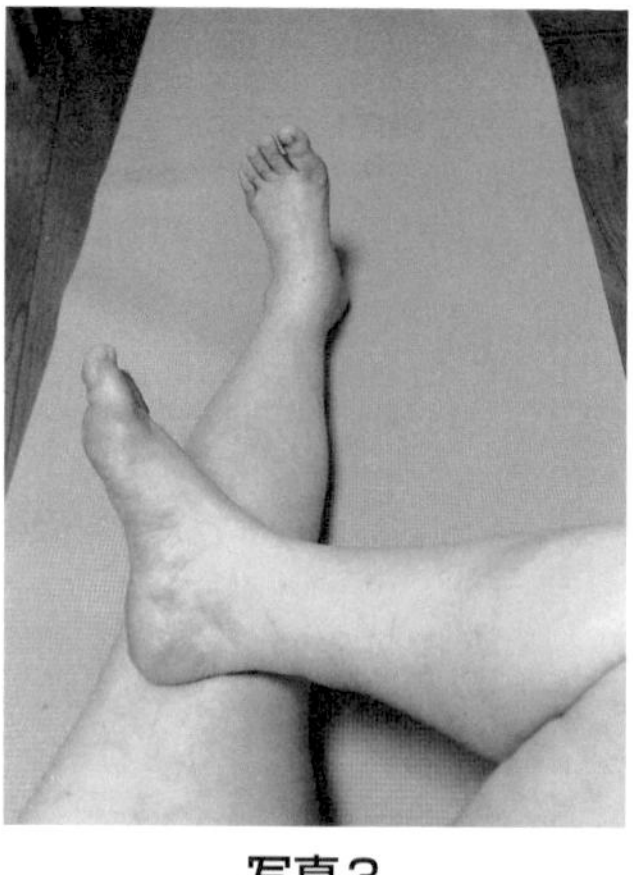

写真3

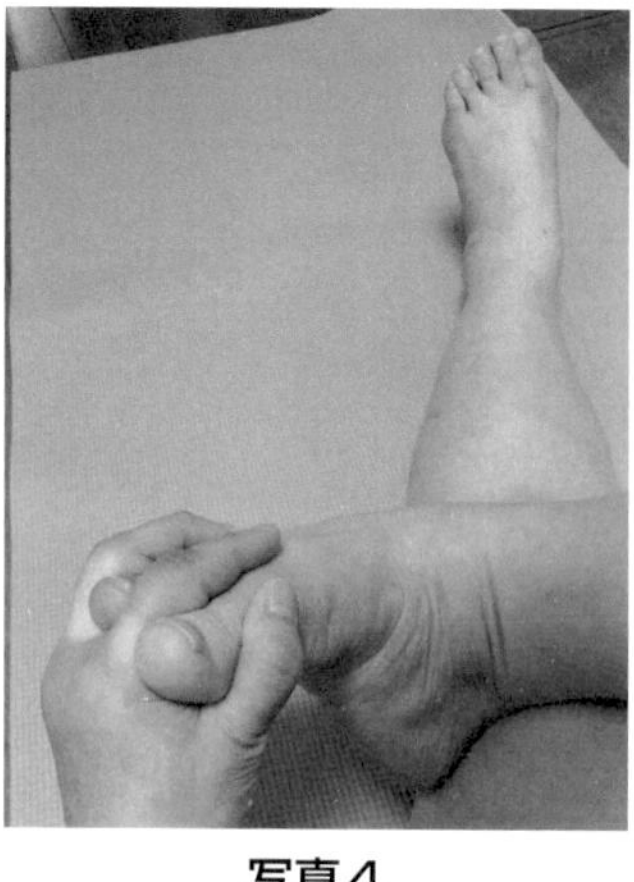

写真4

足指グー握手

Exercise

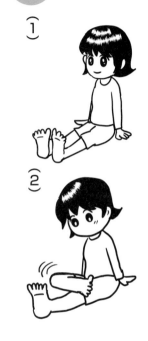

①

②

③

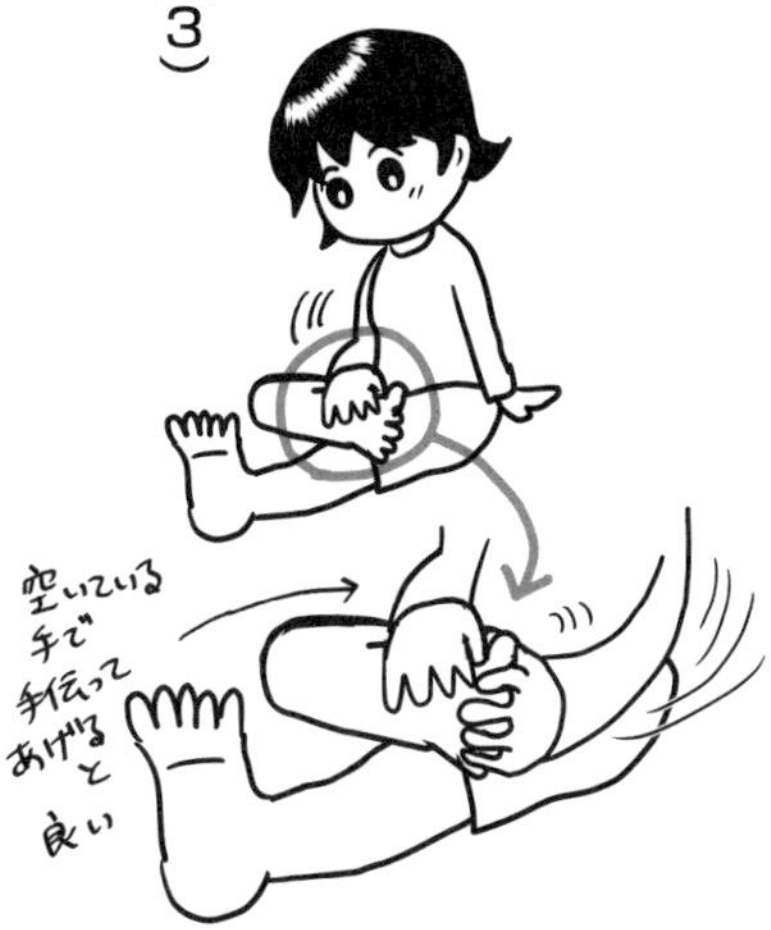

⬆足の指と反対側の手の指を交互に深く絡ませます。空いている手で、手伝いながら絡ませて握手しても良いでしょう

④

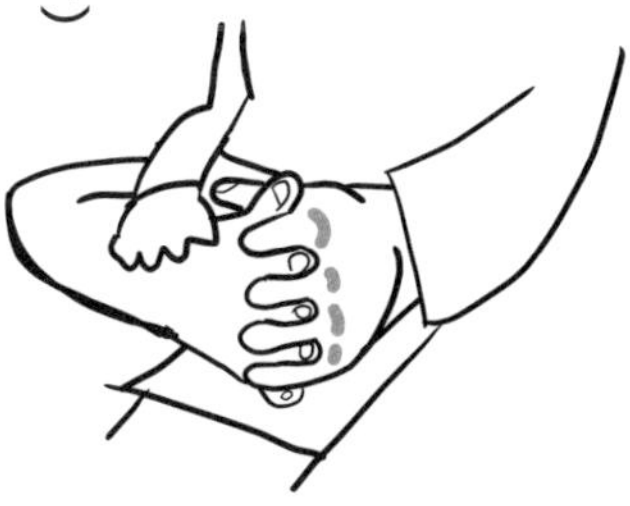

⑤

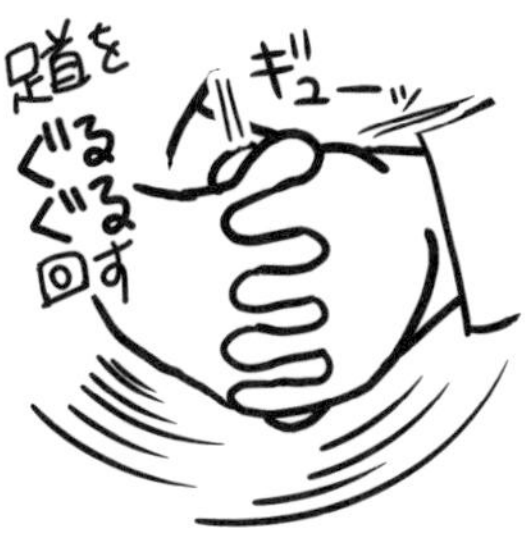

足指パー握手

（1）「グー握手」と同じ方法ですが、手足の指はリラックスして双方「パー」の形でゆるゆると絡める
（2）「グー」握手と同じように、「パー」でゆるい握手をしたまま足首を回す
（3）反対側もやってみる

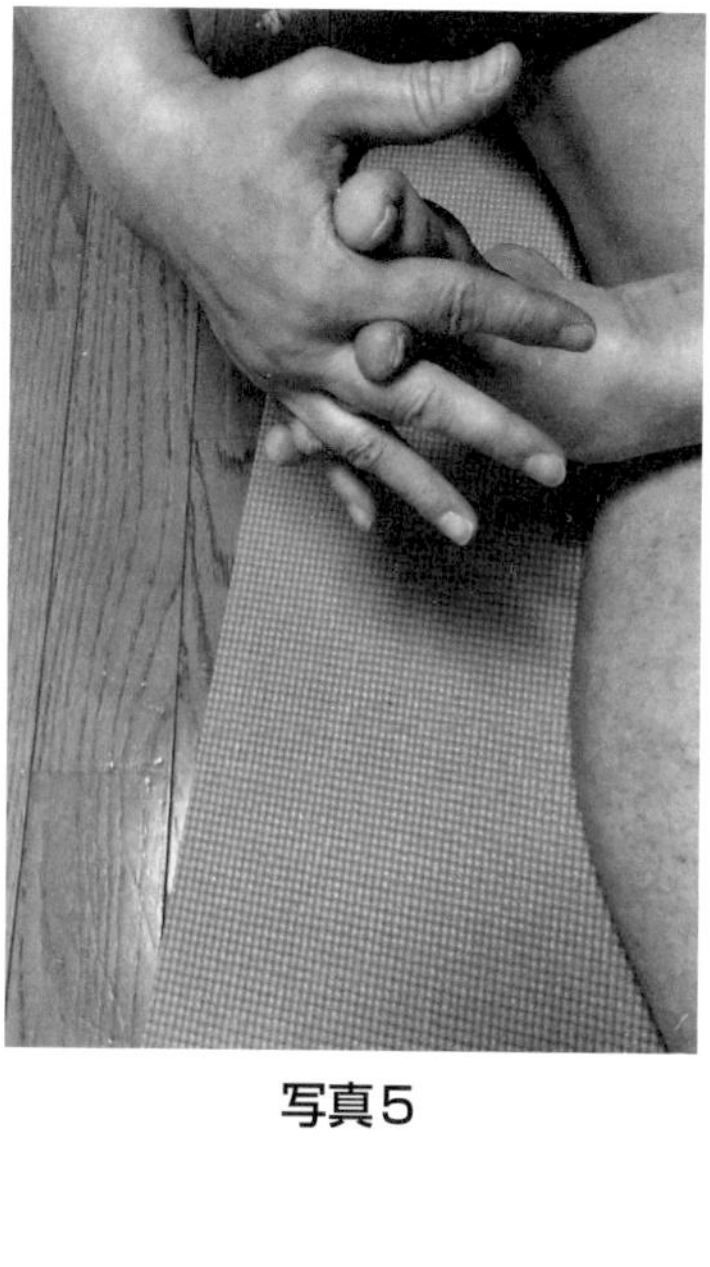

写真5

足指グーパー

この「足指握手」のコツがつかめると「足指グーパー」ができるようになってくる
（1）裸足になり、足を伸ばして床に座る（長座位）
（2）思い切り足の指に力をこめて「グー」の形にする
（3）今度は足指を開いて「パー」の形にする

いかがでしょう。普段「座っている時」「立っている時」「歩いている時」、ふと「足の小指の腹」を意識してみてください。地（床）面に小指の腹は着いているか？　と問いかけ、長時間座っている体勢が続いている時には「足指グーパー」をしてみましょう。

★★★★★　プチボルダリング
——命がけの窓ふきで集中力ＵＰ！？

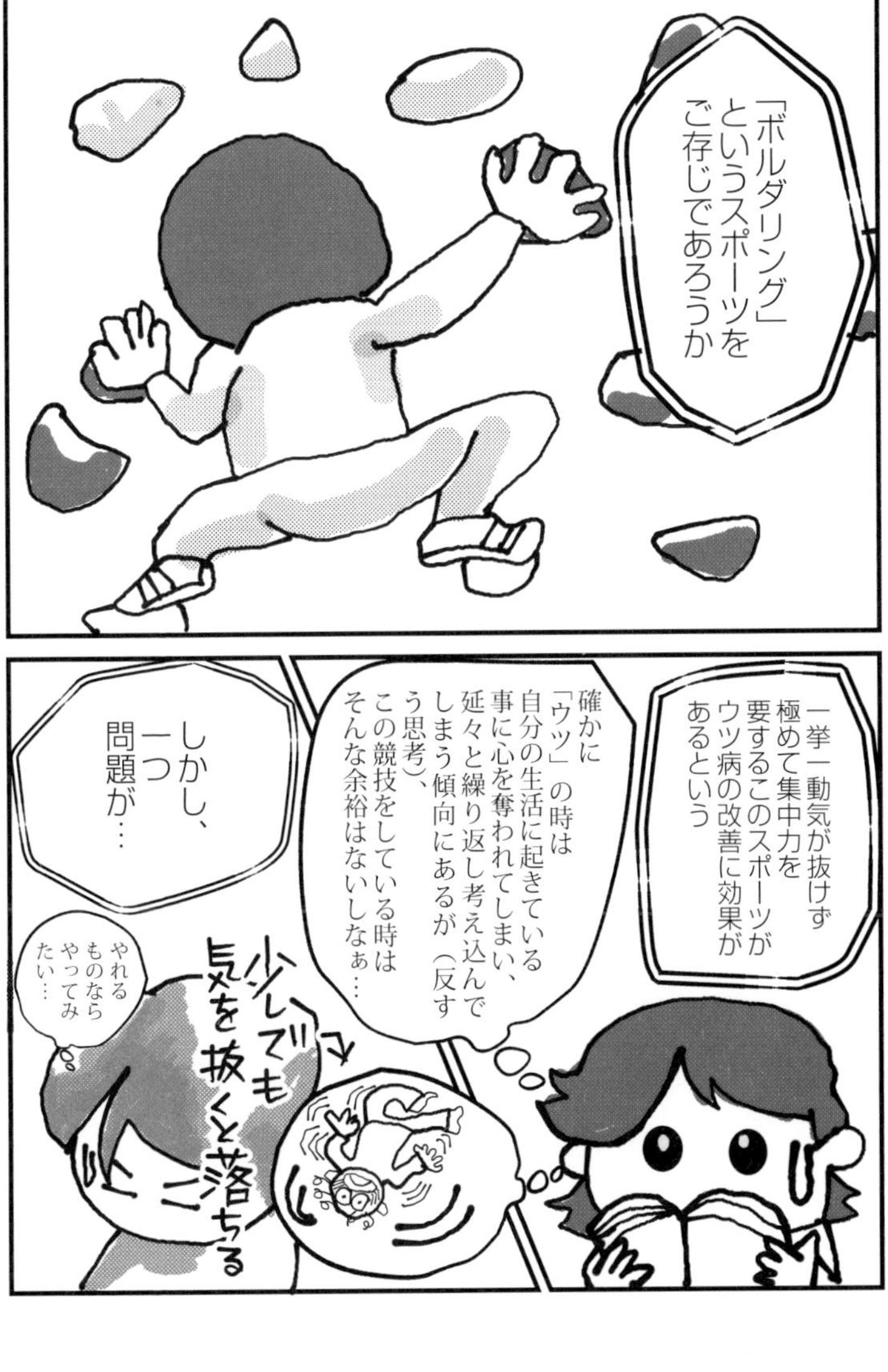
「ボルダリング」というスポーツをご存じであろうか
一挙一動気が抜けず極めて集中力を要するこのスポーツがウツ病の改善に効果があるという
確かに「ウツ」の時は自分の生活に起きている事に心を奪われてしまい、延々と繰り返し考え込んでしまう傾向にあるが（反すう思考）、この競技をしている時はそんな余裕はないしなぁ…
しかし、一つ問題が…
少しでも気を抜くと落ちる
やれるものならやってみたい…

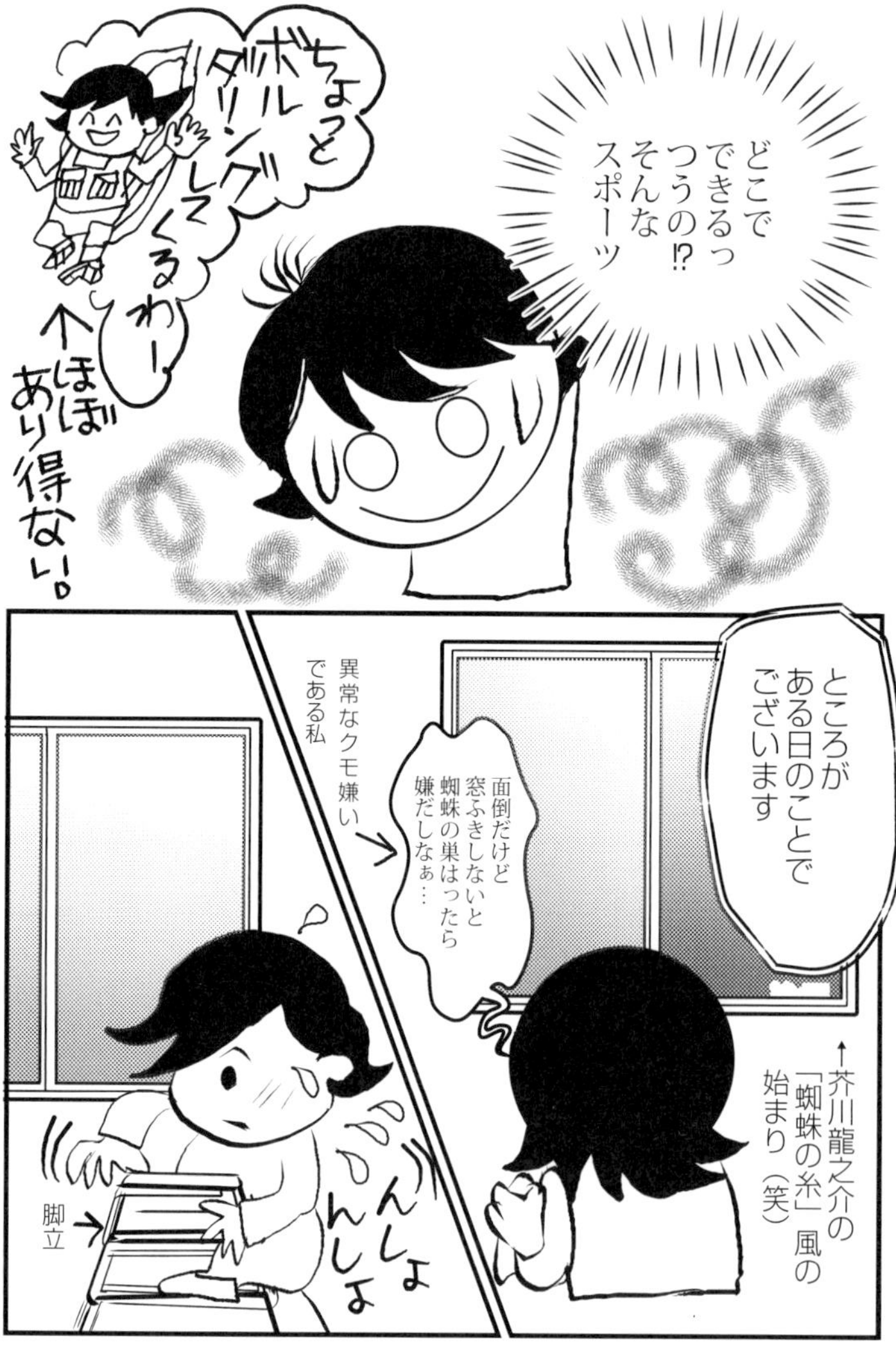

どこでできるっつうの⁉そんなスポーツ
ちょっとボルダリングしてくるわー！
↑ほぼあり得ない！
ところがある日のことでございます
↑芥川龍之介の「蜘蛛の糸」風の始まり（笑）
面倒だけど窓ふきしないと蜘蛛の巣はったら嫌だしなぁ…
異常なクモ嫌いである私
んしょんしょ
脚立

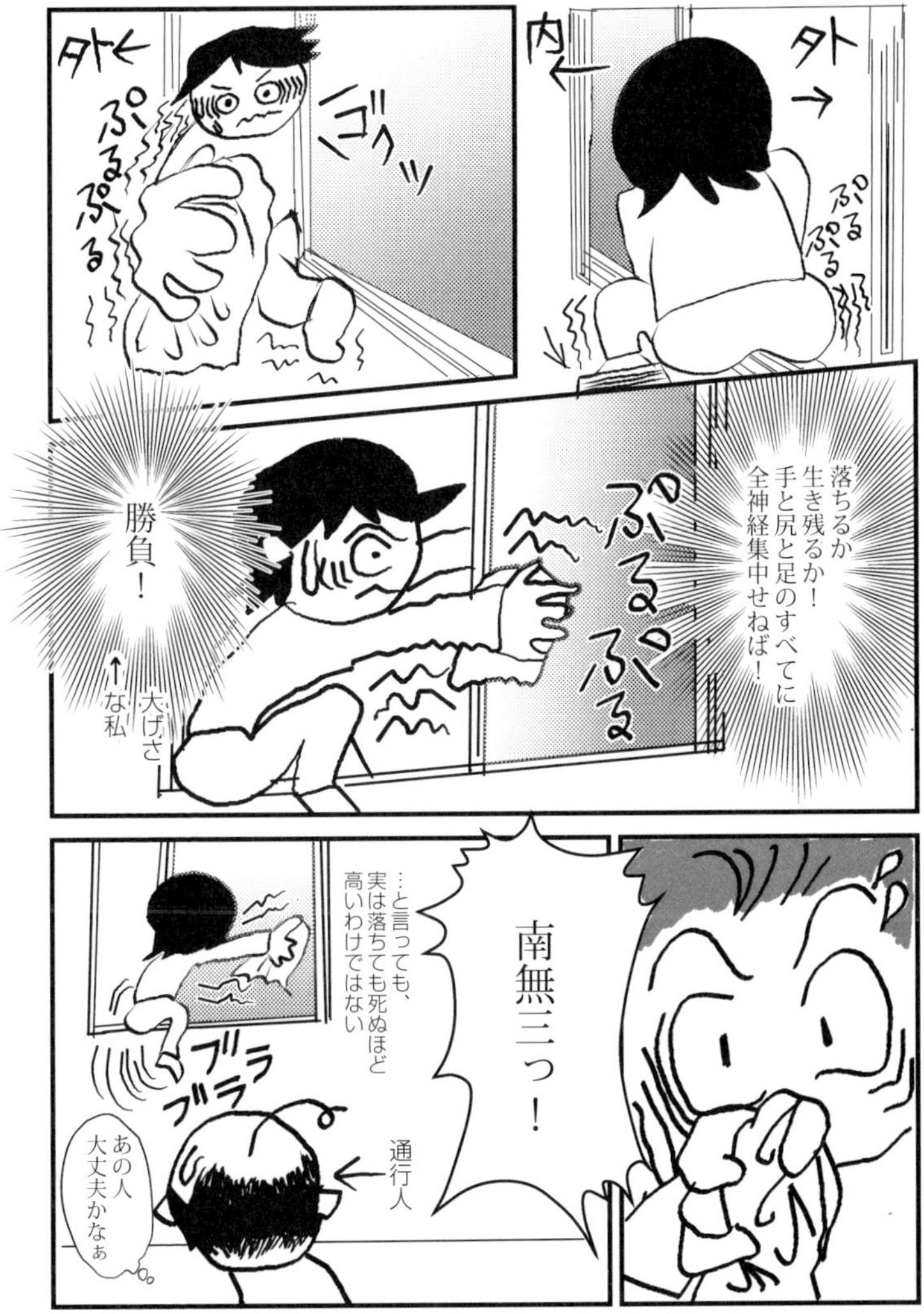
外←
ぷるぷるぷる
ゴクッ
内←
外→
ぷるぷる
落ちるか
生き残るか！
手と尻と足のすべてに
全神経集中せねば！
ぷるぷる
勝負！
大げさ
↑な私
南無三っ！
…と言っても、
実は落ちても死ぬほど
高いわけではない
ブラブラ
通行人
あの人
大丈夫かなぁ

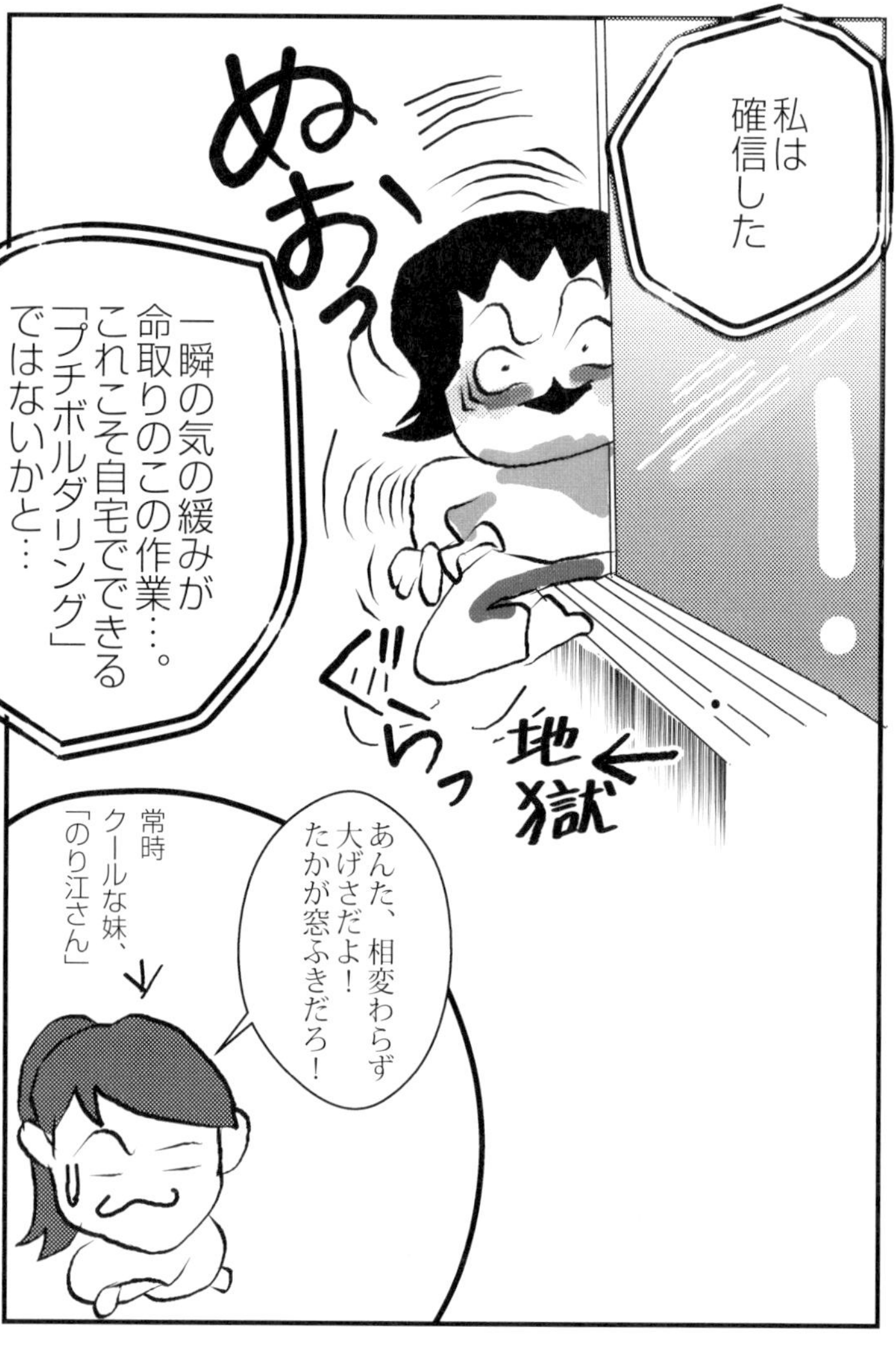

私は
確信した
ぬおっ
一瞬の気の緩みが
命取りのこの作業…。
これこそ自宅でできる
「プチボルダリング」
ではないかと…
ぐらっ
地獄
あんた、相変わらず
大げさだよ！
たかが窓ふきだろ！
常時
クールな妹、
「のり江さん」

第６章　回復力《レジリエンス》を磨こう！

レジリエンスとは？——乗り越える力

アメリカ心理学会（ＡＰＡ）によると、「レジリエンスとは逆境、心的外傷体験（トラウマ）、悲劇、脅威、重大なストレス（家族をはじめとする人間関係の問題や職業や経済的なストレスなど）にうまく適応する過程のこと」を意味します[注21]。

つまり、「あなたは、レジリエンスがすごいね！」という意味は「あなたは、困難な出来事の後に回復する能力があってすごいね！」という意味合いと考えられるでしょう（サウスティック・チャーニー、２０１５）。心理学の領域では、「レジリエンス」は「回復力」と訳されることが多いです（石垣、２０１７）。

近年、この「レジリエンス」の重要性が注目されています。

注21）http://www.apa.org/helpcenter/road-resilience.aspx

私が思うに、人生で一つも挫折や失敗のない、転ばない生き方というものはないと思います。前述したような、誰が見ても重大で悲惨な出来事やトラウマだけではなく、学校生活、職場、家族、その他の人間関係や出来事で、まったく失敗しない完璧な生活などあるわけがありません。どんなに注意しても、試験の日にお腹が痛くなって遅刻することだってあるでしょうし、うっかりして約束事を忘れてしまって叱られることもあるでしょうし、体育で跳び箱が跳べないことだってあるでしょう。仕事で言えば、自分がどんなに頑張っても、上司に叱られて失敗したり、育児に関しては思い通りにいかないことだらけです。むしろ、思い通りの完璧な成功だらけの人生なんてあり得ません。重要なことは、そのような危機を体験した後の、「回復力」そして、「乗り越える力」です。転んだら立てばいい。茶碗を落として割ってしまったら、片付ければいい。IQ（知能指数）が高くて、最難関の大学に入学しても、就職してすぐに挫折して、小さな失敗で心が折れてしまうような若い人も多いようですが、今、企業にしろ、人生にしろ、求められているのはIQ（知能指数）の高い人ではなく、「乗り越える力」が高い人です。

実際、海外では「AQ（逆境指数）」といって、いわゆる逆境を乗り越えるレジリエンスの能力が高い人を採用の基準に取り入れる会社もあるくらいなのです（ストルツ、1999）。

これを読まれている方の中には、幼少期につらい経験があって、ウツ発症の誘因の一つになっている方がいるかもしれませんが、幼少期に虐待などの逆境を経験した人であったとしても、レジリエンスの力があれば成人後に強いウツ症状が出ないという報告もあります（Wingo et al., 2010）。

しかし、レジリエンスの獲得には個人差が大きく多様です。

- 大切な物・人を失ってからの回復力
- 死ぬほどつらい思いをしてからの回復力
- 怪我や病気、思わぬ災難、トラブルを経験してからの回復力
- 酷く傷つき、落ち込んでからの回復力

人によって千差万別ですし、私もこの本を読まれているあなたと同じ苦しみを想像することはできません。自分にとっての一番の専門家はあなた自身です。自分のレジリエンス能力を引き出すために、専門職の情報や助言を必要とするかもしれません。ですが、実際に乗り越えていけるのは自分自身なのです。

他者の知恵や支えとともに、乗り越えた山が大きければ大きいほど、「自分は乗り越えられるのだ」という大きな自信につながるでしょう。

私がこれまでに工夫しながら行ってきた、回復力をみがく小技10選をご紹介します。

全部やってみた！——乗り越える力を伸ばす無敵の小技！〔10選〕

1　社会のつながりを複数ストックしておく

私もそうでしたが、例えば職場や家庭、子どもの学校での保護者づきあい、ご近所づきあいの中で嫌なことがあった時、引きこもって一切他人との接触を断ちたくなる時はありませんか？　他人から拒否されたり、傷つけられたりすると、人間関係すべてを断ち切ればどんなに楽になるだろう……と思うかもしれません。

しかし、他人から深く傷つけられた時、回復するために助けてくれるのも、実は「人間」であり、他人の手当てやつながりの中で回復するということが証明されています（ウィンチ、２０１６）。また、社会的サポートや専門家とのつながりにより、ウツや高いストレスやＰＴＳＤから回復するという研究報告もあります（King et al., 2003）。

そこで、普段から、自分が窮地に陥った時、または、多大なストレスにさらされた時に備え、複数の「逃げ場」、つまり、複数の「所属するコミュニティ」をストックしておくことをおすすめします。それは、「人」でもよいでしょう。そして、窮地に陥った内容により、その時のストレスを吐露できる場を使い分けるのです。

例えば、学生であれば、学校、家庭、部活、塾や習い事、サークル、大人だと加えて趣味の教室、ジム、自助グループ……というような所属コミュニティがあるでしょう。現代だと、ＳＮＳでのつながり、例えばFaceBook・Twitter・Instagram・ブログもあります。また、「人」であれば、職場の同僚、上司、後輩、昔の同級生や親友、恩師、友人、育児ママ友だち、姉妹、兄弟、親族……というようにです。

私も、「この内容で落ち込んだ時はこの人に吐露」「このことでへコんだら、このグループのこの人」……というように、逃げ場を多く作っておき、また作るだけではなくそれを書き出しています。書き出す作業をすると、あらためて、「自分にはこんなに沢山の逃げ場や助けてくれる場所がある、人がいる」と安心できます。

渦中にいる時はなかなか思いつきませんが、意外と、過去の学校の恩師であったり、同級生がリストにあげられたりします。このリストは多ければ多いほどよいと思います。実際には、こんなに多くの人といつも連絡を取る必要はなく、ストックしておくだけでも効果があります。

あなたも次の表を見ながら、「ＳＯＳの時に助けてくれる場所（人）リスト」を書き込んでみてください。

例：「人」

- 妹や配偶者
- 元職場の上司のAさん
- 職場の同僚Sさん
- 卒業校の恩師E先生やF先生
- 過去の仕事上で関わったGさん
- 親友Hさん
- 趣味サークルのJさん
- 先輩Kさん
- 自助会のLさん
- 同じウツ経験を持つMさん
- 子どものぴーなやぷーた
- 育児友だちのNさん
- 主治医

例：「場所」

- 家庭
- 職場
- 趣味教室
- 運動サークル
- プール
- 公園
- 映画館
- Twitter
- Facebook
- Instagram
- ブログ
- 自助会
- クリニック
- 大型スーパーのカフェ

「あなたを助けてくれる人」

・・・・・

・・・・・

「あなたを癒すSOS避難場所」

・・・・・

・・・・・

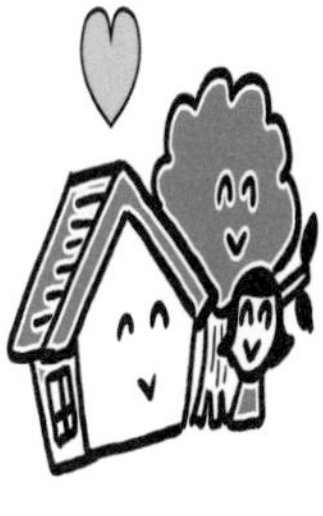

2　自分の中に「役」を三つ以上持つ

「役」とは仮面をかぶるようなイメージです。私もそうですが、誰でも一つの顔しか持たないという人はいません。いろいろな面があります。

「慈愛に満ちている自分」、「冷酷でシュールな自分」、「母性溢れる自分」、「女という自分」、「子どものような自分」、「天真爛漫な自分」、「馬鹿な自分」、「なれなれしい自分」、「人と関わりたい自分」、「ささいなことで傷ついてしまう自分」、「人に傷つけられたくない自分」、「泣き虫の自分」、「できない自分」、「すっとぼけている自分」、「素直な自分」、などなどです。

いまあげたのは、いまこれを書きながら自分自身について思いついた面です。あなたもまず、自分のいろいろな面を書き出してみてください。

「いろいろな自分」

・・・・・

・・・・・

いろいろな自分がいることに気づくと思います。

私はウツ体験を思い切って話したい時、活かしたい時はペンネームで「有島サトエ」というお面をつけます。泣きたい時は「泣き虫こむし」のお面をつけます。そして、そんなお面をつけても受け入れてくれる人に打ち明けたり号泣したりします。

人づき合いが苦手な人は、いっそのこと「あこがれの人気者」のお面を（心の中で）かぶり、自分のことを知る人のいない場所や土地に行き、大胆に人に話しかけたり挨拶をしてみるのもよいでしょう。

どのようなお面をつけたいかで、ブログや「Twitter」「Facebook」「Instagram」のアカウントを複数つくって、つけたい仮面になりきった自分を演出するのもいいと思います。どれも自分の一面であり、どの自分も本当の自分です。

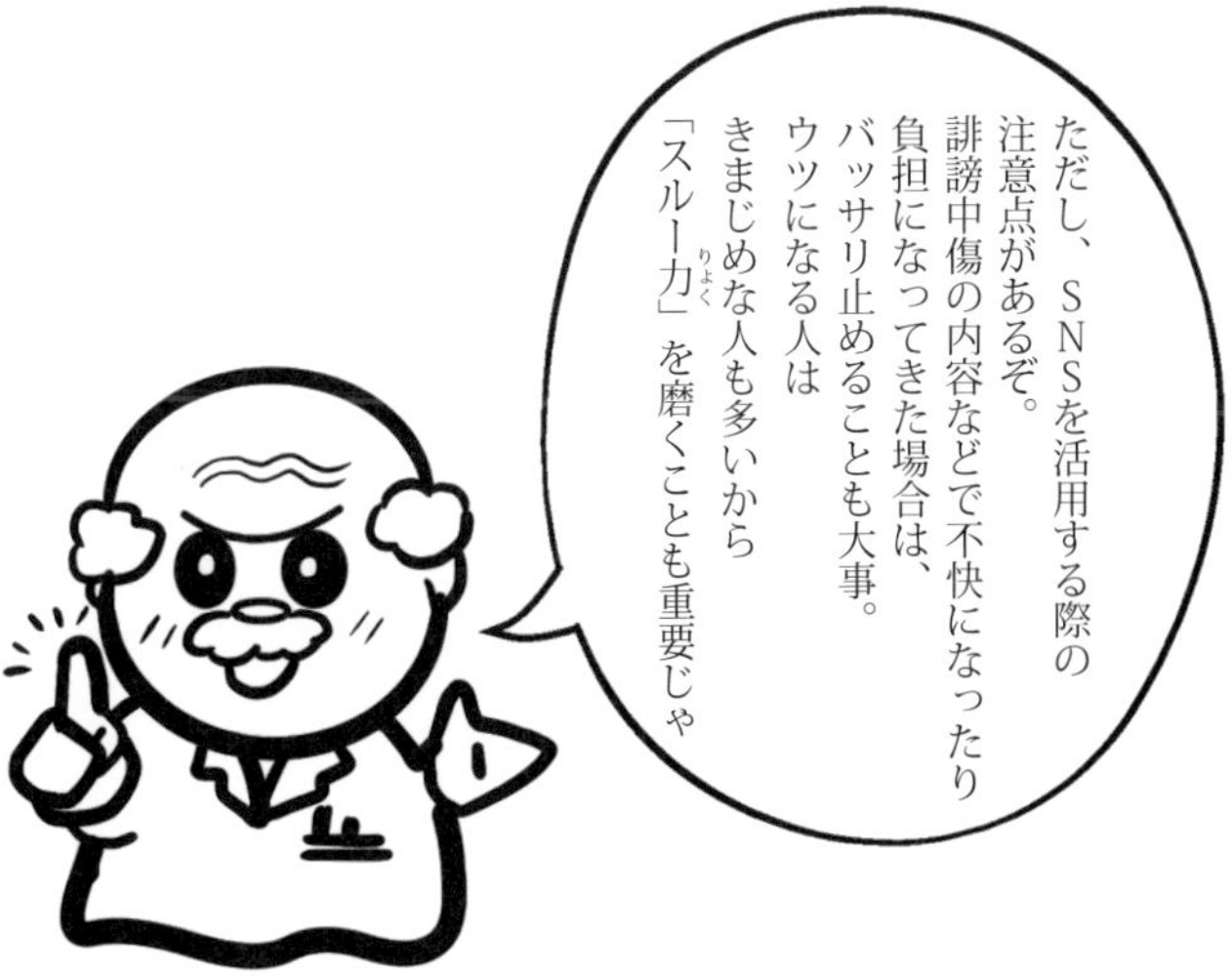
ただし、SNSを活用する際の注意点があるぞ。
誹謗中傷の内容などで不快になったり負担になってきた場合は、バッサリ止めることも大事。
ウツになる人はきまじめな人も多いから「スルー力《りょく》」を磨くことも重要じゃ

心理療法の中には「サイコドラマ」という演劇の療法もあり、自分の中にある感情を演じたり表出することが精神衛生によいことも明らかになっています（Lee et al., 2012）。

また、時には「冷酷な怖いお面」「怒り狂った狂気のお面」をかぶりたくなることもあると思います。そのような時はまず、6～10秒、ゆっくり数え、深呼吸してみてください。そして、怒りの対象物から物理的に一時離れてみましょう。

（1）6～10秒、ゆっくり数えて深呼吸。吐く息を長くする
（2）トイレや別の部屋に一時的に閉じこもる
（3）イヤホンをつけて心地よい好きな音楽を聴く

——これらを試してみてください。

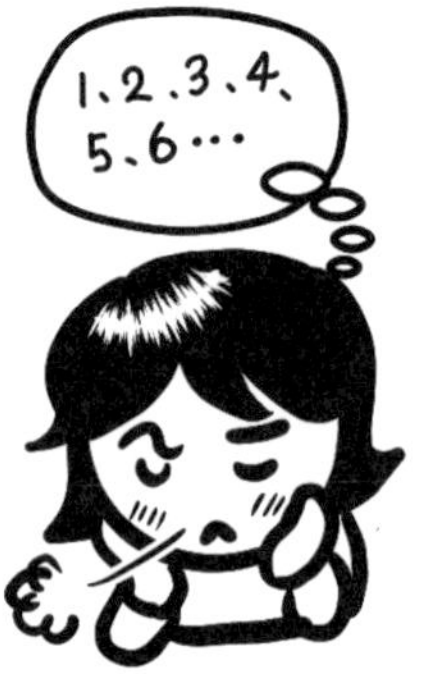

3 プチ善行行脚

これは、私のとても好きな方法です。

大きなデパートや、店、病院、役所などで、よく「お客様（患者様）アンケートＢＯＸ」という投書箱を設置しているところがあります。そこに、普段ふと感じた小さな感謝を具体的なエピソー

ドを交えて書き、投書するのです。

私はあるスーパーによく行くのですが、足を怪我していたり、風邪でマスクをしていたり、見るからに体調悪いことがわかる時に、レジの方が買い物かごを少し離れた台まで運んでくれます。その時のことを具体的に書いて「ありがとうございます」とつけて投書します。私は「描く」ことが好きなので時にはマンガを書いて投書します。

他にも私は、「爆読家」と自称できるほど興味のある分野の本はどんどん読めるので、読者葉書に感謝と感想を書いて投函しまくります。

直接字を描くのが苦手な場合は、Twitter や Instagram のフォローしている方に対して「いいね」を押すというのもいいでしょう。

ボランティア活動に参加するという行為も、自分自身の心身の健康を助け、レジリエンスを高める効果があります（Mascaro et al., 2013 ; Weng et al., 2013）。

行う際には留意点が2点あります。

①嘘は書かない

自分を偽ってまで、むりやり感謝を書くというのは、疲れますし気分が悪いので止めましょう。面白くなかったとしても、日記に気分を書く程度にしておきましょう。

②SNSや投書のように相手が見るような場に悪いことや否定的なことは書き込まない

今風の言葉で言えば、面前で「ディスらない」ということになります。ネットサイトの記事などに相手の気持ちが傷つくような言葉は書き込まないようにしましょう。そういうことを続けていると、いつの間にか、黒い闇のお面ばかりつけているようになってしまいます。

もし、怒ったり、憎んだり、他人をおとしめたくなったら、手帳や日記に疲れるまで気持ちを書くとよいです。そのような嫌な気分を日記に書き込む時は、具体的に書くことがPointです。

例えば、「腹が立った」だけではなく、「いつ、こんな時、誰に対して、どのような内容ですごく腹が立った。その気持ちは、例えると、トムとジェリーに出てくるような丸くて黒いベタな爆弾に、着火して、ジジジと火が走り、爆発したという感じだった」と表すのです。

積極的なライティング方法ですが、気持ちを具体的に表す作業は、スッキリするだけでなく自分の感情を客観視する練習にもなります。

4　レッツ慈悲の瞑想！――まずは自分に「慈しみ」を！

ここでは「慈悲の瞑想」をご紹介します。

「慈悲の瞑想」と聞くと、発祥が仏教であるため、スピリチュアルなイメージが浮かぶかもしれませんが、今では科学的に実証されてきたため「マインドフルネス」という言葉とともに、急速に広がっています（Lee et al., 2012 ; Mascaro et al., 2013 ; Weng et al., 2013 ; Hutcherson et al., 2008）。

仏教の世界での「慈しみ」とは、

『生きとし生けるものが調和し、互いに理解し合い、適度に豊かで、楽に生きられるように』との願いを世界中に放つこと（グナラタナ、２０１４）」とされています。

――とはいえ、「すべての生き物、例えば憎々しい職場の人や、嫌味な近所の人、ライバル、嫌いな昆虫など、そのような生き物すべてに慈しみを持つ」なんていうことは「私には絶対できない、無理、無理」と最初は思いました。

「慈悲の瞑想」の具体的な方法は、自分や他人やすべての生き物に対する「慈しみ」の文言を唱えるというものです。他人だけでなく、自分に対しても「慈しむ」ことが重要です。

文言のフルバージョンは実はとても長いです。30分以上は唱えます。全文を知りたい人は文献（スマナサーラ、２０１８）をご参照ください。

最初から全文は無理だと思ったので、まず、簡易バージョンから始めました。

リラックスして背筋を伸ばし、あぐらをかき、両手の平を上に向けて、各々の膝の上にのせます。ゆっくり呼吸をして……では始めましょう！（１２５ページ「しっかり呼吸」参照）

——超初級編——　★☆☆☆☆

（1）私が幸せでありますように
（2）私の苦しみや痛みや悲しみが消え去りますように
（3）私が穏やかでありますように
（4）私の願いが叶いますように

どうですか!!　これを毎日、3回ほど唱えるだけです。

「究極の自己中」か⁉　ソレでいいのか⁉

……「いいのです‼」

まず、自分を慈むことができない人が他人を慈しむことができるでしょうか？　自分の幸せを願えない人が、他人の幸せを心から願えるでしょうか？　私は無理です。

超初級編のキーワードはたったの四つです。順不同でいいので暗記しましょう。私も暗記しました。

「幸せ」、「苦痛」、「穏やか」、「願い」

——と、単語を丸暗記して毎日3回唱えます。この言葉を暗記したら次のステップへ！

（1）私が幸せでありますように
（2）私の苦しみや痛みや悲しみが消え去りますように
（3）私が穏やかでありますように
（4）私の願いが叶いますように

（1）○○さんが幸せでありますように
（2）○○さんの苦しみや痛みや悲しみが消え去りますように
（3）○○さんが穏やかでありますように
（4）○○さんの願いが叶いますように

今度は同じように、「私が」のところに自分以外の名前、できれば、嫌な人や他人、ライバルに置き換えます。四つのキーワードは暗記したので、唱えるのは簡単です。

しかし、憎き敵！……の名前を入れることは、正直、なかなか難しいと思います。もうすでにその時点で、相手のいろいろな面、よいところも嫌なところもすべてを受容できていないなあ～と、反省してしまいますが、そんな自分も「まあ、いっか」と受容し、進めていきましょう。○○に自分以外の名前を入れる練習として、例えば心から願えるような他者の名前、私であれば、子どもたちの名前をいれました。

「ぴーながが幸せになれますように。ぷーたの苦しみや痛みがなくなりますように。のり江さんが穏やかに暮らせますように……」という要領です。これなら、そうなってほしいと心から願えます。

そうこうしているうちに、私は、1日1回寝る前に必ずこれを唱えるということを1年以上続け、段々慣れてきました。

そうしたら、○○の部分に、自分とは関係のない地域の人や子どものことを挿入してみましょう。例えば、児童虐待事件のニュースや性犯罪の記事を見てしまうと、どうしても、なんとも言えないやるせない心情がわいてきませんか？　そんな時、その被害にあった方々やお子さんの名前を入れると心から平穏を願って唱えることができます。

そうしていると、最初は「無理無理」と思っていたような他者に対しても唱えられるようになります。

次のステップでは少し文言を長くします。

——中級編—— ★★★☆☆注22）

私が健康でありますように
私が幸せでありますように
私が穏やかでありますように
私の願いが叶えられますように
自分に危害がありませんように
困難がありませんように
問題が起こりませんように
人生で避けられない困難や問題や失敗に出会った時に
忍耐・勇気・理解・決意をもって乗り越えられますように

深呼吸を前後に入れて、唱えます。最初に暗記した四つのキーワードに、追加暗記単語があります。私はこの「忍耐・勇気・理解・決意をもって乗り越えられますように」という文言の後に、「乗り越えられる、乗り越えられる」とブツブツ追加します。

注22）（グナラタナ、2014、49－50）を引用し、筆者が唱えやすいように言葉をわかりやすくアレンジした。

――上級編―― ★★★★★

上級編では、前記にあるように慈悲の全文フルバージョンに進みます。しかし、私は全文フルバージョン暗記はやめ、そのかわり独自に技を編み出しました！

文言を呼吸と合わせました。言葉を唱える時に、息を吐きながら、「叶いますように〜ィ、〜ィ、〜〜〜〜〜」と詩吟やお経のように伸ばして、できるだけ息も吐ききるという呼吸連動合わせ技です。唱えている声や息に集中できるのです。

ブツブツ小声で言っているだけでは、唱えながらも、心は別のことを考えていたり、注意がそれて上の空になっていたりするのです。ですから唱えていることに集中できるように、語尾を詩吟口調で伸ばすという面白技で毎日乗り切っています。

もしよろしければ、皆さんも自分流にアレンジしてみてください。何か素晴らしい技を編み出した方は、私に教えてください！　楽しみにしています。

5　自分流ストレス解消方法を二桁以上持つ

「あなたのストレス解消方法は？」……と聞かれて、パッといくつ言えますか？　次の表にどんどん書き入れてみてください。

軽く50個以上は言える人もいるそうです。実はこの自分流ストレス解消方法を多く持っている人はレジリエンスの力もあると言われています。仕事しか思いつかず、他にパッと言えない人は、心も折れやすいかもしれません。また、実際に、「書き出す作業」にも意味があり、「自分にはこんなに沢山のストレス発散方法があるのだ」と目で確認できるだけでも安心します。

私も、自分の娘のぴーなに聞いてみたところ、

「アニメを観る・映画を観る・絵を描く・買い物をする・百円ショップをぶらぶらする・友達とラウンドワンに行く・部活に行く・好きなファッションのブランドの店を見にいく・自転車をこぐ・友だちとお茶をしに行っておしゃべりする・大型書店をぶらぶらする・お気に入りの文具店に行く・カラオケをする・音楽を聞く・Youtube の動画を観る・お笑い番組を観る・ＤＶＤをレンタルして映画鑑賞会をする・アイスクリームを食べる・スマホのゲームをする・LINE で愚痴る」……などなど、出るわ出るわ。

娘のぴーなからみると私は、ストレス発散方法がまったく少ないことに驚きました。皆さんも書き出してみてください。

6　大きな存在を信じる

海外と日本では、「信仰」「宗教」の文化の違いがあるので、一概には言えませんが、拷問・誘拐・レイプ・災害にあった人を調査してみると、そこから回復できた人々は、何らかの「信仰（神なども含む）」が強く影響しているという数多くの報告があります。

では、どのようなものに対して「畏怖の念」や「畏敬の念」を抱けばよいのかとなりますが、これは、必ずしも宗教に限らなくても同等の効果があるそうです。

例えば、

・大いなる自然や大地のエネルギー
・神社の神様
・ご先祖様
・仏様
・宇宙の不思議なパワー

など何でもいいのです。

「畏敬の念」を抱く何かがあることで、大きな「乗り越え力」を生むことは確かです。何かに対し、祈り、唱え、強く信じて生きていくことは、逆境に耐える力になるでしょう。

7 自分だけの「心の師匠」を持つ

これは「自分もこの人のように生きたい」という尊敬する対象を持つ、ということです。

その「尊敬する人物」は実際身近にいなくてもよく、海外の著名な人や、過去の偉人でも「このように生きたい」と思えれば、それが大きな「乗り越え力」につながります。

私は身近に「ロールモデル」はいませんが、逆境を幾度も乗り越えて強く生きている海外の某役者さんを心の師匠としています。実在する人物でなくても、「感銘した映画のあの人のように生きたい」でもいいと思います。

これを読んでいるあなたも、自分の「ロールモデル」を考えてみてください。

自分の模範となり得る人物像に思い当たらない時は、信念となる座右の銘を持つ、でもいいと思います。手帳に書いておいたりして、つらくなったり、頑張る時に見る、という方法です。

私は以下の言葉を手帳に書きとめ、ことあるごとにつぶやくようにしています。アメリカの神学者、倫理学者ラインホールド・ニーバーという人の言葉です。

神よ、変えることのできるものについて、
それを変えるだけの勇気をわれらに与えたまえ。
変えることのできないものについては、
それを受け入れるだけの冷静さを与えたまえ。
そして、
変えることのできるものと、変えることのできないものとを、
識別する知恵を与えたまえ。

この言葉は、尊敬する小松知己先生の FaceBook で見つけました。東日本大震災の直前でした。

私は、この言葉を、

「変えられない環境についてはバッサリと諦めることを受け入れ、障害があることも受け入れ、そして、自分で変えられることにのみ最大の努力をせよ」と自分流に解釈し、まさに、自分はそうありたいと思う信念が集約された言葉で、出会った時は衝撃を受けました。

8 意味ある自分を見出す

このことは、いま、自分が関わっているすべての状況で言えることだと思います。

例えば、とても強い挫折を感じた時や、人から批判されて心が折れた時、怒ったりキレそうになることはありませんか？

私はよくあるのですが、そんな時は「こんな自分に意見してくれるのは、有り難いことかもしれない」と意味を見出すように心がけています。また、単純な仕事や、やりたくない仕事、また、初めて「やれ」と言われたことはゼロからの出発なので「できない！」とくじけそうにもなります。しかし一方で「これは意味があるのかもしれない」と思うこともあります。初めて行う作業はどんな人にとっても嫌なことです。しかし、「今、突破すれば、新しい面白い世界があるかもしれない」と自分の中に意味を見出すことが「乗り越え力」を高めると思います。

9　ゲームの主人公になる

私は小さい頃からつらい現実から逃避するためによく空想していました。

例えば、つらい出来事が起こった時に、ＢＧＭを頭の中に流して、映画や漫画やドラマの主人公になった妄想をするのです。昔はまったゲームの主人公でもいいでしょう。テーマソングが流れ出し、行きたくないけど、食材の買い物の冒険に出かけるわけです。途中、雑魚《ざこ》のモンスターと戦います。

「財布の中がピンチだ！」

「わたしは１００のダメージをうけた！」

「銀行に行く気力がない！」

「混乱の魔法をかけられた！」——という感じです。

夜中に仕事をせねばならない時には、実況中継のような感じで、

「やばいぞ！　ラスボスの睡魔が現れた！　眠りの魔法をかけてきた！」と言いながら、戦う時もあります。自宅であれば、恥ずかしがらずにつぶやいてください。

自分なりの冒険の書を作る

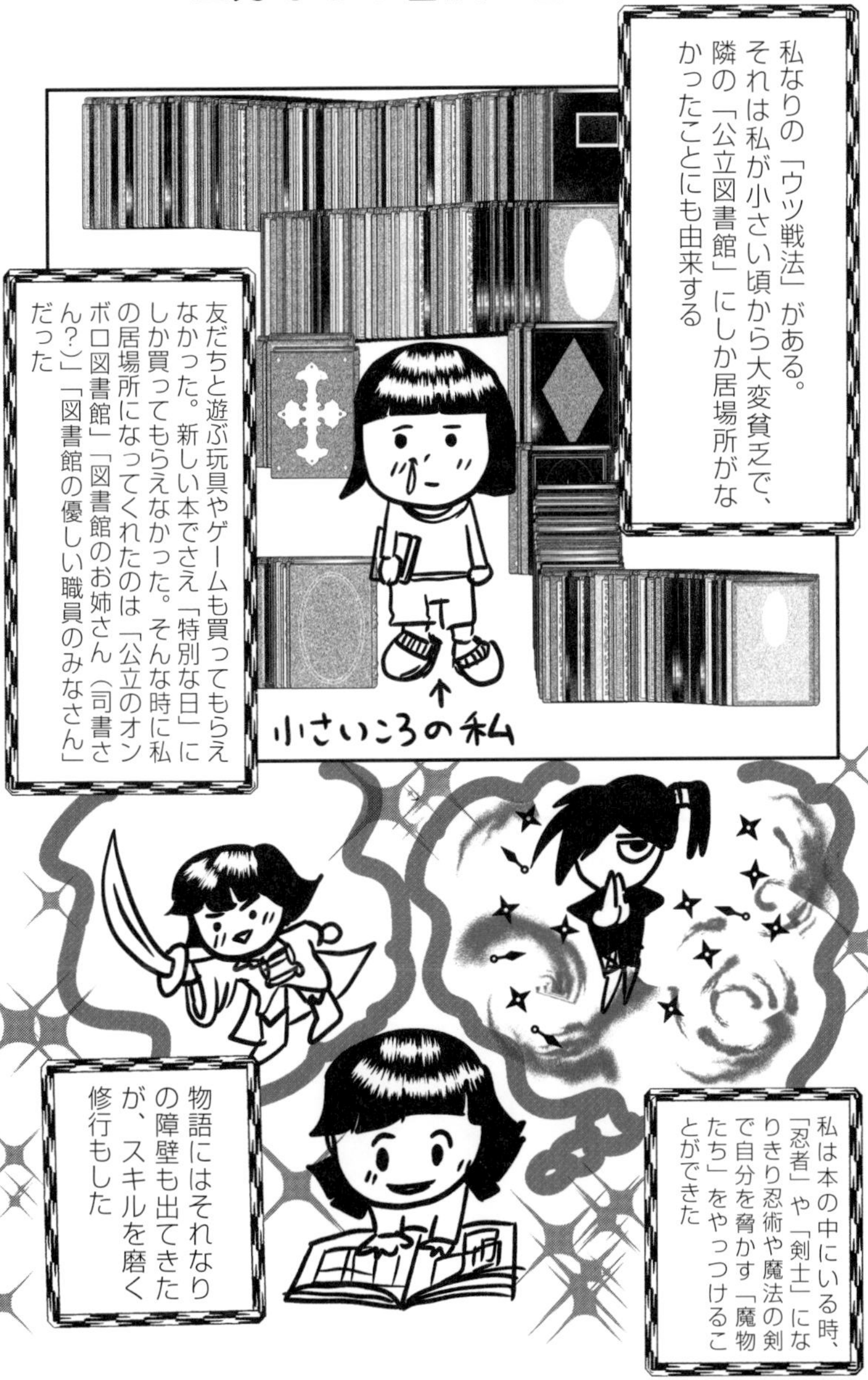
私なりの「ウツ戦法」がある。それは私が小さい頃から大変貧乏で、隣の「公立図書館」にしか居場所がなかったことにも由来する
友だちと遊ぶ玩具やゲームも買ってもらえなかった。新しい本でさえ「特別な日」にしか買ってもらえなかった。そんな時に私の居場所になってくれたのは「公立のオンボロ図書館」「図書館のお姉さん（司書さん？）」「図書館の優しい職員のみなさん」だった
小さいころの私
私は本の中にいる時、「忍者」や「剣士」になりきり忍術や魔法の剣で自分を脅かす「魔物たち」をやっつけることができた
物語にはそれなりの障壁も出てきたが、スキルを磨く修行もした

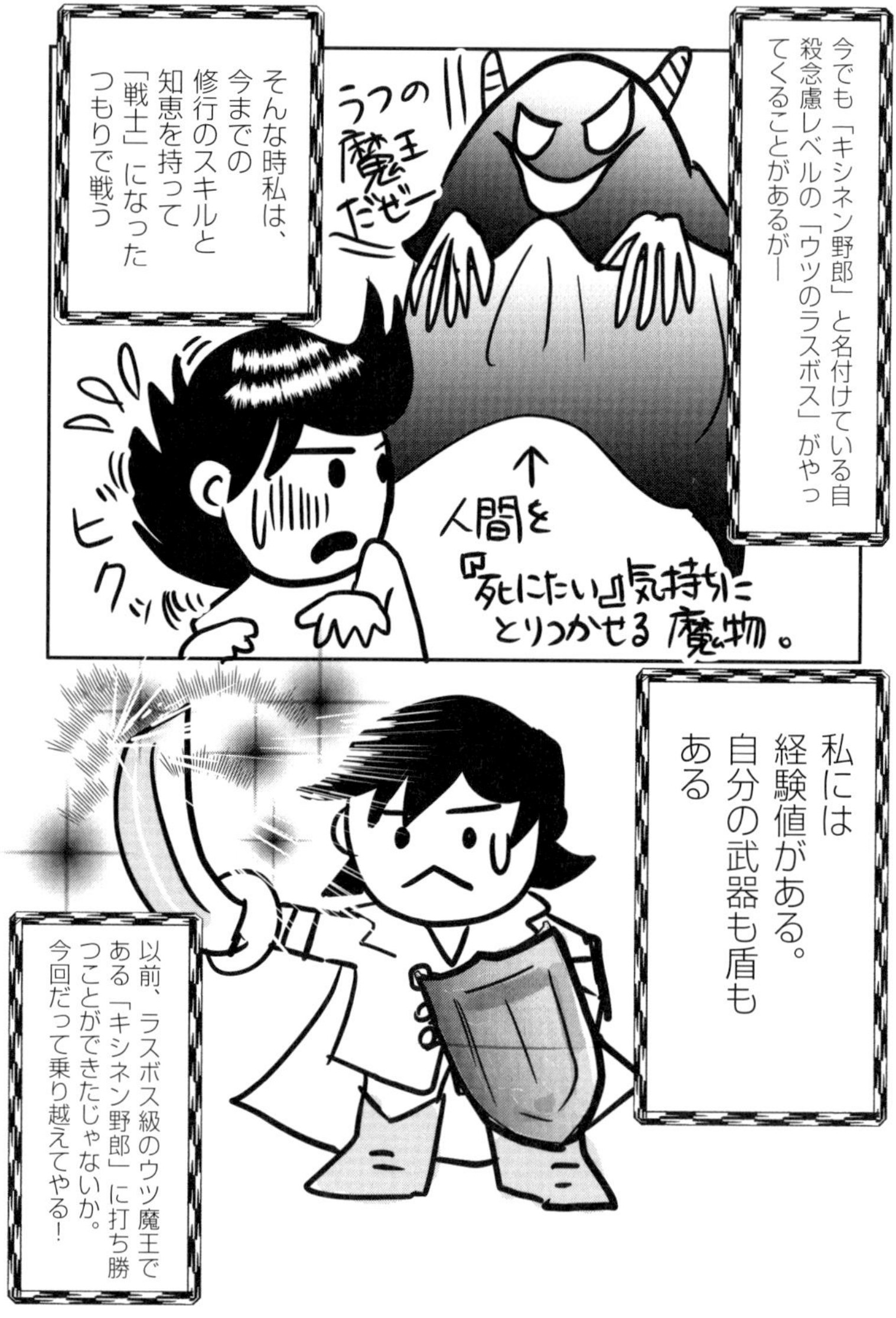
今でも「キシネン野郎」と名付けている自殺念慮レベルの「ウツのラスボス」がやってくることがあるがー
ウつの魔王だぜー
↑人間を『死にたい』気持ちにとりつかせる魔物。
ビクッ
そんな時私は、今までの修行のスキルと知恵を持って「戦士」になったつもりで戦う
私には経験値がある。自分の武器も盾もある
以前、ラスボス級のウツ魔王である「キシネン野郎」に打ち勝つことができたじゃないか。今回だって乗り越えてやる！

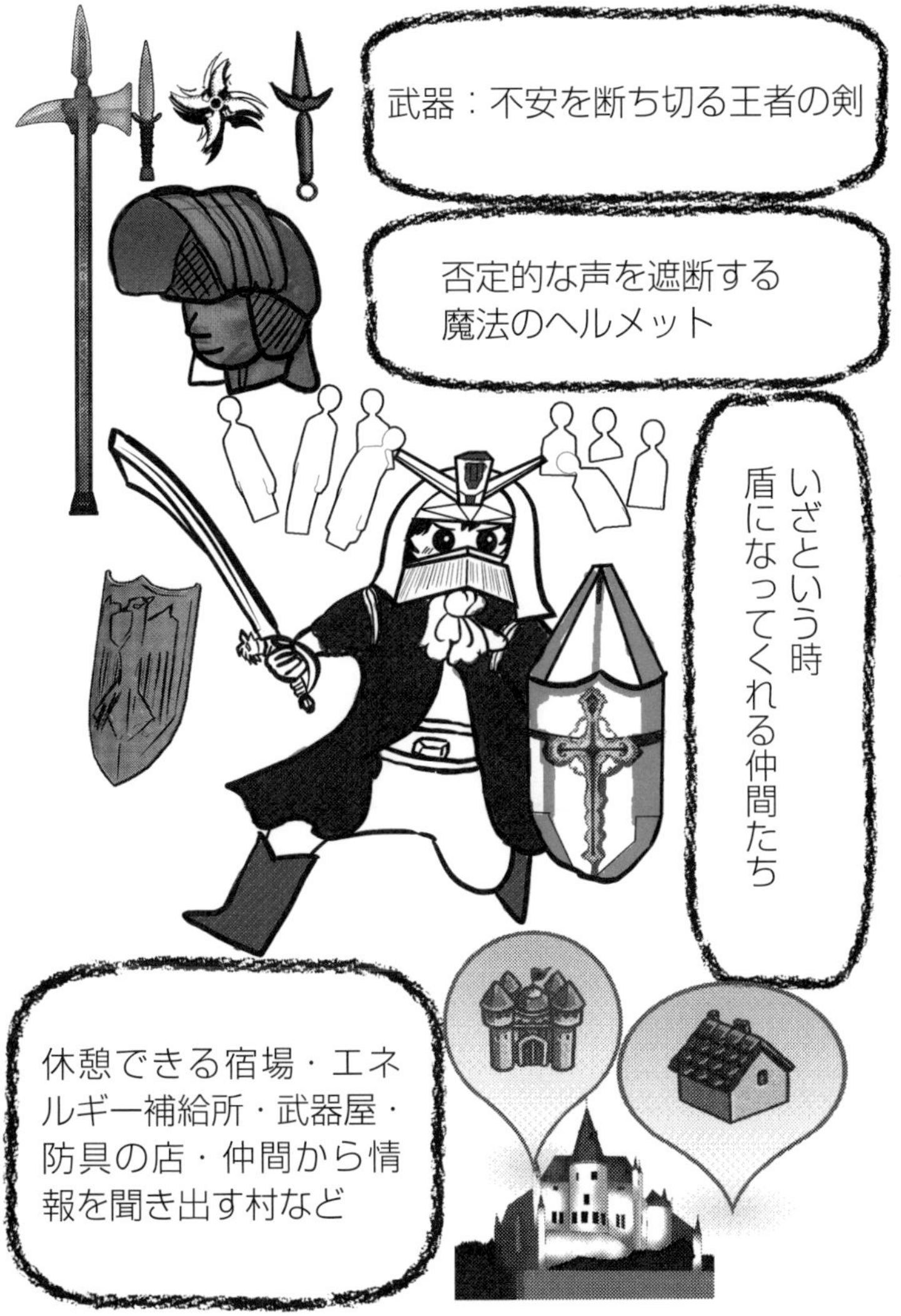
武器：不安を断ち切る王者の剣
否定的な声を遮断する
魔法のヘルメット
いざという時
盾になってくれる仲間たち
休憩できる宿場・エネルギー補給所・武器屋・防具の店・仲間から情報を聞き出す村など

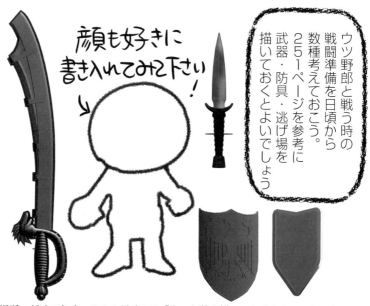

ウツ野郎と戦う時の戦闘準備を日頃から数種考えておこう。
251ページを参考に武器・防具・逃げ場を描いておくとよいでしょう

「場所」だけでなく、ＳＯＳが言える「人」も数人描いておくとよいでしょう

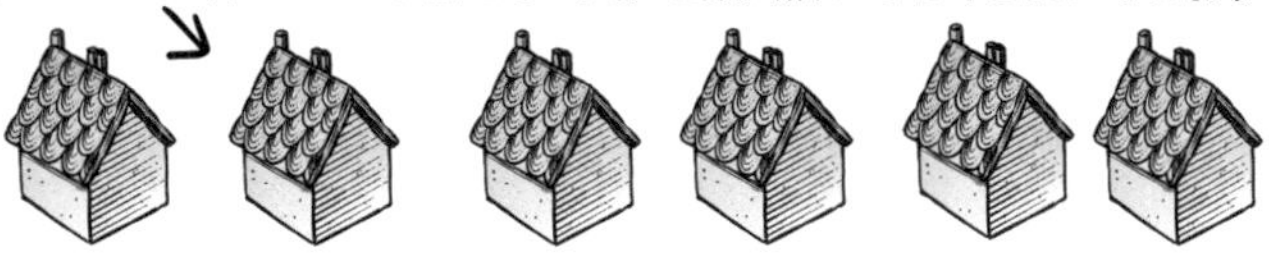

戦う剣：
・剣の修行をするが如く、自分のストレスマネジメントの強化
・ポジティブ思考

盾：
・ポジティブな人間関係
・良好な家族関係
・友人や仲間の支え

エネルギー充填場所（宿）：
・愚痴が言える安心な場所の確保
・気持ちを共感し合える友だちや場所
・いざという時の相談電話や窓口

10　乗り越えた向こう側を想像する

これも私がよく使う方法です。

大きな面倒な仕事があったとします。例えば「執筆」だとすると、どうしても気が乗らない部分を書いたり、苦手な作業もあって、はかどらないことがあります。

そんな時は、書き上げてできあがった本を開いてわっと顔を輝かせてくれる読者の方を想像します。困難な仕事ややりたくないことや、失敗しそうなことに取り組まねばならない時は、それをうまくやり終えて喜んでいる自分をイメージします。

やってよかった！　行ってよかった！――と。

これを読まれている方の中には、非常に強い、悲観的で根拠のない思い込みが強くて、困っている方も多いかも知れません。

しかし、逆に「弱み」は「強み」で、思い込みが強い人は、このようなポジティブな思い込みも強くなる可能性があるのです。何だかわからないけど自分は「できる！」という自信を持って突き進める可能性が大きいのです。

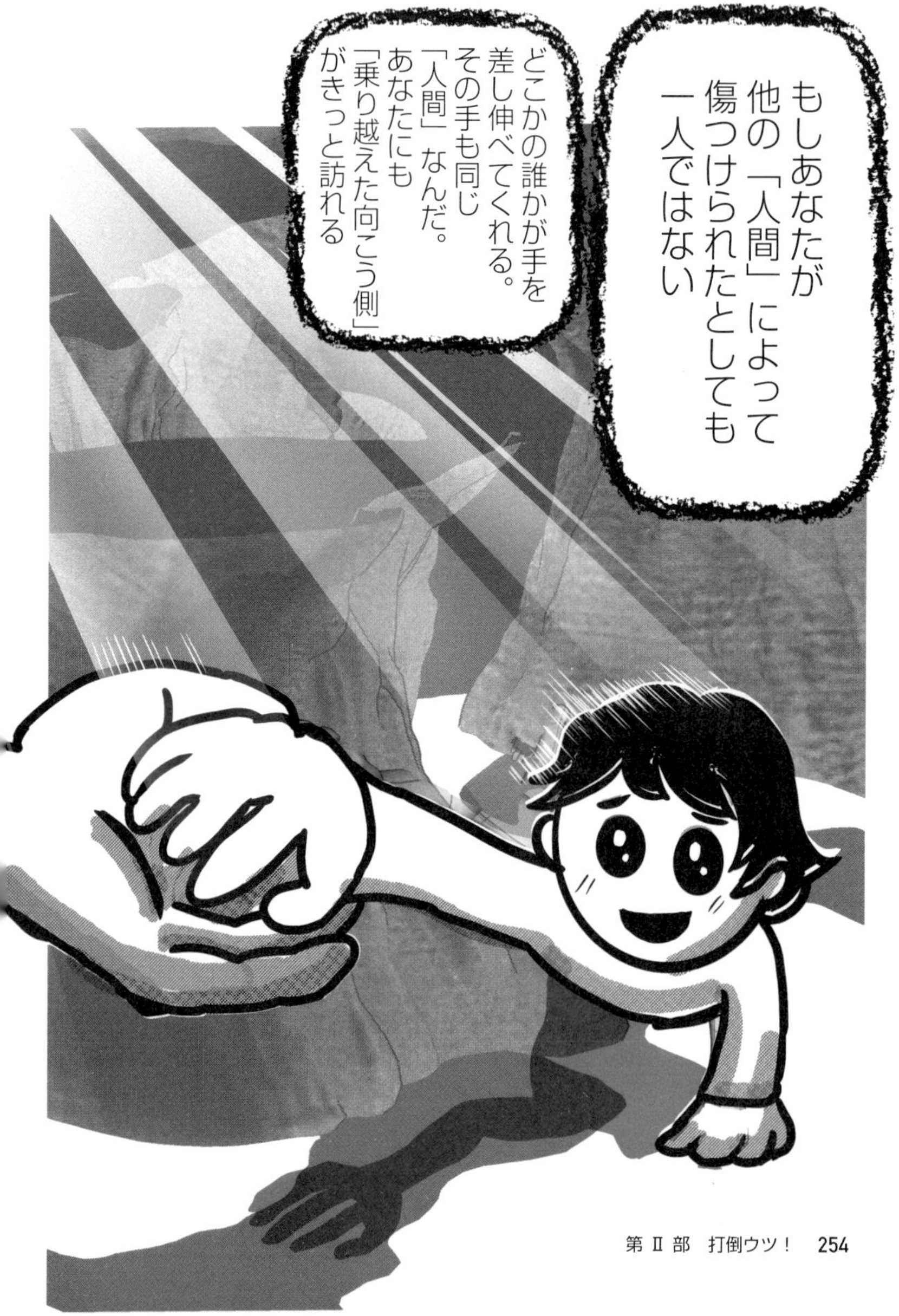
もしあなたが他の「人間」によって傷つけられたとしても一人ではない
どこかの誰かが手を差し伸べてくれる。その手も同じ「人間」なんだ。あなたにも「乗り越えた向こう側」がきっと訪れる

あとがき

うつ病は世界的にも一般的な精神疾患になりました。世界で「うつ病」に苦しむ人は推計3億2200万人を突破（世界保健機関（WHO）、2015）しました。

これは全人口の約4％に当たり、若年層の自殺増加にもつながっています。

日本では「15人に1人」くらいの割合で「生涯一度はうつ病になる」という調査[注23]もあるほどです。

もはや日本も「1億総ウツ時代」！

軽度のウツ症状や未受診の方を含めると、人生で一度も「ウツ症状」を経験しない人なんているのか？——と私は思います。

注23）（川上憲人（2016）精神疾患の有病率等に関する大規模疫学調査研究：ストレスと健康・全国調査2013-2015（世界精神保健日本調査セカンド））

ウツはつらいです。先が見えません。出口のないトンネルの中にいるような「不安」や「絶望感」に襲《おそ》われます。

そして、本人だけでなく、家族も周囲も共倒れになりがちです。W《ダブル》ウツになることもあります。

私は、医療者でありながら体験者にもなり、自殺念慮がいかに苦しいかということも実感しました。そんな私が微力でもできることはないかと考えました。

たとえお一人の読者であったとしても、ウツはいつか乗り越えられるのだという「希望」や「ヒント」につながっていただければ……と思い、書きおこしました。

他、近年ウツに限らず、

「逆境を乗り越える力」

「回復する力」

——が重要視されています。

本書後半は、

「自分の心を癒やす方法」

「レジリエンスの高めかた」

「怒りのコントロール」
「マインドフルネス」
――などについても触れています。

いろいろな立場の人にお役に立てるよう、読みやすく、尚かつ親しみやすいイラストを描くことを心がけました。

この思いが、誰かの心に届きますよう、祈念しております。

なお、執筆にあたり、絶大なる心の支えになってくださった蟻塚亮二先生、そして13年前に札幌のコンベンションセンターで、初めて私に執筆するということの「意味」と「原動力」を見出してくださった千住先生に心から感謝します。また、人生の困難時に手を差し伸べてくださいました、職場の皆さん・同期の友人・先輩・武馬様・石澤様・桜岡様・藤島先生・小松先生・壮くん・利与子おばさん（順不同）本当にありがとうございました。ここには書き切れないほど多くのかたがたのおかげさまです。金剛出版さんとは「UD字体（読字障害のかたが読みやすい）」にできないかというような細かいことも相談できました。多角的な視点で練られてできた本です。筆者の大量の拙文や画像データ処理を敏腕迅速に編《あ》んでくださった立石哲郎様、中村奈々様に深く御礼申し上げます。

最後になりますが、ひとこと叫びたいと思います。

私に勇気と笑いと希望をくれた「ぷーた」「ぴーな」「のり江さん」、本当にありがとう！

令和元年9月

青木智恵子

解説

著者からＳＮＳを通じてとつぜん、「これから出版する本の監修をしてほしい」とのリクエストをいただいた。お話では、私がそのお仕事を引き受けるか引き受けないかで、出版できるかどうかが決まるという、いわば背水の陣からのメッセージだった。実はお会いしたことのない方だったが、著者の「勇敢で猪突猛進的」なリクエストに、似た傾向のある私はむしろ好感を抱いてＯＫしたのだ。

私がうつ病を体験した時にも、著者同様にうつ病当事者としての、回復を目指す生活術について書いた（『うつ病を体験した精神科医の処方せん』）。しかし今度の著者の本は、ウツの苦しみの深さにおいて私よりも勝り、回復術の多さはまるで事典並みだ。いい本を書いてくださったと感謝している。

私は患者さんにうつ病からの回復方法を説明する時は、「薬で治るのは30～55％」でしかなく、「残りの45～70％はご自分がストレス対処術をたくさん身に着けたり、開き直ったり、あれこれ考えるよりも行動を優先する練習をすることです」と。つまりうつ病から回復するかどうかは、薬によるのではなく、むしろ自分を「ほんの少し」修正するかどうかにかかっている。つまり、うつ病の回復は「薬と診察室」以外のところにある。著者がこれでもかこれでもかと書いてくださった、当事者の体験から出た回復術にそって、自分を修正することが回復につながるのだ。

私は、もっと当事者目線に立った精神疾患の回復術が世に出てほしいと思う。なぜかというと、「当事者力」の中にこそ「本当の回復の秘訣」が含まれていると思うからだ。

例えば「死にたい」という人に「死んではいけない」と、自分勝手な理屈を持ち出して説得してはいけない。もはや死ぬ以外には解決も脱出も出来ないほどの「生きづらさや困難」に苦しんでいることを、私たちは共感し、彼又は彼女が、それほど苦しみながら生きておられることを尊敬しなければいけない。「手首を切りたい」という人に「切ってはいけない」もいけない。「生きているだけで苦しくて、せめて一時的にこの苦しさから解放されたい」というのが手首自傷であり、私たちは、そんな風に苦しんでおられることに共感し、彼又は彼女が格闘して生きておられることに尊敬しなければいけない。同様に、引きこもりをしている人や不登校の人に、「ひきこもってはいけない」や「学校にどうして行かないの?」と言ってはいけない。

しかし医者も含めて家族も含めて、「学校に行かなければいけない」「切ってはいけない」と言いがちなのは、当事者目線でなく「世間の価値や評判」によって、苦しむ当事者を見ているからだ。一流大学に進学してからうつ病になり筆者の診察に通っておられた彼女に、あるとき母親が「せっかくいい大学に入ったのに、早くよくならないかねえ?」と一言漏らした。その一言にたちまち彼女は絶望し、手首を切って夜中に病院に運ばれた。

かりに母親の一言が善意に由来するものであったとしても、「世間の価値や評判」に基づく疾病感は「そんな病気しているあんたはだめよ」と、患者と病気を全否定するのだ。「早く治ればいいねえ」という言葉でさえ、「元気の出ない、今のアンタはだめ」というダメ出しをしていることになる。

これに対して当事者の見方は、病気や病人をダメなものと決めつけない。「そんな風にあなたは一生懸命、生きることと格闘しているのね」と当事者は、生きづらさに苦しむ当事者をまるごと肯定する。これが当事者力だ。うつ病とは、その人がまっとうに生きようと格闘して発熱している状態だ。そんなにまでして生きることに執着している人たちを、私たちは尊敬しよう。

この本は、診察室では得られない「回復のための隙間」を埋めてくれる生活術のディクショナリー。これがこの本に抱いた私の感想だ。

とはいえ、ウツの絶不調期、あるいは統合失調症の幻聴に恐怖しているような時には、恐怖に自分が支配されてしまって、なかなかうまく打開できないことが多い。対処術を使うはずの主体が恐怖や不安に占領されてしまい、あたかもフリーズしてしまうからだ。統合失調症の方に、「幻聴が来たらこの薬をのんで」と何回も教えたつもりでも、いざ幻聴が聞こえてきた時にはすっかり恐怖に支配されてフリーズしていて薬を飲めなかったという人がいた。

これは震災や戦争などのトラウマがいきなり侵入してきて、恐怖の場面と感情がフラッシュバックしてきた時とも似ている。ある人は、「ミサイルが飛んでくる」ことを知らせるJアラートの音を聞いた途端、原発事故で「自分は死ぬに違いない」と思いながら幼い子供たちを連れて福岡に避難した時の場面がフラッシュバックしてきて固まってしまい、ただ涙だけがボウボウと流れた。

ところがこんな被災者の方がいた。津波から逃げた時の場面がフラッシュバックしてくると、いつしか彼女は「エイッ、エイッ」と強い声を出して自分に呼び掛ける。そうするとフラッシュバックは消えるという。この彼女の体験は大いに示唆的である。ウツの絶不調期や、幻聴が入ってきた時、あるいは、死にたくなった時、切りたくなった時、「否定的な気持ちを前向きにする」と、恐怖や不安の支配から逃れえて、フリーズしないで済むのだ。

ここまで考えると、たくさんの対処術を使いこなすためには、使いこなす当事者が「気持ちで負けたり」、「自分はもうだめだ」という気持ちでは難しいということになる。そこで、私たちは暗闇でつぶやこう、「ウツで悪いか、生きてて悪いか、この野郎」。

この世が幸せに満ちているなんて、誰も約束してくれない。生きることはむしろ傷つくことばかりだけ。それでも、それだから、人は生きているだけで尊敬されるべきだ。もう一度つぶやこう。セーイノ、「ウツで悪いか、生きてて悪いか、この野郎」。

令和元年10月

監修者　蟻塚亮二

文　献

◆第１章　なぜ人はウツになるのだろう?

Ebans B, Brrows G & Norman T（2000）Understanding Depression Knew. Mental Health Promotion Unit.

Engel G（1980）The clinical application of the bio-psychosocial model. American Journal of Psychiatry, 137; 535-544.

Preston J（2004）You Can Best Depression: A Guide to Prevention and Recovery（4th ed.）. Impact Publishers.

Sadoc BJ & Sadoc VA（2007）Kapan and Sadoc、s Synopsis of Psychiatry: Behavioural Science/Clinical Psychiatry（10th ed.）. Williams and Wikins.

◆第２章　ウツの症状

Kidman A（2006）Feeling Better: A Guide to Mood Managemant（2nd ed.）. Biochemical & General Services.

Koukopoulos et al..（2014）

三木治（２００２）「プライマリ・ケアにおけるうつ病の実態と治療」『心身医学』42、５８５－５９１

Mitchell et al.（2008）

Nakao M, Ymanaka G & Kuboki T（2001）Major depression and somatic symptoms in a mind/body medicine clinic. Psychopathology 34; 230-235.

日本うつ病学会 気分障害の治療ガイドライン作成委員会（２０１６）『日本うつ病学会治療ガイドラインⅡ. うつ病（ＤＳＭ－５）／大うつ病性障害２０１６』

更井啓介（１９９０）「躁ウツ病の身体症状」『躁ウツ病の症状と理論』97－１０７、医学書院

高橋三郎・大野裕監訳（２０１４）『ＤＳＭ－５　精神疾患の診断統計マニュアル』医学書院

◆第３章　相　談

カトリン・ベントリー著、室崎育美訳（２００８）『一緒にいてもひとり――アスペルガーの結婚がうまくいくために』東京書籍

マクシーン・アストン著（２０１５）『アスペルガーと愛――ＡＳのパートナーと幸せに生きていくために』東京書籍

西城サラヨ（２０１５）『カサンドラ妻の体験記――心の傷からの回復』星和書店

◆第５章　寛解への道のり

Afflec G & Tennen H（1996）Construing benefits from adversity: adaptational significance and dispositional underpinnings. Journal of Personality, 64; 899-922.

Alderman BL, Olson RL, Brush CJ & Shors TJ（2016）MAP training: combining meditation and aerobic exercise reduces depression and rumination while enhancing synchronized brain activity. Translational Psychiatry, 6; e726.

アメリカ精神医学会（２０１５）『ＤＳＭ－５　精神障害の診断と統計マニュアル』医学書院

青木智恵子（２００９）『みんなで考えた高齢者の楽しい介護予防体操＆レク』黎明書房

青木智恵子（２０１４）『もっと素敵に生きるための前向き言葉大辞典』黎明書房

青木智恵子著、藤島一郎監修（２０１１）『みんなで考えた高齢者の楽しい介護予防体操＆レク』黎明書房

有島サトエ（２０１６）『マンガでわかる　どんなウツでも絶対よくなるラクになる』すばる舎

Barbour KA, Edenfield TM & Blumental JA（2007）Exercise as a treatment for depression and other psychiatric disorders; A review. Journal of Cardiopulmonary Rehabilitation and Prevention, 7（6）; 359-357.

Biddle SJH & Mutrie N（2001）Psychology of physical activity: Determinants, well-being, and interventions. Medicine & Science in Sports & Exercise, January; 167-235.

Biddle SJH, Fox K（2000）Physical Activity and Psychological Well-being. pp.46-62, Routledge.

Blumenthal JA, Bayak MA, Moore KA, Craihead WE, Herman S et al.（1999）Effects of exercise training on older patients with major depression. Archives of Internal Medicine, 159; 2349-2356.

Chang EC, Maydeu-Olivares A & D'Zurilla TJ（1997）Optimism and pessimism as Partially independent constructs: Relations to positive and negative affectivity and psychological well-being. Personality and Individual Differences, 23; 433-440.

Cohen M（2001）Happiness and humour: A medical perspective. Australian Family Physician, 30（1）; 17-19.

de Vibe M, Bjorndal A, Tipon E et al.（2012）Mindfulness based stress reduction（MBSR）for improving health, quality of life and social functioning in adults. Campbell Systematic Reviws, 8（3）.

越前屋勝（２００７）「うつ病の時間生物学的治療」『睡眠医療』２（１）

Goldman SL, Kraemer DT & Salovey P（1996）Beliefs about mood moderate the relationship to illness and symptom reporting. Journal of Psychosomatic Research, 41; 115-28.

Gotink RA, Chu P, Busschbach JJ Benson H, Fricchione GL, Hunink MG（2015）Standardised mindfulness-based interventions in healthcare: An overview of systematic revews and meta-analyses of RCTs. PLOS ONE, 10（4）; e0124344.

Gregoire C（2015）What Constant Exposure to Negative News Is Doing to Our Mental Health. HuffPost, February, 19.

林果林・加藤祐樹・山口崇・齋木厚人・大城崇司・龍野一郎・白井厚治・黒木宣夫・桂川修（２０１６）「高度肥満症患者に併存する精神疾患――うつ病を中心に」『日心療内誌』20、２６７-２７２

Holden R（1993）Laughter the Best Medicine: The Healing Powers of Happiness, Humour and Joy!. Thorsons.

石川朗・仙石泰仁編著（２０１０）『作業療法士のための呼吸ケアとリハビリテーション』中山書店
ジェームズ・Ｂ・マース著、井上昌次郎監訳（１９９９）『パワー・スリープ 快眠力——この「眠りかた」で体と脳に奇跡が起きる！』三笠書房
Kabat-Zinn J（1982）An outpatient program in behavioral medicine for chronic pain patients based on the practice of mindfulness meditation: Theoretical considerations and preliminary results. General Hospital Psychiatry, 4 (1) ; 33-47.
Kabat-Zinn J（2011）Some reflections on the origins of MBSR, skillful means, and the trouble with maps. Contemporary Buddhism, 12; 281-306.
Kabat-Zinn J（2013）Full Catastrophe Living, Revised and updated edition. Bantam Books.
ケリー・マクゴニガル（２０１４）『痛みを癒すヨーガ』ガイアブックス
Lally P, Cornelia HMJ, Henry WWP & Wardle J（2010）How are habits formed: Modelling habit formation in the real world. European Journal of Social Psychology, 40; 998-1009.
Lally R（2016）Exercise and meditation-together-help beat depression, rutgers study finds. Rutgers Today.
Maas JB（1998）Powar Sleep: The Revolutionary Program that Prepares Your Mind for Peak Performance. Harper Paperbacks.
マーク・ウィリアムズ、ジョン・ティーズデール、ジンデル・シーガル、ジョン・カバットジン著、越川房子・黒澤麻美訳（２０１２）『うつのためのマインドフルネス実践』星和書店
松本俊彦（２０１５）『もしも死にたいと言われたら』中外医学社
松本俊彦監修（２０１８）『自分を傷つけてしまう人のためのレスキューガイド』法研
Norris R, Carroll D & Cochrane R（1992）The effects of physical activity and exercise training on psychological stress and well-being in an adolescent population. Journal of Psychosomatic Research, 36（1）; 55-65.
佐渡充洋・藤澤大介（２０１８）『マインドフルネスを医学的にゼロから解説する本——医療者のための臨床入門』

日本医事新報社
Savage BM, Lujan HL, Thipparthi RR, DiCarlo SE（2017）Humor, laughter, learning, and health! A brief review. Advances in Physiology Education, 41（3）; 341-347.
Science 2.0 News Staff（2007）Sleep Deprivation and the brains 7s emotional〝disconnect〟[Web log post,October 22].Retrieved from http://www.science20.com/news-acount/sleep-deprivation-and-the-brains-emotional-disconnect.
千住秀明（２００４）『呼吸リハビリテーション入門――理学療法士の立場から 第４版』神陵文庫
杉原保史・宮田智基（２０１８）『SNSカウンセリング入門――LINEによるいじめ・自殺予防相談の実際』北大路書房
Wiswede D, Münte TF, Krämer UM, Rüsseler J（2009）Embodied Emotion Modulates Neural Signature of Performance Monitoring. PLOS ONE, 4（6）; e5754.
Zeidner M & Hammer AL（1992）Coping with missile attack: resources, strategies, and outcomes. Journal of Personality, 60; 709-746.

◆第６章　回復力を磨こう

アルボムッレ・スマナサーラ（２０１８）『慈悲の瞑想――人生を開花させる慈しみ』サンガ
ガイ・ウィンチ著、高橋璃子訳（２０１６）『自分で心を手当てする方法――EMOTIONAL FASTAID』かんき出版
Hutcherson CA, Seppala EM & Gross JJ（2008）Loving-kindness meditation increases social connectedness. Emotion, 8（5）; 720-724.
石垣琢磨（２０１７）「レジリエンス――予防と健康育成のために」『臨床心理学』17（5）
King DW, King LA & Vogt DS（2003）Manual for the Deployment Risk and Resilience Inventory（DRRI）: A Collection of Scales for Studying Deployment-rerated Experiences in Military Veterans. National Center for PTSD.

ポール・G・ストルツ著、渋谷昌三監訳（1999）『すべてが最悪の状況に思えるときの心理学AQ（逆境指数）』きこ書房
スティーブン・M・サウスティック、デニス・S・チャーニー著、森下愛訳（2015）『レジリエンス――人生の危機を乗り越えるための科学と10の処方箋』岩崎学術出版社

参考文献

バンテ・B・グナラタナ著、出村佳子訳（2014）『エイトマインドフル・ステップス』サンガ
Boxe AB (2015) Eating more fish could lower your risk of depression. LiveScience.com
Brown SL, Nesse RM, Vinokur AD & Smith DM (2003) Providing social support may be more beneficial than receiving it: Results from a prospective study mortality. Psychological Science, 14; 320-327.
廣瀬久益（2015）『うつが治る食べ方、考え方、すごし方』CCCメディアハウス
井上猛・桑原斉・酒井隆・鈴木映二・水上勝義・宮田久嗣・諸川由実代・吉尾隆・渡邉博幸編（2019）『こころの治療ハンドブック　第12版』星和書店
磯田雄二郎（2013）『サイコドラマの理論と実践』誠心書房
貝谷久宣監修（2008）『非定型うつ病のことがよくわかる本』講談社
厚生労働省「e－ヘルスネット」https://www.e-healthnet.mhlw.go.jp/
牧野直子監修（2017）『世界一やさしい！　栄養素図鑑』新星出版社
溝口徹（2011）『図解でわかる最新栄養学　うつは食べ物が原因だった！』青春出版社
Schwartz C, Meisenhelder JB, Ma Y & Reed G (2003) Altruistic social interest behaviors are associated with better mental health. Psychosomatic Medicine, 65; 778-785.
Studenski S, Perera S, Patel K, Rosano C, Faulkner K, Inzitari M, Brach J, Chandler J, Cawthon P, Connor EB,

Nevitt M, Visser M, Kritchevsky S, Badinelli S, Harris T, Newman AB, Cauley J, Ferrucci L & Guralnik J（2011）Gait speed and survival in older adults. Journal of the American Medical Association, 305（1）; 50-58.

Sun Q, Townsend MK, Okereke OI, Franco OH, Hu FB & Grodstein F（2010）Physical activity at midlife in relation to successful survival in women at age 70 years or older. Archives of Internal Medicine, 170（2）; 194-201.

スーザン・カイザー・グリーンランド著、大谷彰監訳（２０１８）『マインドフル・ゲーム』金剛出版

『成人病と生活習慣病』47（11）

『精神看護』20（6）

『精神療法』42（4）

◉監修者略歴

蟻塚　亮二（ありつか　りょうじ）

1947年生まれ。弘前大学医学部卒業。精神科医。弘前市・藤代健生病院院長を務めたのち，2004年に沖縄県に移住し，沖縄協同病院心療内科部長などを歴任。2001年精神保健功労にて青森県知事表彰。2013年4月から福島県・相馬市・メンタルクリニックなごみ所長。
主な著書には，『うつ病を体験した精神科医の処方せん』，『統合失調症とのつきあい方』，『沖縄戦と心の傷』（2015年沖縄タイムス出版文化賞受賞），『3.11と心の災害』（以上，大月書店）など。

◉著者略歴

青木　智恵子（あおき　ちえこ）

複数のペンネームを持ち，著書多数。
青木智恵子著『増補 車椅子やベッドの上でも楽しめる子どものためのふれあい遊び55』（黎明書房），有島サトエ著『マンガでわかる どんなウツも，絶対よくなるラクになる！』（すばる舎）など。
国家資格複数あり。勤務歴は自治体の保健師・病棟看護師・北海道大学非常勤講師など（兼務含む）約10年。日本タッチケア協会会員，日本子ども虐待医学会会員。ヨガインストラクター（シニア・キッズ・リラックス）他，資格あり。

クリエーター名：メディカルくん（MedicalKUN）として，LINEスタンプ90種以上製作（例：闘病生活・発達障害・視覚過敏・読字障害のかたに使いやすいもの・アドラー心理学を応用したもの・手話する動く動物・SNSカウンセリングカスタムなど）

同名でイラスト販売サイトPIXTAにて，感覚統合・乳幼児発達・虐待・医療・保健・福祉・介護・看護に関するイラスト制作。

同名にてSUZURIアプリにて，コラボグッズ制作販売中。

（※QRコードを読み取ると各販売サイトへアクセスできます）

ウツ戦記《せんき》

2019年12月1日　印刷
2019年12月10日　発行

監　修　　蟻塚　亮二
著　者　　青木　智恵子
発行者　　立石　正信
発行所　　株式会社金剛出版
〒112-0005　東京都文京区水道1-5-16
電話03-3815-6661　振替00120-6-34848

装　丁　　岩瀬　聡
印刷・製本　シナノ印刷

カバー・本文イラスト：青木智恵子

ISBN978-4-7724-1738-9　C3011　　Printed in Japan　©2019